Viviendo con Covid-19

Consecuencias médicas, mentales y sociales de la pandemia

Viviendo con Covid-19

Consecuencias médicas, mentales y sociales de la pandemia

Samoon Ahmad, MD

Clinical Professor
Department of Psychiatry
NYU Grossman School of Medicine
New York, New York

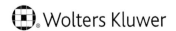 Wolters Kluwer

Philadelphia • Baltimore • New York • London
Buenos Aires • Hong Kong • Sydney • Tokyo

Av. Carrilet, 3, 9ª planta, Edificio D
Ciutat de la Justícia
08902 L'Hospitalet de Llobregat
Barcelona (España)
Tel.: 93 344 47 18
Fax: 93 344 47 16
Correo electrónico: consultas@wolterskluwer.com

Revisión científica:
M. en C. José Luis Maldonado García
Laboratorio de Psicoinmunología
Instituto Nacional de Psiquiatría "Ramón de la Fuente Muñiz"
Coordinaciones de Enseñanza y Evaluación de Inmunología
Departamento de Bioquímica, Facultad de Medicina, CU.

Dirección editorial: Carlos Mendoza
Traducción: Wolters Kluwer
Editora de desarrollo: Cristina Segura Flores
Gerente de mercadotecnia: Simon Kears
Cuidado de la edición: Olga A. Sánchez Navarrete
Maquetación: Carácter tipográfico/Eric Aguirre • Aarón León • Ernesto Aguirre
Adaptación de portada: ZasaDesign / Alberto Sandoval
Imagen de portada: Adobe Stock - Angelina Bambina
Impresión: Mercury - Rochester, New York | Impreso en Estados Unidos

Dedicatoria

*A todos los que perecieron, sufrieron
y perdieron a sus seres queridos.*

*A todos los trabajadores de la salud que trabajaron
desinteresadamente para salvar a tantos.*

*Y en memoria de mi padre,
que perdí durante la pandemia.*

S.A.

Prólogo

COVID-19 ha alterado fundamentalmente nuestra forma de vida. Ahora estamos empezando a mirar más allá de las condiciones inmediatas de la pandemia para comprender mejor los profundos efectos de esta enfermedad en nuestra sociedad en el aspecto emocional, político, social y económico. Nunca antes habíamos experimentado un trauma y un dolor colectivo tan grande, y la pandemia está lejos de haber terminado.

La experiencia internacional del Dr. Ahmad en el estudio de la prevalencia de los trastornos de estrés postraumático después de las catástrofes le sitúa en una posición privilegiada para escribir un análisis exhaustivo de cómo la enfermedad de COVID-19 ha afectado a la medicina, la salud pública y la psique a nivel nacional. El trabajo del Dr. Ahmad es una contribución valiosa y perspicaz.

El Dr. Ahmad ha utilizado como punto de partida para el libro su propia experiencia como trabajador médico de primera línea en una unidad de hospitalización psiquiátrica en la cual se presentó un contagio de COVID-19 en los primeros días de la pandemia. Él describe una necesidad desesperada de dar sentido a la pandemia para los demás, un sentimiento que me resulta familiar no sólo en lo que concierne a la actual pandemia, sino también a la epidemia de VIH /SIDA y aquella de polio que ocurrió hace mucho tiempo. El Dr. Ahmad explora cuestiones complejas como las difíciles cuestiones éticas, los impactos psicosociales y cómo preparar a nuestros médicos para futuras pandemias. Aunque está dirigida a un público clínico, la obra es accesible a cualquier persona que quiera profundizar en la comprensión de la forma en que la pandemia marcará nuestro futuro.

El Dr. Ahmad también comparte mi frustración por el hecho de que el control de las enfermedades infecciosas y la planificación de las pandemias hayan sido tratados como una prioridad baja durante décadas, lo cual ha provocado daños. Su libro examina las lecciones que hemos aprendido y presenta un camino para el futuro. Tengo la profunda esperanza de que, con la contribución que el Dr. Ahmad y otros harán a la literatura, aunque se produzcan futuras pandemias, las generaciones venideras nunca tengan que soportar una tragedia como la que hemos sufrido nosotros.

William A. Haseltine, PhD
Presidente y director, ACCESS Health International

Prefacio

Al hojear este libro, la pregunta natural es: "¿Por qué debería leer esto?". La respuesta sencilla es que no solo se trata de su historia y mi historia, sino de nuestra historia. Hemos vivido un tiempo histórico sin que haya nada en la historia reciente que refleje esta época, y el final está aún por determinarse. Estoy seguro de que todos estamos en busca de la verdad en términos de ciencia, y trabajamos para descubrir políticas que dicten mandatos de acuerdo con lo que deseamos, siendo lo más importante mitigar el impacto del virus en nuestro sufrimiento colectivo. Decidí escribir este libro teniendo en cuenta estos hechos y espero ser capaz de presentar una visión objetiva de lo que nos ha llevado hasta aquí y hacia dónde podríamos ir.

La mañana del 23 de marzo de 2020 fue como cualquier otro día, o eso creía. Me levanté como de costumbre para prepararme y dirigirme al hospital, pero en cuanto puse el pie en el suelo, me di cuenta de que no era yo mismo. Tenía náusea, estaba hinchado y necesitaba ir al baño. Después de ducharme y arreglarme, me sentí un poco mejor y decidí ir al trabajo. Una vez allí, seguí mi rutina pero me sentía débil, mareado y cansado. Comprobé mi temperatura, pero estaba dentro de los límites normales, así que atribuí mis síntomas a haber comido algo malo o muy probablemente a algún bicho estomacal.

En retrospectiva, estos eran algunos de los signos reveladores de COVID-19, pero en aquel momento todavía se consideraba una enfermedad respiratoria. Trabajo en una unidad de hospitalización psiquiátrica y estaba empezando a lidiar con la aparición de la enfermedad y con los lineamientos recién establecidos que se actualizaban a diario. Mirando hacia atrás, resulta asombroso lo poco que sabíamos sobre el virus de SARS-CoV-2 en aquella época, en la que todavía no teníamos la obligación de llevar mascarillas y no hacíamos pruebas a los pacientes que ingresaban en el hospital, a menos que mostraran algún signo o síntoma claro de COVID-19.

Por la tarde tenía tos y fiebre, así que me puse en contacto con los servicios de salud laboral (OHS, *occupational health services*), que me recomendaron que me fuera a casa y que les informara periódicamente sobre mi estado, en especial si la fiebre superaba los 38 °C. Esa tarde subió a 38.3° y, luego de comunicarme con el OHS, me pidieron que me quedara en casa hasta que me dieran el visto bueno para volver, aunque todavía no se había determinado exactamente cuándo o cómo podría volver al trabajo. Aunque fue frustrante, como clínico entendí la razón de la falta de claridad, pero aun así comprendo la frustración que sienten millones de estadounidenses que luchan por entender este cambio constante de recomendaciones. Este es un punto importante y algo que puede haber añadido mucha confusión y escepticismo entre el público en general que no es consciente de cómo la rápida evolución del panorama de las enfermedades infecciosas requiere cambios en las recomendaciones a medida que surgen más datos clínicos y mejoramos nuestra comprensión sobre la patología y la vía de transmisión de una enfermedad. Esto es en particular importante, ya que la falta de mensajes claros y apropiados sobre la necesidad de revisar y actualizar de manera constante los lineamientos llevó a muchos a dudar y sospechar de la exactitud de la información y las directrices emitidas por las agencias estatales y federales.

Durante las 2 semanas siguientes permanecí en cuarentena en casa. Aunque por suerte no tuve fiebre alta ni necesité ninguna otra intervención aguda, la enfermedad hizo mella en el cuerpo, y tardé semanas en recuperarme de una tos persistente y de fatiga. Sin embargo, finalmente pude recuperarme por completo y volver al trabajo.

A pesar de ser médico y estar formado como psiquiatra, era difícil ser objetivo con respecto a mis síntomas y mi salud en general, ya que escuchar las noticias sin parar sobre este misterioso virus que causaba miles de muertes diarias me provocaba todo menos tranquilidad. Cada día encontraba algo nuevo sobre este virus, el cual parecía afectar a todos los órganos del cuerpo y a personas de todas las edades, aunque el peor impacto se producía entre los adultos mayores y las personas con problemas médicos. No era tranquilizador escuchar que tener un buen sistema inmunológico no es garantía de recuperación, ya que la tormenta de citocinas, que es una reacción inmunológica aberrante e hiperactiva que puede dañar los órganos y llevar a un desenlace fatal, puede ocurrir incluso en individuos por lo demás sanos. En definitiva, vender la idea sutil y no tan sutil de los titulares sobre el virus empieza a afectarte emocionalmente y puede ser una fuente de angustia psicológica, en especial cuando estás en recuperación. Se ha escrito mucho sobre este tema, aunque desde una experiencia personal nada puede aliviar la ansiedad y el temor del impacto desconocido del virus o de lo que el mañana traerá en términos de sus efectos a corto y largo plazo. Es en estos momentos cuando uno reconoce el valor de la compañía y el apoyo social, especialmente de la familia y los amigos.

Incluso antes de recuperarme del todo, empecé a investigar el origen, la fuente, la patología y la transmisión del virus, pero pronto me di cuenta de que era como meterse en una madriguera. No tenía fin y, extrañamente, los agujeros seguían ramificándose en nuevas direcciones a medida que profundizaba. Además, empecé a darme cuenta de lo dramático que iba a ser el impacto psicológico de la pandemia a medida que el costo físico del virus iba disminuyendo. Pude reconocer que no era solo la enfermedad, sino que los efectos secundarios, como la cuarentena, el aislamiento social, la pérdida de puestos de trabajo, las calles vacías y todo lo virtual (compras, conferencias, citas), iban a provocar ondas de choque en todo el mundo, e iban a tener efectos económicos, psicológicos y psicosociales persistentes durante años. Recuerdo los días en que caminaba de casa al hospital y era uno de los pocos, o a veces el único, en la calle. Era como ser Will Smith en la película *Soy leyenda*. Podía estar en medio de la Primera Avenida y no ver un coche a su alrededor. "Día del juicio final", "posapocalíptico" o cualquier otra palabra no harían justicia a este espectáculo ni al impacto emocional de ver cómo la ciudad que nunca duerme se queda en silencio en forma repentina. Quizá esta sensación de desolación habría sido menos impactante en un entorno suburbano, pero estar en medio de la avenida en la hora pico en Manhattan y no ver ni un alma a tu alrededor es una sensación espeluznante.

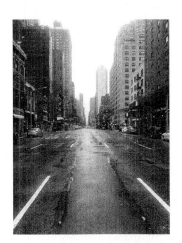
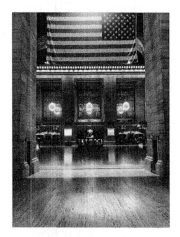

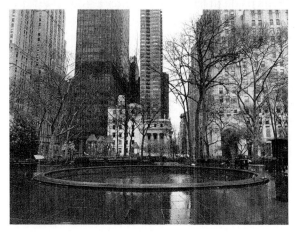

A medida que seguía investigando y llegando a comprender los numerosos aspectos de este nuevo virus y sus innumerables efectos sobre nuestra salud física y psicológica, pronto me di cuenta de que es imposible que una persona encuentre información actualizada en un solo lugar que sea fácilmente accesible, aceptable en términos de comprensión de la ciencia y, lo que es más importante, que esté abierta a debatir las implicaciones neuropsiquiátricas de la enfermedad, como en el caso de COVID persistente. Además, sentí que tenía que haber una única fuente que abordara también los efectos psicológicos, sociales y económicos del virus y, por último, la ética de salvar vidas, por un lado, y salvar la economía y millones de puestos de trabajo, por otro. Estas cuestiones fueron la fuerza motriz de mi investigación y me motivaron a reunir esta información de una manera científica que es independiente de cualquier retórica o sesgo político y se presenta de una manera concisa y sencilla para que el lector obtenga alguna perspectiva sobre lo que sucedió, lo que está sucediendo y cómo navegar hacia adelante. Espero que este viaje a la ciencia, la ética, la medicina y los efectos psicológicos de la enfermedad de COVID-19 no solo sea una fuente de información, sino también de transformación.

Mientras seguimos aprendiendo y buscando respuestas, no cabe duda de que tendremos que repensar y revisar la forma de organizar una respuesta internacional a los patógenos que tienen el potencial de convertirse en amenazas para la salud pública mundial. Sin embargo, creo que una de las otras lecciones que se hicieron evidentes durante la pandemia de COVID-19 fue que necesitamos un enfoque de todos los participantes. No hay duda de que la epidemiología debe tener prioridad a la hora de desarrollar planes para futuras crisis de salud pública y destinar más recursos a la prevención de estos eventos. Al mismo tiempo, es igualmente importante que incorporemos las perspectivas de una multitud de disciplinas, incluyendo economistas, físicos y profesionales médicos de diversas especialidades que puedan reconocer las consecuencias psicosociales de las políticas de salud pública en caso de que nos enfrentemos de nuevo a un cataclismo de esta magnitud. Mi esperanza es ofrecer a los lectores una perspectiva amplia y clara sobre estas cuestiones, ya que los cambios de política a nivel estatal y federal sólo pueden resolverse con la voz del pueblo. Le debemos a los casi 200 millones de personas que han sufrido COVID-19 y a los que han perecido por ello hasta ahora (cerca de 4 millones hasta septiembre de 2021) el llegar a algún acuerdo tanto a nivel global como nacional. Tenemos la experiencia y los recursos; sólo necesitamos una mayor voluntad de trabajar juntos para asegurarnos de que las generaciones futuras no tengan que volver a pasar por este tipo de experiencia.

Agradecimientos

Mi más profundo agradecimiento a mi mentor y colega Benjamin J. Sadock, MD, profesor de psiquiatría Menas S. Gregory, de la NYU Grossman School of Medicine. Su orientación y apoyo siguen siendo incomparables. Su estímulo me ha allanado el camino para salir de mi zona de confort y asumir mayores retos. Estoy inmensamente agradecido a Ben y a su esposa Virginia por su amistad de toda la vida.

Maryanne Badaracco, MD, directora y jefa de Psiquiatría del Bellevue Hospital, ha sido una fuente constante de apoyo en mi búsqueda de la excelencia académica. Además, extiendo mi gratitud al Dr. Charles Marmar, profesor Lucius R. Littauer y presidente del Departamento de Psiquiatría de la NYU Grossman School of Medicine, por su estímulo y liderazgo.

Un agradecimiento inconmensurable a Jay Fox, mi asistente de investigación y redacción. Su diligencia, dedicación y ojo crítico para los detalles son insuperables. Teniendo en cuenta las limitaciones de tiempo y la rápida evolución de la información sobre el tema, sus contribuciones fueron cruciales para la preparación de este libro.

También me gustaría dar las gracias a todos mis colegas del Bellevue Hospital por su incansable trabajo y dedicación, que me inspiran a ser mejor clínico y ser humano.

Asimismo, me gustaría agradecer a Wolters Kluwer su contribución al avance de temas muy relevantes e importantes, y un agradecimiento especial a Chris Teja por hacer posible este proyecto.

Por último, pero no por ello menos importante, mi máxima gratitud e innumerables agradecimientos a mi esposa Kim y a nuestro hijo Daniel por su enorme apoyo para que me tomara un tiempo y escribiera este libro. Y, sobre todo, doy las gracias a mi madre Riffat, cuya carrera y dedicación como médico, sanador y altruista me inspiró a seguir sus pasos.

Samoon Ahmad, MD
Clinical Professor
Department of Psychiatry
NYU Grossman School of Medicine
New York, New York

Deslinde de responsabilidad

*V*iviendo con COVID-19: consecuencias médicas, mentales y sociales de la pandemia* fue investigado, escrito y preparado por el Dr. Samoon Ahmad a título personal. Las opiniones y puntos de vista expresados en esta publicación son los del autor y no reflejan las opiniones o puntos de vista de los sistemas hospitalarios o la institución académica a los que el autor está afiliado.

Contenido

PARTE

I

Las pandemias son catástrofes naturales, y la capacidad de un individuo para hacer frente a estos fenómenos épicos y horribles depende en parte de las normas culturales, la fe, las creencias espirituales y religiosas, y por último, pero no menos importante, los sistemas de apoyo social. En el transcurso del último siglo, los países industrializados han desarrollado y establecido sistemas de respuesta cada vez más sofisticados que incluyen la intervención y ayuda de los gobiernos federales y locales, los departamentos de bomberos y policía, el personal médico y, más recientemente, los profesionales de la salud mental.

La historia nos ha enseñado que la necesidad de contar con profesionales de la salud mental es esencial una vez que la carga inicial del trauma o la dolencia física ha terminado y se ha prestado la atención médica necesaria. Esto es cierto en aquellos casos en los que un individuo se ve afectado por una experiencia traumática, y sin duda es evidente cuando se ven afectadas poblaciones más amplias.

Parte de lo que ha hecho única a la pandemia de COVID-19 ha sido el alcance mundial de su impacto y que sus efectos psicológicos no se limitan solo a los afectados por el virus. El sufrimiento y el trauma se extienden a los cientos de millones de personas en todo el mundo que han permanecido meses de encierro y a las decenas de millones que se han visto obligadas a estar aisladas debido a los lineamientos de distanciamiento social. Aunque esto puede justificarse y caracterizarse como necesario para "aplanar la curva", sigue constituyendo un confinamiento solitario, que es bien sabido conlleva graves secuelas psicológicas a largo plazo. Nos estamos alejando lentamente del pico de la pandemia, y aunque hay destellos de esperanza que parecen brillar un poco más cada día, todavía habrá focos de brotes, en especial entre quienes no se han vacunado. Por lo tanto, es imperativo aumentar la vigilancia en el futuro inmediato, incluso entre aquellos que están vacunados. Aunque nos gustaría que se volviera a la normalidad por completo, esta seguirá siendo frustrantemente esquiva durante meses, si no es que por años. Todavía después de esto se seguirá proyectando una larga sombra debido a COVID-19. Para muchas personas de todo el mundo, dejar atrás con éxito la Era COVID requerirá una fase de recuperación prolongada, y debemos tener en cuenta que los plazos no serán iguales para todos.

Los cuatro primeros capítulos de la primera parte de este libro pretenden presentar los hechos básicos y la ciencia del virus. El primer capítulo abarca el origen, propagación, esfuerzos de contención y virología de SARS-CoV-2. El segundo capítulo se centra en la transmisión. Los capítulos tercero y cuarto examinan la patogénesis aguda de la enfermedad de COVID-19 y los síntomas a largo plazo asociados con el llamado "COVID persistente" (o de larga duración), respectivamente. Al igual que en el resto del libro, mi esperanza es disipar cualquier mito y eliminar la desinformación. Esto requiere un análisis exhaustivo de las pruebas disponibles a medida que se van obteniendo y una mentalidad abierta, así como el reconocimiento de que las políticas, nuestra comprensión del virus y los datos generales, desde la eficacia de las vacunas hasta las tasas de mortalidad, han evolucionado con rapidez desde la aparición del virus y probablemente seguirán cambiando mientras luchamos por poner fin a esta pandemia. Aunque este libro se ha escrito pensando en los clínicos, también va dirigido a un público más amplio debido al interés en el tema. Considerando esto, se han incluido breves introducciones sobre una variedad de temas a lo largo de los primeros capítulos. Quienes cuenten con una formación médica y de investigación, sin duda estarán familiarizados con el material y podrán optar por hojear estas secciones o utilizarlas para un breve repaso.

Al momento de escribir este libro, ha habido un debate de dimensiones considerables sobre los orígenes de la pandemia, ya que los investigadores han tratado de establecer si fue un desastre natural o provocado por el hombre. Se presentarán argumentos a favor de ambos. Independientemente del origen del virus, los estragos en la salud tanto física como mental y la magnitud del sufrimiento humano son inconmensurables y siguen asolando gran parte del planeta. Si queremos salir de este cataclismo, tendremos que centrarnos menos en su origen y más en la dirección que resulte en mayor beneficio para la sociedad.

1

Historia, origen, propagación y virología de SARS-CoV-2

El coronavirus tipo 2 causante del síndrome respiratorio agudo grave (SARS-CoV-2, *severe acute respiratory syndrome coronavirus 2*) apareció por primera vez en la provincia china de Hubei a finales de 2019. Se extendió de manera rápida por Wuhan —la ciudad más grande de la provincia— antes de diseminarse a otras partes de China, el sudeste asiático y posteriormente al resto del mundo. El virus es responsable de la enfermedad por coronavirus de 2019 (COVID-19), que ahora se reconoce que no solo causa una enfermedad respiratoria aguda, sino que también tiene un efecto en todo el organismo. En este capítulo se examina el contexto histórico en el que se produjo el brote, llevando a cabo un estudio de las pandemias y los brotes anteriores relacionados con otros coronavirus; se sigue la línea de tiempo entre la primera aparición del virus hasta marzo de 2020, cuando la Organización Mundial de la Salud (OMS) declaró la pandemia por COVID-19, y se describe la virología básica de SARS-CoV-2.

El comienzo de la Era COVID

A finales de 2019 los hospitales de Wuhan, una ciudad de la provincia china de Hubei, informaron de que estaban observando un alarmante aumento de casos de neumonía atípica. Varios días después, se secuenció el genoma de SARS-CoV-2, y la OMS anunció que el nuevo coronavirus era el patógeno que estaba detrás de la oleada de enfermedades.[1] El 9 de enero de 2020 se registró el primer deceso debido a la enfermedad por coronavirus de 2019 (COVID-19).[2]

En las semanas siguientes, el virus se extendió por todo el mundo, infectando a miles de personas. Finalmente, la OMS declaró la situación como una pandemia el 11 de marzo de 2020. En los meses siguientes el virus paralizó el comercio mundial, ya que el número de infecciones aumentó exponencialmente debido a las múltiples oleadas simultáneas.

En los albores de 2021 la pandemia había pasado por al menos tres oleadas distintas de infecciones en todo el mundo, y en el verano de 2021 aún no se había logrado controlar; de hecho, hoy en día se cree que la enfermedad por COVID-19 puede convertirse en endémica, sobre todo en las zonas donde los esfuerzos de vacunación se han retrasado. Sin embargo, la aplicación de varias medidas preventivas ha salvado a cuando menos cientos de miles de vidas, además de evitar el colapso de muchos sistemas nacionales de atención sanitaria; por su parte, el gran esfuerzo para crear y probar tanto la eficacia como la seguridad de múltiples vacunas en un tiempo récord consiguió varios resultados viables que fueron aprobados por los gobiernos de todo el mundo para su uso de emergencia. Desde entonces, han persistido los desafíos en la fabricación y distribución de las vacunas a nivel internacional, a la vez que han surgido numerosas variantes preocupantes, con oleadas en América, Europa y el sudeste asiático que han causado innumerables muertes, pero al parecer lo peor de las fases iniciales de la pandemia quedó atrás a principios del otoño de 2021. Cabe señalar que se trata de un optimismo cauteloso basado en las pruebas emergentes más que en una predicción, y que de ninguna manera estamos fuera de peligro todavía, en especial en las regiones con acceso limitado a las vacunas o en donde los recursos médicos son escasos.

Es probable que todavía en los próximos años nos cueste asimilar plenamente el terrible impacto de la pandemia entre 2020 y 2021, incluso si COVID-19 sigue siendo una enfermedad endémica. Más allá de la agitación emocional y financiera inmediata que la pandemia dejó a su paso, millones de personas se enfrentarán a problemas psicológicos a largo plazo debido a una serie de factores de estrés relacionados directa e indirectamente con la pandemia, y es probable que a esto se sumen las repercusiones políticas y económicas que seguirán evolucionando durante meses o años. Para un número insondable de personas en todo el mundo, la recuperación requerirá replantearse la forma en que abordan su salud mental y aceptar el hecho de que el regreso a la normalidad, definido por las rutinas del periodo prepandémico, puede no ser posible. Esto incluye no solo a los que desde entonces han sido diagnosticados con trastorno de estrés postraumático (TEPT) debido a la experiencia de haber sido afectados por el virus, o a los que han luchado con problemas cognitivos (p. ej., "niebla cerebral", lagunas mentales, migraña) después de un caso menos grave o asintomático de COVID-19, sino también a los que permanecieron aislados durante meses y salieron para encontrarse incapaces de reanudar simplemente las actividades "normales" como si nada hubiera cambiado.

Sin embargo, antes de profundizar en estas cuestiones, debemos comprender primero el alcance de la pandemia y la ciencia del virus

SARS-CoV-2. En este capítulo, así como en los tres siguientes, se exploran múltiples aspectos del virus, incluidos los precedentes históricos, la cronología de la pandemia y la virología y epidemiología de SARS-CoV-2. No se trata en absoluto de una revisión exhaustiva de todo el material sobre coronavirus o COVID-19, y desde luego no debe tomarse como la última palabra, sino simplemente como un resumen de la mejor información disponible al momento de escribir este texto.[i]

Pandemias

Cuando una enfermedad infecciosa se extiende repentina y rápidamente por una comunidad, se conoce como epidemia (combinación de las palabras griegas *epi* y *demos*, que significan "entre" y "gente", respectivamente). Cuando una enfermedad infecciosa se propaga con rapidez y afecta a múltiples comunidades de países o continentes, se conoce como pandemia (*pan-*, prefijo griego que significa "todos"). Cuando una enfermedad infecciosa se ha hecho común dentro de una población, se conoce como endémica (*en* se emplea en griego igual que "en" en español). Significa que, literalmente, forma parte de la comunidad. Como dijo Devi Sridhar, catedrático de salud pública mundial de la Universidad de Edimburgo, al *Washington Post* en un artículo publicado en junio de 2021, "A lo largo de la historia, las pandemias han terminado cuando la enfermedad deja de dominar la vida cotidiana y pasa a un segundo plano como otros problemas de salud".[3] A principios de 2021, la mayoría de los epidemiólogos entrevistados por *Nature* dijeron que este es el resultado más probable para el virus SARS-CoV-2.[4]

Los que hemos vivido los acontecimientos de 2020 y principios de 2021 probablemente nos estremeceremos ante la sola mención de la palabra "pandemia" durante los próximos años. La palabra se asociará con la cuarentena, las medidas de distanciamiento social, el recuento de muertes en las noticias nocturnas y a tragedias y traumas personales específicos. No obstante, la mayoría de las pandemias, aunque sin duda son mortales, no provocan el tipo de respuesta global que ha sido necesaria para reducir la propagación de SARS-CoV-2. Cuando se utiliza la definición clásica de pandemia, "una epidemia que se produce en todo el mundo, en una zona muy amplia que

---

[i] Es importante destacar que los investigadores siguen descubriendo nueva información sobre el virus de SARS-CoV-2: sus orígenes, cómo se propaga y cómo muta. Del mismo modo, persisten muchas interrogantes en lo que respecta a COVID-19, en especial por qué solo en un determinado número de casos desencadena una serie de acontecimientos que van desde respuestas graves del sistema inmunológico (tormenta de citocinas) hasta síntomas en otros órganos que persisten incluso después de resuelta la infección primaria ("COVID persistente"). El autor anima a todo aquel que quiera profundizar en cualquier tema de este libro a que lea las fuentes citadas a lo largo del mismo. A lo largo de 2020 y hasta 2021, la mayoría de las publicaciones han puesto a disposición del público todos los artículos relacionados con COVID-19 para fomentar la difusión de información que podría utilizarse para avanzar en la investigación, acabar con la desinformación y, finalmente, salvar vidas.

cruza las fronteras internacionales y que suele afectar a un gran número de personas",[5] estos acontecimientos resultan ser sorprendentemente comunes dado nuestro mundo globalizado. Es probable que esto aún sea así mientras las comunidades continúen interconectadas económica y culturalmente, y mientras los viajes por todo el mundo sigan siendo rápidos, fáciles y asequibles. Como concluye Mark Harrison en *Contagion*, su obra fundamental sobre el tema, "El comercio ha sido un factor importante en la redistribución de las enfermedades, permitiendo que los patógenos y sus vectores circulen más ampliamente que antes, a menudo con resultados catastróficos".[6]

Teniendo en cuenta la definición anterior y el hecho de que la creciente actividad comercial ha permitido que los patógenos se propaguen por todo el mundo con mayor facilidad, no debería sorprender que la mayoría de las personas ya hubieran vivido al menos una pandemia cuando el SARS-CoV-2 surgió en Wuhan. Poco más de una década antes, en 2009, la "influenza porcina", causada por el virus de la influenza A (H5N1) pdm09, pasó de un cerdo a un humano en un pueblo mexicano y de ahí se propagó con rapidez por todo el mundo.[7] En junio de ese año, la OMS declaró que se trataba de una pandemia. A finales de 2010 el virus había infectado a decenas de millones de personas y provocado la muerte de alrededor de 284 500.[8]

Aunque no cabe duda de que se trata de una tragedia enorme, la mayoría de nosotros no tenemos más que un recuerdo borroso de una temporada de influenza muy mala entre el otoño de 2009 y la primavera de 2010. Algo similar puede decirse de quienes recuerdan las pandemias de influenza de 1957 o 1968.[9] En todo el mundo, las dos pandemias causaron entre 500 000 y 2 millones y entre 1 y 2 millones de muertes, respectivamente, pero no provocaron el cierre generalizado de instituciones públicas ni cambios siquiera relevantes en la vida de la mayoría de las personas.[10] La única pandemia de influenza algo reciente que se asemeja con la respuesta de la pandemia de COVID-19 ocurrió entre 1918 y 1919. En esos 2 años, tres olas distintas de infección se extendieron por todo el mundo y causaron la muerte de entre 45 y 100 millones de personas.[11,12] Se calcula que la Gran Guerra, que se desarrolló entre 1914 y 1919, solo ocasionó la muerte de alrededor de 20 millones de personas.

Más allá del elevadísimo número de muertes, la influenza de 1918-1919 (conocida como "gripe española") y la pandemia de COVID-19 comparten una serie de desafortunadas similitudes según los registros históricos y los testimonios del puñado de personas que vivieron para ver ambas.[13] La gripe de 1918-1919 solo igualó en rapacidad a la pandemia de COVID-19 por su alcance. Fue un fenómeno en verdad global porque la introducción de los medios de transporte modernos había hecho posible que llegara incluso a los lugares más remotos de la Tierra. Durante la pandemia de gripe también se tomaron medidas de salud pública para detener la propagación, incluyendo el cierre de escuelas, iglesias, teatros y otros espacios públicos. En esa ocasión se descubrió que las ciudades que tomaron medidas proactivas para detener la propagación de la enfermedad y ordenaron medidas de distanciamiento social tuvieron un mejor panorama que las que no lo hicieron, y que la reapertura demasiado pronto tendía a resultar desastrosa. Por ejemplo, la ciudad de Nueva York, que reaccionó con mayor rapidez que otras ciudades de Estados Unidos exigiendo cuarentenas y escalonando los horarios comerciales, experimentó una de las tasas de mortalidad más bajas del Noreste.[12] Filadelfia, desafortunadamente, esperó para aplicar medidas similares. Para empeorar las cosas, la ciudad celebró infamemente un desfile para apoyar el esfuerzo bélico, a pesar de que se habían registrado casos del virus en la zona. Se calcula que asistieron al desfile cerca de 200 000 personas, y esta aglomeración produjo efectos rápidos bastante catastróficos.[14] Todas las camas de los 31 hospitales de la zona se llenaron en 72 h. La ciudad experimentó el mayor aumento y la mayor tasa de mortalidad de todas las ciudades estadounidenses.[12]

Al igual que en 2020, los cubrebocas o mascarillas se convirtieron en un elemento habitual de la vida cotidiana y entraron en vigor leyes que obligaban su uso en gran cantidad de ciudades (véase fig. 1-1). También se convirtieron en un símbolo de división. Aunque no parece que la resistencia fuera tan partidista o generalizada como en 2020 o 2021, hubo algunos esfuerzos organizados para luchar contra la obligación de cubrirse la cara por considerarla ineficaz o inconstitucional. El ejemplo más notable de esto fue la Anti-Mask League de San Francisco.[15] Un ejemplo de lo anterior puede encontrarse en una declaración emitida por la U.S. Navy en 1919, que decía "Las mascarillas de diseño inadecuado, hechas de gasa de malla ancha, que se apoyan en la boca y la nariz, se mojan con la saliva, se ensucian con los dedos y se cambian con poca frecuencia, pueden causar infección en lugar de prevenirla, en especial cuando las usan personas que no tienen ni siquiera un conocimiento rudimentario del modo de transmisión de los agentes causantes de las enfermedades transmisibles".[16] Este comentario condescendiente se produjo más de una década antes de que la influenza A se aislara e identificara como un virus.[17]

Además de la discordia entre los que exigían que el público participara en los esfuerzos para frenar la propagación de la enfermedad y los que creían

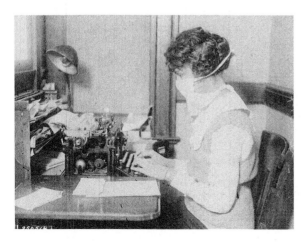

Figura 1-1 Mujer con mascarilla mientras trabaja en una oficina. 1919. (Imagen utilizada con el permiso de los Archivos Nacionales [identificador local: 165-WW-269B-16].)

que tales exigencias eran ejemplos de extralimitación gubernamental, hay otra similitud entre los virus que provocaron la pandemia de 1918 y la de COVID-19. Parte de lo que hizo que la influenza de 1918 fuera tan mortífera fue la novedad de la cepa de la influenza (H5N1), en particular entre las comunidades de individuos que habían tenido una exposición limitada o nula a la mayoría de las enfermedades del "Viejo Mundo" (sarampión, viruela, cólera, influenza, etc.). Los pueblos indígenas de Estados Unidos, Nueva Zelanda y Australia tuvieron tasas de mortalidad cuatro veces superiores a las de las poblaciones circundantes, que estaban compuestas predominantemente por individuos de ascendencia europea.[18] Entre los maoríes de Nueva Zelanda, la tasa de mortalidad se calculó en 4230 por cada 100000; es decir, 7.3 veces superior a la tasa europea.[19] Prácticamente todas las islas del Pacífico afectadas por el virus vieron perecer a por lo menos 5% de su población. En Samoa Occidental, 22% (aproximadamente 38000 individuos) de la población murió en cuestión de semanas.[18] La novedad de SARS-CoV-2 ha sido también una de las razones por las que es tan mortal; no parece haber ningún grupo de personas que posea una forma de inmunidad comparable.

Más allá de los peligros de los nuevos virus, hay tres conclusiones que se pueden extraer de las comparaciones entre la influenza H1N1 de 1918 y el virus SARS-CoV-2 que apareció por primera vez en 2019.

En primer lugar, la pandemia de COVID-19 no fue algo sin precedentes; se cuenta con varios, aunque quizá aquellos ocurridos 100 años antes de que el virus SARS-CoV-2 surgiera en Wuhan no son tan explícitos. Lo único que no tenía precedentes era lo mucho que decidimos ignorar las lecciones aprendidas de la experiencia. Como escribieron Wendy Parmet y Mark Rothstein en un segmento introductorio del centenario del *American Journal of Public Health* sobre la pandemia de influenza de 1918, que se publicó en noviembre de 2018: "Hoy en día, tres de las principales amenazas para la salud pública mundial son de actitud: la arrogancia, el aislamiento y la desconfianza. En cuanto a la arrogancia, es cierto que vivimos en la era de genómica, vacunas, antibióticos, ventiladores mecánicos y otras características de la medicina de alta tecnología que no estaban disponibles en 1918. Sin embargo, nuestra tecnología sigue siendo lamentablemente ineficaz para prevenir la influenza". A continuación mencionan: "En cuanto a la segunda amenaza, el aislamiento, algunos líderes mundiales creen de forma errónea que pueden sellar las fronteras de su nación después de que surja una amenaza para la salud pública y así escapar de los estragos de las epidemias en otras partes del mundo. Los expertos en salud pública rechazan universalmente este enfoque ingenuo. Más que nunca, un evento de salud pública en cualquier parte del mundo puede crear una amenaza para la salud pública en todas partes". De forma bastante premonitoria, concluyeron: "Un tercer problema es la desconfianza. En nuestra era de polarización política, 'noticias falsas' y política tribal, la confianza en los medios de comunicación, en los funcionarios del gobierno e incluso en la ciencia está desapareciendo. Esto puede ser catastrófico si surge una influenza u otro tipo de pandemia. En tales circunstancias, el hecho de que el público no confíe en la orientación ofrecida por los funcionarios de salud pública puede empeorar una mala situación".[20]

La segunda conclusión es que la definición clásica de pandemia se refiere al alcance y no a la tasa de mortalidad. En consecuencia, el número de víctimas letales asociado con una pandemia, en apariencia incluso menor (lo que con certeza suena contradictorio), se convierte en astronómico debido al gran número de individuos que se infecta. Incluso si un brote que alcanza niveles pandémicos parece relativamente leve en retrospectiva, millones de personas pueden enfermar en forma grave o perecer.[ii,21] Por ejemplo, una tasa de mortalidad de 1.0% puede sonar como algo sin importancia, pero podría ascender a 10 millones de muertes si mil millones de personas se infectan con la enfermedad.

En tercer lugar, las pandemias son relativamente comunes. Esto no significa que sean acontecimientos que puedan ignorarse o que no haya que tomarlos en serio. Todo lo contrario. Deberíamos ver esta información como un recordatorio de que hemos disfrutado de una ventana relativamente tranquila y libre de pestilencias durante mucho tiempo, y que esto no es el estado normal de las cosas. Ha habido varios incidentes que hicieron sonar las alarmas cuando se produjeron, pero que enseguida se desvanecieron con relativa rapidez de la memoria pública. El ébola es solo un ejemplo. Mucho más preocupante fue la "influenza aviar" H5N1 que apareció en Vietnam en enero de 2005. Al parecer no se produjo la transmisión de persona a persona, pero el virus era extremadamente transmisible entre pollos, patos, gansos y otras aves criadas para el consumo humano, y cientos de personas que interactuaron con aves infectadas enfermaron en el transcurso de ese año. Si el virus hubiera mutado de manera que fuera posible la transmisión entre humanos, no se sabe lo mortal que podría haber sido.

Antes de la pandemia de SARS-CoV-2, el prestigioso científico checo-canadiense Vaclav Smil observó que "la frecuencia típica de las pandemias

---

ii Una de las informaciones erróneas más frustrantes que se difundieron durante el año 2020 fue que el nuevo coronavirus no era "diferente de la influenza" o que la temporada media de influenza mata a decenas de miles de estadounidenses. Esto simplemente no es exacto. El Dr. Jeremy Samuel Faust, que ejerce la medicina de urgencias en el Brigham and Women's Hospital de Boston, escribió un excelente artículo de opinión en *Scientific American* sobre este tema en abril de 2020, señalando que casi nunca había visto a nadie fallecer a causa de la influenza en sus 4 años de residencia en medicina de urgencias y 3 años y medio como médico adjunto. Sin embargo, si la influenza matara a decenas de miles de estadounidenses cada año, tendría sentido que los decesos fueran tan comunes como aquellas por heridas de bala, por opioides o por accidentes de tránsito, todas las cuales causas de muerte que él, desafortunadamente, observaba con regularidad. Pero no era así. Y lo mismo constataban sus colegas. Trataban con regularidad a personas que habían recibido un disparo o una sobredosis de opioides, pero pocos habían visto más que, como mucho, un puñado de muertes por influenza. ¿Por qué? La respuesta es doble: la primera es que los Centers for Disease Control and Prevention (CDC) calculan el número de muertes por influenza cada año y tienden a añadir "un colchón" significativo a la cifra, para luego rebajarla cuando se dispone de un recuento más preciso. La segunda es que las cifras de la influenza de los CDC incluyen las muertes por neumonía. Faust concluye: "Si comparamos... el número de personas que murieron en EUA a causa de COVID-19 en la segunda semana completa de abril con el número de personas que murieron a causa de influenza durante la peor semana de las últimas siete temporadas de influenza (según los informes de los CDC), encontramos que el nuevo coronavirus mató entre 9.5 y 44 veces más personas que la influenza estacional".

de influenza fue de una vez cada 50 a 60 años entre 1700 y 1889... y solo una vez cada 10 a 40 años desde 1889. El intervalo de recurrencia, calculado simplemente como el tiempo medio transcurrido entre las seis últimas pandemias conocidas, es de alrededor de 28 años, con los extremos de 6 y 53 años".[22] En otras palabras, los cálculos de Smil revelan que, en la actualidad, las pandemias de influenza se producen aproximadamente cada 28 años y pueden ocurrir con tan solo 6 años de diferencia.

Lo que es tal vez más preocupante es que las cifras de Smil se refieren a un solo virus: la influenza A. Hemos descubierto más de otras 200 especies de virus que han demostrado la capacidad de infectar a los seres humanos.[23] Hay un número incalculable de otros nuevos virus en esta Tierra que aún no hemos descubierto, y el número tanto de brotes como de patógenos emergentes y nuevos ha ido en aumento desde 1980.[24] Estas cifras seguirán en aumento mientras continúe el crecimiento de la población humana, la globalización de los bienes y los viajes, la deforestación y la práctica de la cría intensiva de animales, donde las condiciones de hacinamiento hacen que la propagación de enfermedades sea extremadamente fácil.[25]

Dadas las tendencias mundiales, existe posibilidad de futuras catástrofes. Es probable que los brotes se vuelvan más comunes, y es factible que estas enfermedades alcancen niveles pandémicos si no tomamos medidas para prepararnos. Ignoramos las lecciones que hemos aprendido del pasado y de la pandemia de COVID-19, lo cual nos pone en riesgo.

Brotes anteriores de coronavirus

El hecho de que hubiera brotes previos de coronavirus fue muy afortunado, ya que tanto el síndrome respiratorio agudo grave (SARS, *severe acute respiratory syndrome*) como el síndrome respiratorio de Oriente Medio (MERS, *Middle Eastern respiratory syndrome*) tienen unas tasas de mortalidad aterradoramente altas: 9.56% y cerca de 34.5%, de manera respectiva.[26] Como ocurre con muchos coronavirus, tanto el virus de SARS como el de MERS parecen proceder originalmente de los murciélagos. A finales de mayo de 2021 la teoría sobre el origen de SARS sugería que una población de murciélagos de herradura de la provincia china de Yunnan parecía ser el reservorio natural del virus. La investigación ha demostrado que el virus pasó de los murciélagos a las civetas de palma enmascaradas (*Paguma larvata*) en un mercado de animales en Guangdong, y luego a los humanos, para después ocurrir la transmisión de persona a persona que luego alimentó la epidemia.[27] Los perros mapache (*Nyctereutes procyonoides*) también pueden haber servido de intermediarios.[28] En el caso de MERS, la especie de murciélago reservorio parece estar ubicada en África, y se cree que los camellos dromedarios son la fuente de la infección zoonótica.[29] El MERS parece ser endémico entre estas bestias de carga en África, pero los informes de infecciones por MERS se han asociado todos con la Península Arábiga. No está claro si esto se debe a la extrema falta de notificación en África, a alguna forma de inmunidad natural, o si se debe a que las cepas de MERS en el continente son menos virulentas que las encontradas en la Península Arábiga.[30]

SARS (2002-2004)

El virus SARS-CoV fue el primer coronavirus conocido que causó una enfermedad grave en humanos. Las características clínicas más comunes incluyen fiebre persistente, tos no productiva, mialgias, escalofríos/rigidez, dolor de cabeza y dificultad para respirar. Los síntomas también pueden incluir dolor articular, dolor de garganta, rinorrea, mareos, náusea, vómito y diarrea. La diarrea se notificó en 60% de los pacientes y parece haber desempeñado un papel en la transmisión del virus.[31] También se notificó insuficiencia renal, se desarrolló en 6.6% de los pacientes insuficiencia renal aguda en una mediana de 20 días después el inicio de los síntomas.[31]

Aunque se suponía que el SARS se propagaba por contacto cercano o por gotitas respiratorias cuando una persona infectada tosía o estornudaba, también surgieron pruebas sólidas de una vía fecal-oral.[32] Esto sugiere que el virus puede ser diseminado en aerosol y que es posible la transmisión aérea (véase Capítulo 2: *Transmisión de SARS-CoV-2*). La elevada tasa de infección entre los trabajadores sanitarios da más credibilidad a la posibilidad de transmisión por vía aérea, ya que los aerosoles se generan en procedimientos como la intubación endotraqueal y la broncoscopia.[33] Estos fueron procedimientos comunes utilizados para tratar a pacientes gravemente enfermos de SARS.[34]

El SARS se observó por primera vez en la provincia china de Guangdong el 16 de noviembre de 2002. En un inicio se denominó un caso de neumonía atípica. De manera oficial, se notificaron 305 casos en la provincia entre noviembre y el 9 de febrero de 2003, muchos de los cuales eran trabajadores sanitarios. Ese mismo mes, el 22 de febrero, un médico de Guangdong llegó a Hong Kong, se alojó en el Hotel Metropole y contagió el virus a otras 10 personas tras toser o vomitar en el pasillo de su piso. A partir de estas 10 personas, el virus se propagó a 29 países.[35] El brote alcanzó su punto álgido en mayo y se prolongó hasta julio de 2003, infectó a 8 098 personas y causó la muerte de 774.[36] Después del brote primario, se notificaron algunos casos adicionales de SARS a finales de 2003 y principios de 2004, los cuales se relacionaron con la transmisión zoonótica en la que estaban implicados gatos civeta de mercados de animales vivos en Guangdong.[35]

Un número desproporcionado de trabajadores sanitarios se infectó en todo el mundo y representó hasta 20% de los casos mundiales de SARS.[37] Esto se debe a varios factores, como el estrecho contacto de los trabajadores con los pacientes, pero las infecciones también pueden haberse producido después de procedimientos que crearon partículas en aerosol cargadas de virus viables. Esto último parece posible porque, según los informes, las tasas de enfermedad secundaria en los hogares fueron de solo 15% en Hong Kong y de 6% en Singapur, mientras que las tasas totales de contagios secundarios en los hogares fueron, según los informes, de 7.5%.[35,38] Otra peculiaridad se refiere a las tasas de transmisión en los aviones, con al menos 40 vuelos conocidos con casos sintomáticos a bordo, y sin embargo solo 29 casos secundarios vinculados a estos vuelos. Más aún, 22 de estos casos pueden relacionarse con un solo vuelo. Incluso entonces, nada más 22 de 119 (18%) pasajeros enfermaron.[35]

Estaba claro que el SARS era un virus muy contagioso, pero no habíamos sido testigos del tipo de propagación producida con SARS-CoV-2. Una de las principales razones de la falta de transmisión generalizada se debió a los síntomas asociados con SARS. Las personas infectadas por SARS eran muy conscientes de la enfermedad y eran capaces de diferenciar los síntomas de las alergias estacionales o de un resfriado común y, lo que es más importante, los casos asintomáticos eran excepcionalmente raros. Además, al contrario que en el caso de SARS-CoV-2, la aparición de los síntomas era relativamente rápida, en pocos días, por lo que las personas sabían relativamente pronto si se habían infectado o no. Esto facilitó el rastreo de los contactos y la puesta en cuarentena y ayudó a evitar la propagación comunitaria (cuando la fuente de la infección procede de algún lugar de la comunidad y no de una fuente o persona específica).

Otra razón importante del éxito de la contención de SARS se debió a la identificación relativamente temprana del brote. Esto permitió obtener algunas ventajas logísticas, ya que los coordinadores, patólogos y epidemiólogos de la OMS llegaron a los lugares afectados antes de que aumentara el número de pacientes infectados y, en consecuencia, los equipos pudieron concentrar sus esfuerzos y no estirar demasiado los recursos.[39] Pudieron poner en cuarentena a los infectados y centrarse en el tratamiento de los enfermos. Gracias a la identificación temprana y a la distribución adecuada de los recursos, pudieron contener el brote y ponerle fin de forma más eficaz.

No obstante que la oportuna respuesta mundial y la acción colectiva que sofocó con rapidez el brote de SARS fueron elogiadas en todo el mundo, la OMS reconoció la necesidad de una respuesta más organizada a los brotes y publicó un nuevo Reglamento Sanitario Internacional (International Health Regulations) que entró en vigor en 2007.[6] A pesar del resultado positivo, muchas organizaciones y gobiernos también reconocieron que el brote podría haberse contenido mucho antes si el gobierno de China hubiera sido más comunicativo. En consecuencia, el gobierno de China se enfrentó a una gran cantidad de críticas internacionales no solo por no haber informado a la OMS del brote, sino por su decisión de esperar más de 2 meses para informar a los ciudadanos chinos sobre los casos de neumonía atípica en Guangdong.[40]

MERS (2012-en curso)

El primer caso de MERS parece haber ocurrido en Zarqa, Jordania, en abril de 2012.[10] En un inicio se identificó solo como una enfermedad respiratoria aguda en un hospital público, y entre los infectados había tres civiles y ocho trabajadores sanitarios. Una de las enfermeras falleció posteriormente.[41] Una persona en Arabia Saudí informó de síntomas similares en junio de 2012 y falleció tras ser ingresada en el hospital. Tras analizar el esputo del paciente, se determinó que la causa de la muerte era una nueva forma de coronavirus: el coronavirus del síndrome respiratorio de Oriente Medio (MERS-CoV).[10]

Desde 2012 hasta diciembre de 2019 se han producido brotes esporádicos de MERS en torno a la Península Arábiga, con el mayor número de casos en Arabia Saudí, y todos los casos pueden rastrearse hasta esta parte del mundo. Esto incluye el brote de 2015 en Corea del Sur, así como el puñado de casos notificados en Europa, Reino Unido y Estados Unidos. A finales de mayo de 2021 la OMS informó que se habían producido 2 574 casos confirmados por laboratorio en 27 países, con 886 muertes notificadas.[42]

Al igual que SARS, la presentación clínica de MERS puede incluir ya sea solo síntomas parecidos a los de la influenza (tos, fiebre, escalofríos, rinorrea, mialgias, fatiga, dolor en las articulaciones, etc.) o también síntomas más graves como dificultad para respirar e insuficiencia respiratoria, que pueden requerir intubación y ventilación. También se han notificado síntomas gastrointestinales (náusea, vómito, diarrea, dolor abdominal, etc.).[43] Se ha producido un daño renal agudo en más de la mitad de los pacientes, y la mayoría de los casos han requerido terapia de sustitución renal.[31]

Las infecciones originadas en un entorno hospitalario (nosocomiales) son muy comunes con MERS. Se estima que el número básico de reproducción (R0) del virus es inferior a 1, pero se ha calculado que está en el rango de 2 a 5 en un entorno hospitalario.[44] Al igual que SARS, esto sugiere que existe la posibilidad de aerosolización después de determinados procedimientos médicos (p. ej., intubación endotraqueal, broncoscopia), lo que podría permitir la transmisión por vía aérea, incluso si se cree que el contacto cercano con individuos infectados y la transmisión por gotitas son las vías más comunes de infección.[45]

Las diferencias más notables entre MERS y SARS son que MERS es mucho más mortífero, con una tasa de mortalidad de 34.4%, y que parece saltar del camello dromedario al ser humano con relativa facilidad.[42] La incidencia de MERS en los pastores de camellos y en los trabajadores de los mataderos es 15 y 23 veces mayor, respectivamente, en comparación con la población general.[43]

H5N1 (2005)

El brote de "influenza aviar" H1N1 de 2005 se produjo después del brote de SARS y antes del primer caso de MERS. Aunque la amenaza de transmisión entre humanos no se materializó, la alta probabilidad de que una variante similar de la influenza pudiera hacerlo en el futuro llevó a Estados Unidos a aumentar sus capacidades de biodefensa y biovigilancia y a diseñar estrategias para responder con rapidez a escenarios pandémicos.

Un resultado positivo de este interés por la biodefensa fue un programa llamado Global Argus, que monitorizaba información de código abierto para detectar y rastrear indicios tempranos de eventos biológicos extranjeros que pudieran representar amenazas para la salud mundial y la seguridad nacional. La idea general era que la información indirecta y pública podía ser mucho más valiosa para los epidemiólogos que esperar la confirmación de un brote por parte de un gobierno que podía carecer de los recursos necesarios para una biomonitorización eficaz o que podía tratar de suprimir de manera activa la información que indicara con claridad que se estaba gestando una epidemia o pandemia. Una persona que trabajó en el programa explicó a James Fallows, de *The Atlantic*, que los indicadores pueden ser algo que parezca insignificante para el ojo inexperto. Por ejemplo, una caída repentina del precio del pollo en un pueblo de Tailandia. Las fluctuaciones de precios son extremadamente comunes y un desplome momentáneo del precio puede deberse a una serie de razones que no tienen nada que ver con la enfermedad. Por el contrario, una caída repentina del precio puede significar que una nueva forma de influenza aviar ha entrado en circulación en la región y que varios granjeros han sacrificado toda su bandada a la vez y lo han enviado al mercado el mismo día.[46] Puede que no sea un signo revelador de un brote por sí mismo, pero si se juntan suficientes piezas como ésta en una región donde las nuevas cepas de influenza aviar se materializan con frecuencia, podría significar problemas.

Al final, el proyecto fue capaz de procesar un cuarto de millón de noticias al día. En los últimos días de la administración de Obama, el Pandemic Prediction and Forecasting Science Technology Working Group publicó un informe en el que se mostraban los avances en la tecnología de predicción desde los primeros días de Global Argus y se describía un sistema de biovigilancia aún más sofisticado que había sido sobrealimentado por velocidades de procesamiento más rápidas y avances en los sistemas de inteligencia artificial.[47] No entraba en detalles, pero dado que el Global Argus era anterior al lanzamiento del primer iPhone, hay buenas razones para creer que las capacidades de los nuevos sistemas de vigilancia son exponencialmente más avanzados.

Estos programas de vigilancia de código abierto se vieron reforzados por equipos de observadores epidemiológicos destacados en todo el mundo, incluida China, en el marco del programa PREDICT de la United States Agency for International Development's. El programa fue creado en 2009 en respuesta al brote de H5N1 como una forma de mejorar la detección de nuevas amenazas de enfermedades, mejorar la preparación y promover formas de minimizar las prácticas que desencadenan eventos de propagación (zoonóticos).[48] Desafortunadamente, el trabajo de campo terminó en septiembre de 2019 después de que se eliminara la financiación del programa.[49]

Estos dos programas de biovigilancia se apoyaron en guías creadas por las administraciones de Bush y Obama: la "National Strategy for Pandemic Influenza" y la "Playbook for Early Response to High-Consequence Emerging Infectious Disease Threats and Biological Incidents", respectivamente. Aunque las tecnologías a las que se referían las guías eran muy diferentes porque tenían una brecha entre sí de 10 años, y aunque las administraciones de Bush y Obama diferían en varios aspectos cruciales, sus recomendaciones y sus estrategias para vigilar, contener y (en el peor de los casos) responder a los brotes de patógenos transmisibles y potencialmente letales eran muy similares.[46]

Aparición de SARS-CoV-2 (otoño 2019-enero 2020)

No está claro cuándo o dónde se infectó el primer ser humano con SARS-CoV-2. Ha habido numerosas historias sobre diferentes individuos con el papel de "paciente cero", así como intentos de utilizar medios indirectos para rastrear el virus hasta un punto de origen, pero todavía no se ha producido ninguna respuesta definitiva. El consenso en este momento parece ser que el virus comenzó a circular en Wuhan en octubre o noviembre de 2019.

No faltan teorías que cuestionan esta cronología; tan solo en Estados Unidos hay cientos o quizá incluso miles de personas que afirman haber tenido COVID-19 en noviembre o diciembre de 2019. Esta suposición se basa en la percepción de que sus síntomas fueron más graves que las típicas enfermedades estacionales que la mayoría de la gente tiene en esa época del año.[50] Por muy enfermas que estuviera la mayoría de estas personas, es extremadamente improbable que la enfermedad fuera COVID-19. Todas las pruebas disponibles sugieren que SARS-CoV-2 no llegó a Estados Unidos sino hasta diciembre de 2019 como muy pronto, lo que significa que no habría sido posible una amplia propagación comunitaria en 2019. Un programa no relacionado que recogió muestras de sangre de pacientes desde el 2 de enero de 2020 hasta el 18 de marzo de 2020, encontró que 9 de 24.079 (0.037%) participantes dieron positivo a los anticuerpos de SARS-CoV-2, y que la muestra positiva más temprana se tomó el 7 de enero de 2020 en Illinois y el 8 de enero de 2020 en Massachusetts.[51] Dado que el cuerpo tarda aproximadamente 14 días desde el momento de la infección en desarrollar suficientes anticuerpos para ser detectables, esto significa que la infección puede haber ocurrido alrededor del 24 de diciembre de 2019, o un poco antes.

Algunas evidencias presentan aberraciones más significativas respecto a la cronología generalmente aceptada. Varios equipos de investigadores, no todos los cuales buscaban los orígenes de la pandemia, han encontrado indicios de circulación de SARS-CoV-2 que se remontan a meses antes de que se creyera que el virus había llegado a sus respectivas regiones. Investigadores brasileños encontraron pruebas del virus en una muestra de aguas residuales de la ciudad sureña de Florianópolis que se remontaban al 27 de noviembre de 2019.[52] Un equipo italiano que examinaba a pacientes con cáncer de pulmón encontró pruebas de anticuerpos contra SARS-CoV-2 en muestras que se remontaban a septiembre de 2019.[53] Por último, investigadores españoles encontraron rastros del virus en muestras de aguas residuales de Barcelona tomadas en marzo de 2019.[54] Si llega a confirmarse alguno de estos hallazgos, cambiaría en forma radical nuestra comprensión acerca de cómo se desarrollaron los acontecimientos, pero no se puede descartar la contaminación o los falsos positivos en este momento.

Un intento menos convencional de reconstruir una línea de tiempo del brote examinó imágenes de satélite del tráfico en Wuhan. Estos investigadores encontraron que hubo un aumento del tráfico alrededor de los hospitales de la ciudad desde finales de agosto hasta diciembre de 2019. También encontraron aumento en las búsquedas en línea de síntomas asociados con COVID-19, incluyendo "tos" y "diarrea".[55] Los investigadores detrás de esta afirmación concluyen que el virus podría haber entrado en circulación a finales del verano de 2019.

Uno de los medios más prometedores para buscar un punto de origen fue el realizado por investigadores de la University of California San Diego School of Medicine, la University of Arizona e Illumina, Inc. Utilizaron simulaciones epidemiológicas y la inferencia retrospectiva del reloj molecular para responder a cuánto tiempo había estado circulando el virus en China antes de ser descubierto y combinaron tres datos importantes: un conocimiento detallado de cómo se propagó el SARS-CoV-2 en Wuhan antes del bloqueo, la diversidad genética del virus en China y los informes que documentan los primeros casos de COVID-19 en Hubei. "Al combinar estas líneas dispares de evidencia, pudimos poner un límite superior de mediados de octubre", escribieron los autores en un informe que se publicó en *Science* en marzo de 2021.[56] También encontraron que el virus se extinguió sin iniciar una pandemia en aproximadamente 67% de las simulaciones.

Uno de los relatos más citados de una historia de un paciente cero proviene de un informe de marzo de 2020 del *South China Morning Post*, que afirmaba que una mujer de 55 años de edad de la provincia de Hubei era la primera persona conocida infectada por el virus. Al parecer, enfermó el 17 de noviembre de 2020, y aunque esta historia no puede ser corroborada, y a pesar de que no hay ninguna indicación de que esta mujer fuera la primera en infectarse, sí sugiere que la propagación en la comunidad podría haberse producido ya en Hubei en noviembre de 2020.[40]

La oscuridad de la primera línea de tiempo del virus se ve exacerbada por el hecho de que el origen del virus también sigue siendo una cuestión no resuelta al momento de escribir este libro. Hay más teorías sobre la procedencia del virus de las que se pueden abordar aquí, pero la gran mayoría de ellas pueden encuadrarse en las siguientes dos versiones del origen: 1) un evento de propagación (zoonosis) o 2) un laboratorio. Desafortunadamente, no se dispone de pruebas sólidas que respalden ninguna de las dos, por lo que cada una de ellas debe tratarse como viable, aunque las implicaciones de la segunda sean difíciles de aceptar. En mayo de 2021 las principales agencias de seguridad de EUA iniciaron una investigación para profundizar en los orígenes del virus, ya que más información ha dado más credibilidad a la hipótesis de un accidente de laboratorio y un encubrimiento. Lamentablemente, el informe final no pudo concluir si el virus surgió de un laboratorio o si fue un suceso que se produjo fuera de un centro de investigación.[57]

El modelo de zoonosis afirma que el virus de SARS-CoV-2 se transmitió de un murciélago a un humano, posiblemente en un mercado ambulante de Wuhan, en noviembre o a principios de diciembre de 2019. Basado en pandemias anteriores, es posible que una especie intermediaria haya estado involucrada. Algunos han postulado que la especie intermediaria era un pangolín malayo, *Manis javanica*, y hay algunas pruebas que apoyan esta afirmación. El dominio de unión al receptor (véase *Virus* más abajo) de los coronavirus de pangolín es similar al dominio de unión al receptor de SARS-CoV-2. Además, los coronavirus de los pangolines han mostrado una fuerte afinidad de unión a las proteínas humanas que el virus de SARS-CoV-2 utiliza para introducirse en las células; al menos un grupo de pangolines que fue introducido de contrabando en China ha dado positivo en las pruebas de coronavirus estrechamente relacionados con SARS-CoV-2, y los pangolines se venden en los mercados ambulantes chinos, pero también hay problemas inherentes a estas pruebas. En primer lugar, los pangolines de contrabando infectados con el coronavirus similar a SARS-CoV-2 pueden haber sido infectados por quienes los sustrajeron de su medio natural.[58] En segundo lugar, los coronavirus de los pangolines no parecen estar bien adaptados a los pangolines, lo que sugiere una limitada propagación natural intraespecífica.[59] Por último, los pangolines son animales mayoritariamente solitarios, lo que también habría impedido la propagación intraespecífica. Estas críticas no descartan la teoría, pero la hacen poco probable. La transmisión directa a un ser humano, muy probablemente a partir de un murciélago de herradura que fue capturado en una zona relativamente remota del sur de China, parece mucho más plausible, aunque en la actualidad no se disponga de pruebas directas.[60] En el capítulo 2: *Transmisión de SARS-CoV-2*, se estudiarán con más detalle las vías de transmisión.

El segundo grupo de historias sobre el origen apoya la afirmación, mucho más controvertida, de que el virus se escapó de un laboratorio, muy probablemente del Instituto de Virología de Wuhan. Esta fue una creencia de tercera fila, pero no es tan descabellada como muchas de las teorías que han surgido a raíz de la pandemia de COVID-19. El descartarla porque ha sido apoyada por personas que han propuesto ideas más incoherentes sobre el virus es un caso de culpabilidad por asociación.

Ninguno de los principios centrales de la teoría del laboratorio es en especial descabellado. El brote de SARS surgió de poblaciones de murciélagos que se rastrearon hasta el sur de China, y existía una preocupación legítima de que otro brote de coronavirus pudiera convertirse en una pandemia muy letal si un virus en particular rapaz pasara a un huésped humano luego de un evento de propagación. No era ningún secreto que el Instituto de Virología de Wuhan estudiaba los coronavirus precisamente por este motivo. En algunos casos, los investigadores viajaban a lugares remotos de China para recuperar muestras de coronavirus de murciélagos que se sabía que eran peligrosos. Por ejemplo, el coronavirus RaTG13 (que comparte 96.2% de su identidad genética con SARS-CoV-2) se recuperó en el pozo de las minas de Tongguan, en Mojiang, en 2013, 1 año después de que seis mineros que estuvieron trabajando en el mismo túnel limpiando guano desarrollaran una enfermedad grave, similar a la neumonía, que resultó mortal para tres de los afectados.[61] Los investigadores que trabajan en el laboratorio incluso escribieron en un artículo en 2017 publicado en *PLOS Pathogens* que su trabajo "proporciona nuevos conocimientos sobre el origen y la evolución de SARS-CoV y destaca la necesidad de estar preparados para la futura aparición de enfermedades similares a SARS".[62]

El Instituto de Virología de Wuhan no era un centro de investigación menor. Era extremadamente sofisticado y el primer laboratorio de China en alcanzar el nivel más alto de seguridad en investigación biológica internacional (BSL-4) cuando se inauguró en 2017,[63] pero, desafortunadamente, no parecía funcionar de forma segura. Entre 2017 y 2018 diplomáticos de Estados Unidos visitaron en varias ocasiones el instituto e informaron a Washington de su preocupación por las instalaciones. En un artículo de *Politico* adaptado de su libro *Chaos Under Heaven* (caos bajo el cielo), el columnista del *Washington Post* Josh Rogin señaló que los dos hallazgos más preocupantes eran que los investigadores "no tenían suficientes técnicos debidamente capacitados para operar con seguridad su laboratorio BSL-4" y que "habían encontrado nuevos coronavirus de murciélagos que podían infectar con facilidad las células humanas".[64]

Esto sería profundamente preocupante por sí mismo, pero han salido a la luz informes de inteligencia estadounidenses que afirman que tres investigadores del Instituto de Virología de Wuhan buscaron atención hospitalaria en noviembre de 2019 por una enfermedad cuyos síntomas eran consistentes "tanto para COVID-19 como para enfermedades estacionales comunes".[65] Esto entraría dentro de los límites de la creencia por lo general aceptada sobre cuándo se introdujo el virus en la comunidad, pero los funcionarios chinos han negado la veracidad del informe, ya que haría totalmente posible la teoría de que el virus se introdujo en la comunidad a través de una fuga de laboratorio. El informe de los servicios de inteligencia estadounidenses aún no ha sido corroborado y, al momento de escribir este libro, los agentes están buscando activamente pruebas que apoyen o desmientan esta hipótesis. A partir de septiembre de 2021, la cuestión de si el virus se escapó o no de un laboratorio sigue siendo objeto de un profundo debate, ya que siguen saliendo a la luz datos sobre sus orígenes.

Aunque estas dos teorías son muy diferentes, coinciden en que la ciudad de Wuhan, la extensa capital de la provincia de Hubei, en el centro de China, es el lugar donde se produjo el primer brote importante del virus, y que fue el centro desde el que el virus comenzó a propagarse dentro de China y luego al resto del mundo. Las pruebas de la propagación desde finales de diciembre de 2019 están relativamente bien documentadas y serán revisadas. Para aquellos que deseen una versión más precisa de los primeros meses del brote, se recomienda que consulten la línea de tiempo no clasificada recopilada por el Congressional Research Service, que está disponible gratuitamente en línea.[40]

Diciembre de 2019

En diciembre de 2019 los hospitales de la ciudad de Wuhan comenzaron a registrar casos de neumonía atípica que fueron causados por un patógeno desconocido. Según la OMS, la fecha más temprana que se conoce de que un paciente haya informado de la aparición de los síntomas fue el 8 de diciembre de 2019.[66] Contrariamente a esta línea de tiempo, Huang y sus colegas publicaron un artículo en línea en *The Lancet* a finales de enero de 2020 sobre las características clínicas de los pacientes infectados con el virus afirmando: "La fecha de inicio de los síntomas del primer paciente identificado fue el 1.º de diciembre de 2019".[67] Estos dos relatos indican que las primeras infecciones ocurrieron a mediados o finales de noviembre de 2019. Curiosamente, el relato de Huang y sus colegas señala que ninguno de los miembros de la familia del primer paciente enfermó y que no pudo establecerse un vínculo epidemiológico entre este paciente y los demás, 66% de los cuales tenía una conexión con el Mercado Mayorista de Mariscos de Huanan. Esto sugeriría que el mercado no fue más que uno de los muchos lugares que desempeñaron un papel en los inicios del brote.

Los médicos de los hospitales de los alrededores de Wuhan comenzaron a tomar muestras de los pacientes y a enviarlas a empresas comerciales para su análisis a finales de diciembre de 2019. Se enviaron al menos ocho muestras de pacientes a diferentes empresas de genómica.[68] Se cree que la primera secuenciación genómica completa del virus fue realizada por BGI Genomics el 29 de diciembre de 2019, con base en una muestra que se envió el 26 de diciembre de ese año. Esto fue varios días antes de que el Instituto de Virología de Wuhan secuenciara con éxito el genoma.[68]

Mientras tanto, la muestra más temprana que posteriormente confirmó la infección parece haber sido tomada el 24 de diciembre de 2019, de un repartidor de 65 años de edad que trabajaba en el Mercado Mayorista de Mariscos de Huanan. Este paciente había ingresado con neumonía en el Hospital Central de Wuhan el 18 de diciembre de 2019 y luego falleció. Las muestras del paciente fueron enviadas a Vision Medicals, con sede en Guangzhou, el 27 de diciembre de 2019, y un representante de la empresa realizó la inusual acción de llamar al hospital y hablar con el jefe de medicina respiratoria, el doctor Zhao Su. El representante dijo que la empresa había secuenciado la mayor parte del genoma del virus y reconocieron que parecía ser un nuevo coronavirus estrechamente relacionado con SARS. Más tarde, varios representantes de la empresa visitaron la ciudad de Wuhan en persona y hablaron directamente con los funcionarios de los hospitales y las autoridades encargadas de control de enfermedades.[68]

Una muestra separada, también del Hospital Central de Wuhan, fue tomada de un paciente de 41 años el 27 de diciembre de 2019 y enviada a CapitalBio MedLab, con sede en Beijing. Aunque este paciente no tenía antecedentes de contacto con el Mercado Mayorista de Mariscos de Huanan, los resultados de sus pruebas, que estuvieron disponibles el 30 de diciembre de 2019, mostrarían un falso positivo para SARS.[68] El Dr. Ai Fen, jefe de medicina de urgencias del Hospital Central de Wuhan, marcó con un círculo la palabra SARS, tomó una fotografía del informe y compartió el documento con sus colegas y un antiguo compañero del Hospital Tongji.[40] Ese mismo día, Ai también había grabado un video de 11 segundos de una tomografía computarizada del paciente y lo había enviado al colega del Hospital Tongji, quien había leído en Internet que la Comisión Municipal de Salud de Wuhan había emitido "avisos urgentes" a los hospitales de la zona ese mismo día sobre casos de neumonía supuestamente relacionados con el Mercado Mayorista de Mariscos de Huanan. El video de 11 segundos y la imagen del informe que mostraba un falso positivo de SARS empezaron a difundirse muy rápido entre la comunidad médica de Wuhan.

Unas horas más tarde, la imagen y el video fueron enviados a Ai a través de WeChat por un colega oftalmólogo que también trabajaba en el Hospital Central de Wuhan, pero con el que no tiene ninguna relación personal. El remitente, el Dr. Li Wenliang, incluyó a varios otros destinatarios en el chat y les animó a tomar precauciones ante cualquier posible brote. Los mensajes de Li se difundieron ampliamente en Internet, lo que provocó un gran revuelo entre los ciudadanos que exigían más información sobre el virus. Tanto Ai como Li fueron reprendidos por altos funcionarios, y Li fue citado más tarde en la Oficina de Seguridad Pública para firmar una declaración en la que se comprometía a dejar de "difundir rumores" o enfrentarse a un castigo, pero siguió hablando a pesar del peligro que suponía hacerlo. Fue hospitalizado con síntomas de COVID-19 el 12 de enero de 2020 y murió el 7 de febrero de 2020, a la edad de 33 años.[69]

La Comisión Municipal de Salud de Wuhan emitió un segundo "aviso urgente" ese mismo día tras el intercambio entre Ai y Li. Se filtró en línea, y un día más tarde el brote fue reportado en los medios de comunicación chinos, donde se hizo referencia a él como "neumonía de causa desconocida".[40] La historia fue recogida por un usuario del Program for Monitoring Emerging Diseases (ProMED, Programa de Vigilancia de Enfermedades Emergentes), con sede en Estados Unidos, que se describe a sí mismo como "el mayor sistema disponible públicamente que lleva a cabo la notificación global de brotes de enfermedades infecciosas". Un colaborador publicó la historia justo antes de la medianoche del 30 de diciembre de 2019.[70]

El último día de 2019 había 59 pacientes sospechosos de tener COVID-19 y todos fueron trasladados a la unidad de enfermedades infecciosas del Hospital Wuhan Jinyintan. Los pacientes, así como el personal médico, se mantuvieron en cuarentena y bajo la vigilancia de los guardias de seguridad.[71] En ese momento es posible que hubiera menos de 1 000 personas infectadas por el virus, y al parecer casi todas ellas estaban confinadas en la ciudad de Wuhan.[46]

Enero de 2020

La oficina de la OMS en China hizo oficialmente la solicitud para que el gobierno chino proporcionara la verificación del brote de casos de neumonía el 1° de enero de 2020, lo que los funcionarios chinos aparentemente hicieron dos días después, el 3 de enero. China comenzó a informar oficialmente a la OMS sobre el brote ese día.[40]

La primera declaración pública de la OMS sobre COVID-19 se publicó a través de un *tweet* el 4 de enero de 2020, que decía: "China ha informado a la OMS de un grupo de casos de neumonía —sin muertes— en Wuhan, provincia de Hubei. Se están llevando a cabo investigaciones para identificar la causa de esta enfermedad".[72] La primera declaración pública formal fue emitida por la OMS al día siguiente. "Según la información preliminar del equipo de investigación chino, no hay pruebas de una transmisión significativa de persona a persona y no se han registrado infecciones de trabajadores sanitarios".[73]

El 9 de enero de 2020 la OMS emitió una declaración en la que identificaba al patógeno que estaba detrás de los casos de neumonía como un nuevo coronavirus, pero añadía un comentario en el que afirmaba: "No se recomienda ninguna medida específica para los viajeros".[1] Al día siguiente, el *Consejo para los viajes y el comercio internacionales en relación con el brote de neumonía causada por un nuevo coronavirus en China* emitido por la OMS recomendaba no realizar controles de entrada porque requería "recursos considerables" y afirmaba que "la investigación preliminar sugiere que no hay una transmisión significativa de persona a persona, y no se han producido infecciones entre los trabajadores sanitarios".[74] En fecha tan tardía como el 14 de enero de 2020, la sede de la OMS siguió afirmando que no había pruebas de transmisión de persona a persona, aunque la Dra. Maria Van Kerkove, jefa en funciones de la unidad de enfermedades emergentes de la OMS, señaló durante una conferencia de prensa en Ginebra lo siguiente: *"Ciertamente es posible que haya una transmisión limitada de persona a persona"*.[40]

Mientras tanto, el 12 de enero de 2020 los funcionarios chinos empezaron a referirse al virus como "neumonía por nueva infección por coronavirus" (desde el 1.° de enero de 2020 se habían referido a él como "neumonía viral"). Sin embargo, hay que tener en cuenta que se cree que los Centers for Diseases Control and Prevention (CDC) de China terminaron de secuenciar el genoma del virus el 3 de enero de 2020, aunque el calendario oficial diga que fue el 7 de enero de 2020.[40] No compartieron la secuencia genómica del virus con la OMS sino hasta el 12 de enero de 2020.[40] Además de que los CDC de China contaban con la secuencia del genoma para ese entonces, el virus ya había sido secuenciado por al menos dos empresas privadas y el Instituto de Virología de Wuhan.[40] Los equipos de pruebas fueron desarrollados por el instituto tan pronto como el 10 de enero de 2020.[40]

La primera muerte por COVID-19 notificada se registró el 9 de enero de 2020. El paciente, un hombre de 61 años de edad, era al parecer un cliente habitual del Mercado Mayorista de Mariscos de Huanan y la noticia de su muerte se anunció el 11 de enero de 2020.[2] Ese mismo día, la Comisión Municipal de Salud de Wuhan afirmó que no se habían producido nuevos contagios desde el 3 de enero de 2020 y que el número de casos activos había descendido a 41, frente a los 59 que se habían notificado el 5 de enero de 2020. Una vez más, la comisión afirmó que no había evidencia de transmisión de persona a persona o de infección entre los trabajadores de la salud.[40] El 15 de enero de 2020, China informó de un total de cero casos nuevos, mientras que la Comisión Municipal de Salud de Wuhan respondió a una pregunta sobre la transmisión con lo siguiente: "Los resultados de las investigaciones existentes no indican ninguna evidencia clara de transmisión de persona a persona. No podemos descartar la posibilidad de una transmisión limitada de persona a persona, pero el riesgo de una transmisión sostenida de persona a persona es bajo".[40]

El 20 de enero de 2020 se reveló al pueblo chino y al mundo que el riesgo de transmisión de persona a persona era más importante de lo que se había indicado cuando el Dr. Zhong Nanshan, jefe del grupo de alto nivel de la Comisión Nacional de Salud y uno de los miembros más respetados de la comunidad médica en China, reveló públicamente esta información por primera vez. Nanshan también admitió que muchos trabajadores médicos actuaron sin la debida precaución ni el equipo de protección personal (EPP) necesario que se habrían puesto de haber conocido los peligros potenciales del virus. Uno de los ejemplos más destacados fue el de una neurocirugía que se realizó en el Hospital de la Unión de Wuhan el 7 de enero de 2020. Aunque el paciente aún no había empezado a mostrar síntomas de COVID-19, se cree que el procedimiento provocó la infección de 14 trabajadores médicos, lo que convirtió al paciente en el primer "superdifusor" definitivo.[40]

Este evento de superdifusión fue insignificante en comparación con un banquete del 18 de enero de 2020 en Wuhan, celebrado en previsión del próximo Año Nuevo Lunar, y en el que participaron unos 40 000 hogares.[40] Asumiendo que el riesgo de transmisión de persona a persona era bajo debido a las declaraciones oficiales, el alcalde de Wuhan, Zhou Xianwang, decidió no cancelar el banquete anual. En consecuencia, decenas de miles de personas pudieron haber sido infectadas por los asistentes que estaban presintomáticos, asintomáticos, o tal vez incluso sintomáticos pero que actuaban bajo la creencia de que su enfermedad no era nada grave.

Cinco días más tarde, el 23 de enero de 2020, se cerraron los sistemas de transporte de la ciudad y se suspendieron los viajes interprovinciales entre la provincia de Hubei y el resto de China. Desafortunadamente, se calcula que 5 millones de personas ya habían salido de Wuhan para celebrar el Año Nuevo Lunar con amigos y familiares en toda China y el resto del mundo.[75] Si hubiera habido alguna esperanza de contener el virus, ya estaba oficialmente perdida.

Mientras tanto, la OMS seguía con su enfoque conservador. El 22 de enero de 2020 se convocó al Emergency Committee under the International Health Regulations, creado a raíz de la epidemia de SARS. Dicha reunión se prolongó hasta el día siguiente, pero no consiguió llegar a un consenso sobre si el brote era o no una emergencia de salud pública de importancia internacional (PHEIC, *Public Health Emergency of International Concern*). El comité anunció planes para volver a examinar la crisis emergente 10 días después, pero se volvió a reunir en solo 1 semana porque el número de casos confirmados había aumentado de 571 con 17 muertes y 10 casos en siete países o territorios fuera de China a 7 736 casos confirmados con 179 muertes y 107 casos en 21 países el 30 de enero de 2020. Solo entonces el comité declaró que el nuevo coronavirus era una PHEIC.[76]

En las semanas siguientes, China aplicaría restricciones en todo el país, pero el bloqueo sería más extremo en Wuhan.[77] Lo que al inicio parecía draconiano y excesivo para el resto del mundo, se normalizó con rapidez a medida que otros países entraban en el cierre para "aplanar la curva".

Críticas a la gestión temprana del brote por parte de China

Aunque finalmente cooperaron con los esfuerzos internacionales, la respuesta inicial de los funcionarios chinos parece haber sido tratar de encubrir el brote, censurar a los que hablaron y suprimir la información que podría empañar la imagen del gobierno a nivel internacional y nacional. Al menos un empleado de una empresa de genómica no identificada recibió una llamada telefónica amenazante el 1.º de enero de 2020 de un funcionario de la Comisión Provincial de Salud de Hubei, que ordenó a la empresa que dejara de analizar muestras que se creía que estaban relacionadas con lo que entonces se llamaba la "neumonía viral" que había surgido recientemente en Wuhan, que destruyera las muestras existentes, que dejara de publicar los resultados de las pruebas y que informara de cualquier resultado futuro de las pruebas a las autoridades.[68] Dos días más tarde, la Comisión Nacional de Salud de China dijo que todas las muestras debían ser trasladadas a instalaciones de prueba aprobadas o destruidas.[68] A pesar de esto, el 5 de enero de 2020, el profesor Zhang Yongzhen de la Universidad de Fudan en Shanghai secuenció el genoma del virus y rápidamente compartió sus hallazgos con la Comisión Municipal de Salud de Shanghai, la Comisión Nacional de Salud de China y el GenBank de los U.S. National Institutes of Health, una base de datos pública. El 7 de enero de 2020 se envió un artículo sobre el trabajo de secuenciación a la revista *Nature*.[78] El artículo también fue subido a Virological.org en su forma prepublicada el 11 de enero de 2020 por un colaborador de Zhang desde hace mucho tiempo, Edward Holmes, que reside en Australia.[79] El laboratorio de Zhang cerró misteriosamente por "rectificación" el día después de que el artículo apareciera en el sitio web.

Además de castigar a los investigadores y reprender a posibles denunciantes como los doctores Ai y Li, el gobierno chino también fue extremadamente lento en su respuesta y no informó al público sobre los peligros que planteaba el virus, lo que significó menos precauciones por parte de los ciudadanos chinos y más huéspedes vulnerables para el virus. Aunque se informó de que el Mercado Mayorista de Mariscos de Huanan se desinfectó por la noche durante al menos dos noches antes de que se cerrara definitivamente el 1 de enero de 2020, hubo lo que parecía una ilusión de que el virus sólo se propagaría a los seres humanos a partir de una fuente animal indeterminada y no de persona a persona, y este optimismo ciego pareció anular la capacidad de elaboración de políticas lúcidas.[40] La OMS reconoció con cautela que el virus se propagaba de persona a persona el 14 de enero de 2020, pero el Ministerio de Sanidad chino no confirmó esta información hasta el 20 de enero de 2020.[80] Sin duda, debieron haberse tomado medidas preventivas antes, en especial en el hospital de la ciudad donde se concentraban los infectados. Cientos de trabajadores médicos no llevaban el tipo de EPP que habrían llevado si se les hubiera dicho que la transmisión de persona a persona era, como mínimo posible, lo que había llevado a muchos a enfermar o a algo peor.

Como se señaló antes, no fue hasta el 9 de enero de 2020 que las autoridades chinas anunciaron que un nuevo coronavirus estaba detrás del brote en Wuhan, y no compartieron la secuencia genómica con la OMS hasta el 12 de enero de 2020, a pesar de que los CDC de China secuenciaron el virus el 3 o el 7 de enero de 2020; tampoco notificaron el brote a la OMS de manera oportuna. Aunque el gobierno chino se mostró mucho más abierto al compartir información relacionada con el virus a medida que el brote se convertía en una epidemia, hasta el 25 de abril de 2020 todavía no había compartido ninguna muestra viral o clínica.[40]

Sabiendo lo que sabemos ahora, no cabe duda de que China cometió varios errores críticos en los primeros días del brote y, de manera contraria a los informes elogiosos de los medios de comunicación y de la OMS, repitió casi literalmente los mismos errores que permitieron que el SARS pasara de ser un brote provincial a una epidemia mundial.

Críticas a la Organización Mundial de la Salud

La OMS ha sido criticada por ser demasiado crédula cuando trata con el gobierno chino. Kathy Gilsinan, de *The Atlantic*, resumió esta posición en un artículo del 12 de abril de 2020, escribiendo: "La OMS... obtenía su información de las mismas autoridades chinas que estaban desinformando a su propia población, y luego la ofrecía al mundo con su propio sello".[81]

En última instancia, la OMS no fue diseñada para ser el detector de mentiras del mundo. Es estructuralmente incapaz de resolver cuestiones de veracidad cuando los regímenes desean moldear la definición de la realidad a su antojo. Salvo acusar a un Estado miembro de mentir o espiarlo activamente, no hay nada que una organización no gubernamental pueda hacer para forzar la mano de un miembro y obligarlo a decir la verdad. Desafortunadamente, esto sugiere que la OMS simplemente no está diseñada para responder a los brotes que se producen en los países que viven bajo regímenes represivos.

Como corolario, también se ha criticado a la organización y al director general Adhanom Ghebreyesus por esperar hasta el 30 de enero de 2020 para declarar el brote como PHEIC.[82] Si la declaración de PHEIC se hubiera emitido 12 días antes, previo a la mayor parte de las celebraciones del Año Nuevo Lunar, existe la posibilidad de que el virus se hubiera contenido. Si se hubiera emitido 7 días antes, es posible que se hubiera perdido la oportunidad de evitar la propagación, pero aun así podría haber tenido un impacto. Por otra parte, la declaración solo habría sido tan eficaz como los organismos estatales lo permitieran. Si la declaración de PHEIC les hubiera animado a tomar medidas para combatir el virus, podría haber supuesto una gran diferencia. Por el contrario, si la declaración de PHEIC hubiera caído en saco roto, no habría evitado la pandemia.

Desafortunadamente, parece que la segunda posibilidad es más probable. Como escribió Amy Maxmen en *Nature*, "Varios informes señalan que los políticos y la población ignoraron principalmente la declaración de PHEIC y las correspondientes recomendaciones de Tedros en enero de 2020, pero empezaron a escuchar cuando la organización utilizó el término no oficial de 'pandemia' para describir el COVID-19 en marzo, una vez que se estaba extendiendo en múltiples continentes".[83]

Propagación de SARS-CoV-2 fuera de China (enero de 2020-marzo de 2020)

El 20 de enero de 2020 el virus se había extendido mucho más allá de la provincia de Hubei. En días previos de ese mismo mes, el primer caso confirmado se notificó el día 13 en Tailandia; el 16 en Japón; el 19 en Guangdong, y el 20 en Corea del Sur. El 21 de enero de 2020 se anunciaron nuevos casos en varias ciudades importantes de China, como Pekín, Shanghái y Shenzhen, y se notificaron los primeros casos en Taiwán, Hong Kong y Estados Unidos. A finales de mes, la lista de países que habían notificado casos había aumentado hasta incluir a Singapur, Malasia, Vietnam, Nepal, Francia, Australia, Canadá, Alemania, Sri Lanka, Camboya, Finlandia, Emiratos Árabes Unidos, Filipinas, India, Reino Unido, Italia y Rusia. Además, Corea del Norte, Mongolia y Rusia cerraron sus fronteras con China; Japón y Estados Unidos empezaron a evacuar a sus ciudadanos de la zona de Wuhan; y varias compañías aéreas suspendieron los vuelos a China desde Norteamérica, Europa y otras partes de Asia.[84] La mayoría de estos acontecimientos se produjeron antes de que la OMS declarara el brote como PHEIC.

En febrero de 2020 la propagación comunitaria empezaba a producirse en Irán, Europa y Norteamérica. Otros puntos incluyeron la decisión de la OMS del 11 de febrero de 2020 de llamar a la enfermedad como causada por el virus "COVID-19" para evitar la estigmatización de un lugar o grupo de personas; la primera muerte en Europa (en Francia) el 14 de febrero de 2020; el primer caso reportado en América Latina (en Brasil) el 26 de febrero de 2020, y la primera muerte de un paciente en Estados Unidos debido a COVID-19, que ocurrió en el estado de Washington el 29 de febrero de 2020.[85]

Los brotes en Irán e Italia parecieron sucederse uno tras otro a finales de febrero de 2020. En Irán, la epidemia tomó a muchos por sorpresa porque la primera declaración oficial que se refirió al virus fue un informe sobre dos muertes en la ciudad de Qom el 19 de febrero de 2020. En otras palabras, Irán informó de las muertes antes que de las infecciones. Fuentes familiarizadas con la política iraní afirman que muchos funcionarios no querían reconocer el brote porque coincidía con el aniversario de la revolución de 1979, el 11 de febrero, y con las elecciones parlamentarias del 21 de febrero de 2020.[86] Incluso con la noticia del brote minimizada, la participación en las elecciones fue la más baja desde la revolución. Los dirigentes iraníes culparon a los medios de comunicación occidentales de intentar "disuadir a los votantes iraníes y recurrir a la excusa de la enfermedad y el virus".[87]

Para el 28 de febrero de 2020, EUA estaba experimentando el peor brote fuera de China y supuestamente tenía la tasa de mortalidad más alta del mundo, aunque al parecer el subconteo del número total de casos sesgó esta cifra.[86] En respuesta al aumento de casos, EUA impuso algunas medidas de bloqueo y estableció estaciones de detección en los centros de tránsito en febrero, pero los casos siguieron aumentando. El virus se propagó con rapidez cuando millones de personas viajaron para participar en las celebraciones del Año Nuevo persa, que duraron del 19 de marzo a principios de abril de 2020.[88]

Poco después de que la oleada de casos en Irán empezara a abrumar a la República Islámica, Italia también vio un aumento de casos. El brote se centró en el norte del país, en especial en la región de Lombardía. El primer caso de infección secundaria se confirmó el 20 de febrero de 2020, en la ciudad de Codogno.[89] Menos de 3 semanas después, el 8 de marzo de 2020, el sistema sanitario italiano se vio sometido a la presión causada por COVID-19. Había 399 pacientes en la unidad de cuidados intensivos (UCI), 2 616 pacientes hospitalizados y 3 372 casos confirmados de COVID-19. La paridad declarada entre los pacientes hospitalizados y los confirmados fue una anomalía debida a la falta de equipos de análisis adecuados, y se ha estimado que el número real de individuos infectados fue 15 veces mayor (es decir, más de 50 000 casos o una tasa de 82.9 por 100 000).[90]

Dada la gravedad de la situación, Italia se convirtió en una "zona roja", lo que significa que se cancelaron las reuniones públicas, se cerraron las escuelas y se establecieron restricciones a la circulación. Estas restricciones se harían aún más estrictas entre el 20 de marzo y el 30 de abril de 2020 y finalmente permanecerían en vigor hasta el 4 de mayo de ese año.[90] Se impondrían cierres similares en España, Francia, Alemania y otras partes de la Unión Europea a finales de marzo de 2020, y los estados de EUA comenzarían a emitir órdenes independientes de quedarse en casa o directivas similares poco después. A principios de abril de 2020, 95% de la población estadounidense vivía en una zona en la que la gente tenía instrucciones de quedarse en casa.[91]

Aunque parece que SARS-CoV-2 consiguió establecerse en todos los países en los que se introdujo, hay pruebas de que la transmisión sostenida no se produjo en todas las ocasiones. El primer brote del que se informó en Alemania fue el de un empleado de un proveedor de automóviles que había viajado desde Shanghái a la sede de la empresa en Baviera el 20 de enero de 2020, y que posteriormente infectó a más de una docena de empleados. La evidencia sugiere que Alemania logró contener este brote con pruebas rápidas y cuarentena. Del mismo modo, la primera persona en Estados Unidos que dio positivo al virus después de volar a la zona de Seattle desde Wuhan el 15 de enero de 2020, no parece haber causado el brote inicial en la Costa Oeste. Y al parecer dos brotes posteriores en California en el mes de febrero también fueron contenidos.[92] Lamentablemente, el brote en la Costa Este de Estados Unidos, que de acuerdo con la investigación filogénica llegó a través de Europa, no lo fue.[93]

Esto saca a relucir el elefante en la habitación. La respuesta de EUA bajo la administración en el poder a principios de 2020 ha sido discutida en la prensa y en redes sociales hasta la saciedad durante el último año y quizá será el tema de numerosos libros que se centrarán exclusivamente en la historia de la pandemia y en la actuación de dicha administración. No faltarán opiniones al respecto. Si bien está fuera del alcance de este libro ofrecer un análisis de la respuesta de esa administración a la crisis, también sería una negligencia del deber eludir el tema por completo.

Lo que sí está claro es que se contaba con sistemas de biovigilancia, así como con manuales de estrategia, para hacer frente a la crisis. Las administraciones anteriores habían creado planes para evitar que un brote se convirtiera en una epidemia, que una epidemia se convirtiera en una pandemia y que una pandemia paralizara el mundo. También está claro que varias personas dentro de la administración y en el Departamento de Estado trataron de hacer sonar la alarma sobre los peligros que planteaba el virus. Desde el 3 de enero de 2020, el director de los CDC de EUA, Robert Redfield, habló por primera vez con el jefe de los CDC de China, el director general Gao Fu, sobre el brote. Redfield transmitió lo que escuchó del director general Fu al secretario de Health and Human Services (HHS) de EUA, Alex M. Azar II, quien a su vez transmitió el mensaje al National Security Council en la Casa Blanca.[40] Aunque es posible que la información sobre el brote se compartiera entre funcionarios estadounidenses de alto rango antes del 3 de enero de 2020, lo cierto es que esta información comenzó a circular entre funcionarios de alto nivel poco después de la conversación del director Redfield con el director general Fu. Las preocupaciones de una pandemia se estaban discutiendo dentro del HHS tan pronto como el 18 de enero de 2020.[40] Lo que no está claro es por qué no se inició una respuesta más urgente.[94] La primera discusión abierta del ex presidente sobre el brote y el peligro potencial que representaba fue el 22 de enero de 2020, cuando reconoció que una persona en Estados Unidos había dado positivo por COVID-19, pero expresó su optimismo de que la situación estaba bajo control.[94]

La administración finalmente restringió los viajes entre Estados Unidos y China el 31 de enero de 2020, pero para entonces era logísticamente inviable y demasiado tarde para ser eficaz. Las restricciones de viaje incluían numerosas exclusiones y hacían recaer la carga de la supervisión y el seguimiento de los que habían regresado de China en organismos estatales que no estaban preparados para asumir esa responsabilidad. Además, se permitió a los estados optar por no participar en el programa.[95] Debido a estas exclusiones, se calcula que llegaron a Estados Unidos alrededor de 40 000 personas procedentes de China entre los meses de febrero y marzo de 2020,[96] y como no había una coordinación entre las agencias estatales y federales, nadie tiene idea de cuántas de ellas fueron examinadas.

Mientras tanto, las restricciones a los viajes desde China continental (mas no desde territorios como Hong Kong o Macao) se produjeron demasiado tarde para evitar la propagación del virus. Esto ya se había establecido en el Sudeste Asiático, Europa e incluso Norteamérica. El cierre del acceso a China pudo haber tapado el mayor agujero de la presa en sentido figurado, pero ignoró a los demás. No hizo nada para detener la avalancha de individuos infectados que entraron en Estados Unidos desde otros lugares y que empezaron a ver la propagación comunitaria en febrero de 2020. La Costa Este se vio afectada en especial por una variante temprana del virus que ya se había vuelto dominante en Europa, principalmente en Italia, lo que sugiere que la propagación en Estados Unidos provino de allí en lugar de directo de China.[92]

La decisión de aplicar una prohibición de viajar en 26 países de Europa fue criticada por razones similares. Llegó demasiado tarde (el 11 de marzo de 2020) y, debido al periodo de gracia de 2 días antes de que se pusieran en marcha las restricciones, garantizó que los aeropuertos de todo Estados Unidos y Europa se vieran invadidos por personas que se apresuraban a volver a casa.[97] No hay forma de saber cuántas de ellas eran positivas a COVID.

Está bien documentado, y así lo informaron varios medios de comunicación, que la escasa coordinación y planificación entre varios departamentos y agencias a principios de 2020 impidió una respuesta eficaz a la pandemia. Si hubiera habido una respuesta robusta de EUA desde el inicio del brote, podría haber reducido de manera significativa la propagación global del virus y quizá habría evitado que el virus fuera más que una epidemia.

El 11 de marzo de 2020, COVID-19 se declaró pandemia.[98]

La política de nombrar un virus

Aunque no hace falta decirlo, la razón por la que ya no nos referimos a los virus por el lugar del que proceden es porque existe el peligro de que las personas asocien entonces la etnia de esa región con la enfermedad y ejerzan discriminación hacia ella. Y lo que es peor, algunos pueden tratar de vengarse de los enfermos participando en actos de violencia aleatorios contra individuos cuyo origen es de las zonas cercanas a donde se originó el patógeno.

Muchos de los que han visto sus vidas trastocadas por la pandemia pueden estar buscando a alguien a quien culpar, y asociar el virus con una región o una etnia les proporciona un chivo expiatorio fácil, lo cual desafortunadamente parece haber ocurrido en repetidas ocasiones. La evidencia de delitos de odio contra personas de ascendencia asiática oriental se ha disparado desde la aparición del virus, y esto impulsó la aprobación de la Ley de Delitos de Odio de COVID-19 (COVID-19 Hate Crimes Act) el 20 de mayo de 2021.[99]

Para evitar las connotaciones negativas asociadas con las variantes del virus (véase *SARS-CoV-2*, más adelante), la OMS ha creado un nuevo sistema de nomenclatura que utiliza el alfabeto griego para referirse a ellas por una letra y no por el lugar en el que surgieron (véase tabla 1-1).[100] Hasta ahora, los nombres de las variantes se han emitido en el orden en el que han surgido. Se trata de la variante Alfa (antes conocida como variante B.1.1.7, que apareció por primera vez en el Reino Unido), la variante Beta (antes conocida como variante B.1.351, que apareció por primera vez en Sudáfrica), la variante Gamma (antes conocida como variante P.1, que apareció por primera vez en Brasil), y la variante Delta (antes llamada la variante B.1.617, que apareció por primera vez en India).[101] Dado que la OMS cree que SARS-CoV-2 seguirá mutando y circulando por todo el mundo, y que la enfermedad está aquí para quedarse con nosotros, es probable que sigan apareciendo variantes.[102]

TABLA 1-1 Variantes preocupantes y variantes de interés en septiembre 2021[100]

Etiqueta de la OMS	Linaje Pango[a]	Primeras muestras	Fecha de designación
Variantes de preocupación			
Alpha	B.1.1.7	Reino Unido- septiembre de 2020	18 de diciembre de 2020
Beta	B.1.351	Sudáfrica - mayo de 2020	18 de diciembre de 2020
Gamma	P.1	Brasil - noviembre de 2020	11 de enero de 2021
Delta	B.1.617.2	India - octubre de 2020	11 de mayo de 2021
Variantes de interés			
Epsilon[b]	B.1.427/B.1.429	Estados Unidos - marzo de 2020	5 de marzo de 2021
Zeta[c]	P.2	Brasil - abril de 2020	17 de marzo de 2021
Eta	B.1.525	Múltiples sitios - diciembre de 2020	17 de marzo de 2021
Theta[d]	P.3	Filipinas - enero de 2021	24 de marzo de 2021
Iota	B.1.526	Estados Unidos - noviembre de 2020	24 de marzo de 2021
Kappa	B.1.617.1	India - octubre de 2020	4 de abril de 2021
Lambda	C.37	Perú - diciembre de 2020	14 de junio de 2021
Mu	B.1.621	Colombia - enero de 2021	30 de agosto de 2021

[a] Pango es un acrónimo de asignación filogénica de linajes de brotes globales con nombre. El equipo de Pango mantiene un sitio con información actualizada diariamente sobre los linajes en circulación en cov-lineages.org.
[b] Epsilon dejó de ser una variante de interés en julio de 2021.
[c] Zeta dejó de ser una variante de interés en julio de 2021.
[d] Theta dejó de ser una variante de interés en julio de 2021.

Virus

Para apreciar en plenitud la complejidad de la lucha contra una enfermedad causada por un virus y las extraordinarias dificultades asociadas a la contención, es necesario examinar la ciencia de los virus. Incluso aquellos que solo quieran entender la historia y los efectos psicológicos de la Era COVID son animados a leer esta sección, aunque no deben caer en frustración si parte del material se vuelve demasiado complicado y no terminan de entenderlo al 100%. Al fin y al cabo, los investigadores se pasan la vida intentando desvelar los secretos de los virus y la biología celular.

En su forma más básica, los virus son partículas formadas por los bloques de construcción más elementales de la vida: ácidos nucleicos y proteínas. Aunque los virus contienen diferente material genético, no cumplen los criterios de la vida porque los virus no pueden fabricar nuevos virus por sí mismos, carecen de funciones metabólicas y permanecen inertes hasta que encuentran una célula huésped a la que son capaces de infectar. Esto impide que se les considere un ser con vida, pero muchos biólogos dudan en afirmar que son inanimados porque los virus están compuestos por moléculas orgánicas y muestran características más acordes con los organismos celulares que con los minerales.

Una de las características que hace a los virus más como seres vivos y más problemáticos es que son capaces de replicarse. Los virus se replican adhiriéndose a una célula huésped susceptible e insertando material genético en esa célula. A continuación, el material genético del virus secuestra la maquinaria de la célula para fabricar más virus. Como los virus no pueden completar su ciclo vital sin aprovechar la maquinaria de un huésped viable, se les conoce como *parásitos obligados*.

Composición del virus

Los ácidos nucleicos constituyen el material genético de los virus —las instrucciones básicas para la replicación viral— y pueden presentarse en forma de ácido desoxirribonucleico o ácido ribonucleico (más conocidos como ADN y ARN, respectivamente). Los virus de ARN pueden dividirse en dos grupos: ARN de sentido positivo (también conocido como cadena positiva) y ARN de sentido negativo (también conocido como cadena negativa).

El resto del virus está compuesto principalmente por proteínas. Algunas proteínas, conocidas como nucleoproteínas, se unen al ARN o al ADN viral y ayudan a la replicación. Otras proteínas forman una cubierta que protege al material genético y a las nucleoproteínas. Esta cubierta se conoce como cápside. La unidad combinada —proteínas de la cápside, ácidos nucleicos y nucleoproteínas— se conoce como nucleocápside.

En algunos casos, el genoma viral puede estar protegido por otra capa que se conoce como envoltura. Las envolturas están compuestas por una bicapa lipídica derivada de las membranas de las células del huésped y contienen una mezcla de glicoproteínas —incluidas las proteínas de espiga (S), envoltura (E) y membrana (M)— que ayudan al virus a evitar el sistema inmunológico del huésped o a unirse a las proteínas receptoras de la membrana celular del huésped.

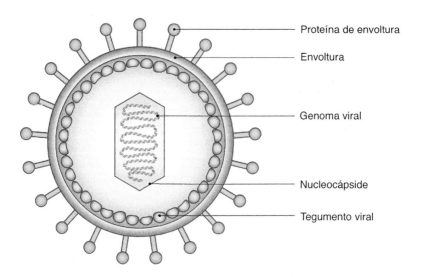

Proteína de envoltura

Envoltura

Genoma viral

Nucleocápside

Tegumento viral

Figura 1-2 Estructuralmente, los virus no son más que diminutos paquetes de material genético (ácido ribonucleico [ARN] o ácido desoxirribonucleico [ADN]) que están protegidos por proteínas. En las palabras más pintorescas de Sir Peter Medawar, los virus son "una mala noticia envuelta en proteínas". (Ilustración cortesía de Ben Taylor).

La estructura completa del virus infeccioso, que incluye la nucleocápside y (si está presente) la envoltura, se conoce como virión (véase fig. 1-2).

Células y señalización celular

Las células son las unidades más fundamentales de la vida, y los organismos unicelulares son las formas de vida más simples del planeta. Por su parte, los organismos multicelulares más grandes pueden estar conformados por miles, millones, miles de millones o incluso billones de células. Esto incluye el gran mundo de las plantas y los animales con los que interactuamos a diario. La figura 1-3 muestra los componentes básicos de las células animales.

Los organismos pluricelulares no están conformados por los mismos tipos de células. Las células de nuestros ojos, por ejemplo, son distintas de las que componen nuestros riñones. Hay un número extremadamente amplio de tipos de células diferenciadas, y cada una de ellas cumple una función específica. Esta función viene dictada en parte por el genoma de la célula, contenido en su ADN. La función de la célula también viene determinada por sus células antecesoras o por las señales que recibe a través de la señalización extracelular. La señalización extracelular se produce cuando las células intercambian información a través de mensajeros químicos. La señalización puede producirse entre células que están muy cerca unas de otras o a gran distancia. Por ejemplo,

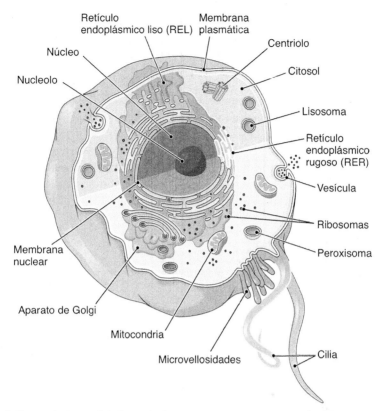

Figura 1-3 La célula está delimitada por una membrana que está repleta de receptores proteicos. Dentro de la célula hay miles de elementos estructurales construidos con proteínas y cuerpos ligados a la membrana, conocidos como orgánulos, que desempeñan funciones específicas que van desde la producción de energía de la célula (mitocondria en las células animales) hasta el ensamblaje de proteínas (ribosomas) y la regulación y el mantenimiento de la expresión genética (núcleo). El contenido de la célula está suspendido en el citoplasma. (Cohen, B. *Medical Terminology: An Illustrated Guide*. Wolters Kluwer/Lippincott Williams & Wilkins; 2011).

muchas de las sustancias químicas vitales para el funcionamiento del cerebro, conocidas como neurotransmisores, son liberadas por órganos o glándulas fuera del sistema nervioso central (SNC) y luego viajan hasta el cerebro.

Cuando una célula envía una molécula de señalización a otra, se denomina *célula señal*. La célula que recibe la molécula se denomina *célula blanco*. Para que una célula blanco reciba el mensaje, debe tener una proteína receptora en su membrana plasmática que reconozca la molécula señal. Para visualizarlo mejor, piense en enviar un mensaje de texto a su amigo. En esta analogía, usted es la célula señal, el mensaje de texto que envía es la molécula señalizadora, su amigo es la célula blanco y el teléfono de su amigo es la proteína receptora.

En general, las moléculas de señalización extracelular son de dos tipos.

El primer tipo se une al receptor y transmite su mensaje a las moléculas de señalización del interior de la célula (moléculas de señalización intracelular), pero la molécula no atraviesa la membrana plasmática. Como otra analogía, piense en estos tipos de moléculas de señal como llaves y en los receptores como puertas cerradas. Si la llave encaja, la cerradura se abre. Si la llave no encaja, no pasa nada. Además, las cerraduras suelen ser específicas. No se puede abrir cualquier cerradura con cualquier llave. La llave debe tener la forma adecuada para encajar en la cerradura. Lo mismo ocurre con las moléculas de señalización y las proteínas receptoras: suelen ser muy selectivas.

Un segundo tipo de molécula de señal extracelular es más pequeño y, por lo tanto, es capaz de unirse al receptor y atravesar la membrana plasmática. En lugar de transmitir su mensaje a través de intermediarios, interactúa directamente con orgánulos (ribosomas, mitocondrias, núcleos celulares) dentro de la célula.

Replicación viral

Para replicarse con éxito, un virus debe pasar por siete etapas:

1. *Fijación*
2. *Penetración*
3. *Desacoplamiento*
4. *Replicación*
5. *Montaje*
6. *Maduración*
7. *Liberación*

La infección viral se produce cuando un virus se adhiere a una célula susceptible y entrega el genoma viral y las proteínas necesarias para su replicación en el citoplasma del huésped. Esto se consigue adhiriéndose a las mismas proteínas receptoras que las células utilizan para comunicarse entre sí. En el caso de los virus sin envoltura, la cápside se adhiere a receptores específicos y utiliza estos receptores para mediar en los eventos de entrada viral. En el caso de los virus con envoltura, las proteínas de la espiga permiten que el virus se adhiera al receptor y, a continuación, entregue el genoma viral después de fusionarse con la membrana celular mediante endocitosis (véase fig. 1-4).[104]

Las proteínas de fijación de los virus son muy variadas, y diferentes tipos de virus pueden adherirse a diferentes receptores. Esto tiene que ver con la variedad del huésped y cuáles tejidos son susceptibles al virus. Por ejemplo, el virus de la inmunodeficiencia humana (VIH) se une al receptor del grupo de diferenciación 4 (CD4), por lo que solo las células que contienen estas proteínas receptoras son susceptibles al virus. Si un virus no puede unirse a un receptor, adherirse a la superficie de una célula, perforar la membrana de una célula o entrar fusionándose con la membrana de la célula huésped, no puede infectar al huésped.

Una vez que el virus ha penetrado en la membrana de la célula huésped, la nucleocápside entra en el citoplasma de la célula. El desacoplamiento se

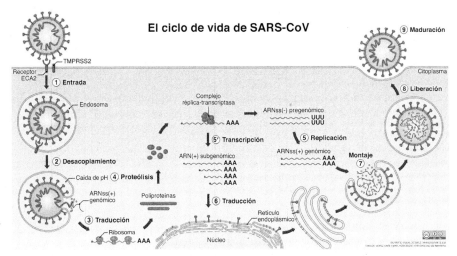

El ciclo de vida de SARS-CoV

Figura 1-4 Ilustración del coronavirus del síndrome respiratorio agudo grave 2 (SARS-CoV-2) uniéndose a un receptor humano de la enzima convertidora de angiotensina 2 (ECA2) y el ciclo de vida del virus.[103] (Vega Asensio, 2020. *Este archivo está bajo la licencia Creative Commons Attribution-Share Alike 4.0 International*. https://commons.wikimedia.org/wiki/File:SARS-CoV-2_cycle.png)

produce cuando la cápside reacciona con las enzimas celulares de la célula, exponiendo así el genoma viral y cualquier nucleoproteína que ayude a la transcripción o traducción de las proteínas virales. El genoma viral secuestra entonces la maquinaria de la célula para hacer copias del material genético del virus, las proteínas y cualquier otro componente viral. Una vez completada la replicación, el virión se ensambla en el citoplasma de la célula y se produce un proceso de maduración en el que este pasa de ser un conjunto no infeccioso de proteínas y ácidos nucleicos a ser un virión totalmente infeccioso. A continuación, el virión sale a través de la membrana celular. En algunos casos, el nuevo virión puede salir tranquilamente a través de la gemación viral o la exocitosis. En otros casos, los viriones pueden salir de la célula por lisis viral.

Una sola célula infectada puede producir miles de nuevos viriones y cientos de miles o incluso millones de células pueden infectarse a lo largo de una enfermedad. En consecuencia, a menudo se producen miles de millones de viriones durante una infección (un artículo preimpreso estima que el número de viriones del SARS-CoV-2 en el momento de máxima infección es del orden de 10^9 a 10^{11}).[105] Un brote viral puede producir millones de infecciones. Así que, es casi seguro que un virus experimente mutaciones en el transcurso de una pandemia, aunque estos eventos queden registrados relativamente en pocas ocasiones. Si una mutación específica da a un virus una ventaja, hay más posibilidades de que ese virus en particular prolifere. Las ventajas más preocupantes son los cambios en la virulencia, la mejora de la capacidad de evadir nuestras defensas inmunológicas y el aumento de la transmisibilidad.[106]

Cuando el número de ocurrencias es lo suficientemente alto, incluso los sucesos más improbables (digamos, algo que se supone que tiene una probabilidad de ocurrencia en las proximidades de 1 en 1 trillón) se convierten no solo en probables, sino en inevitables. En otras palabras, cuantas más personas infecte un virus, más dejará de ser una posibilidad una mutación para convertirse en algo inevitable. Esto es en especial cierto en el caso de los virus de ARN. A diferencia de los virus de ADN, que se "corrigen" durante la replicación para asegurar una alta tasa de fidelidad, la mayoría de los virus de ARN carecen de la capacidad de corrección durante la replicación y mutan a una tasa mucho mayor que los virus de ADN.

Coronavirus

Los coronavirus son virus de ARN de sentido positivo con envoltura, que se clasifican en la subfamilia *Coronavirinae* (véase fig. 1-5) y están muy extendidos entre las aves, los seres humanos y otros mamíferos. Suelen causar infecciones relativamente leves en el aparato respiratorio inferior y en el tracto gastrointestinal, pero también pueden provocar enfermedades

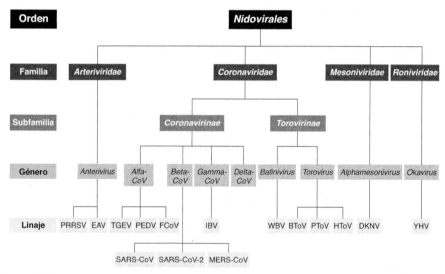

Figura 1-5 Los coronavirus pertenecen al orden *Nidovirales*, a la familia *Coronaviridae* y a las subfamilias *Coronavirinae*. Los *Coronavirinae* se dividen en cuatro géneros: *Alphacoronavirus*, *Betacoronavirus*, *Gammacoronavirus* y *Deltacoronavirus*. Los subgéneros de *Betacoronavirus* incluyen *Embecovirus* (antes conocido como linaje A), *Sarbecovirus* (antes conocido como linaje B), *Merbecovirus* (antes conocido como linaje C) y *Nobecovirus* (antes conocido como linaje D). Los coronavirus del síndrome respiratorio agudo grave 1 y 2 (SARS-CoV-1 y SARS-CoV-2) pertenecen al subgénero *Sarbecovirus*, mientras que el coronavirus del síndrome respiratorio de Oriente Medio (MERS-CoV) pertenece al subgénero *Merbecovirus*.

respiratorias, entéricas, neurológicas y hepáticas más graves.[26] Los coronavirus pueden almacenarse a temperaturas de −80 °C durante años y seguir siendo infecciosos al sacarse del almacenamiento en frío, mientras que la exposición a la luz ultravioleta constante o al calor provocará su inactivación. El proceso de inactivación se produce en 3 minutos tras la exposición a temperaturas de 75 °C o más, aproximadamente 5 minutos tras la exposición a temperaturas de 65 °C, y 20 minutos tras la exposición a temperaturas superiores a 60 °C.[107] También pueden ser desactivados por desinfectantes que contengan cloro, ácido peracético y soluciones con 75% o más de etanol.[10]

Se han identificado más de 200 coronavirus en murciélagos, y más de un tercio del viroma de los murciélagos (los genomas de todos los virus que habitan en ellos) que se ha secuenciado está compuesto por coronavirus.[108] De los coronavirus descubiertos hasta ahora, la mayoría pertenece al género *Betacoronavirus*.[109]

En la década de 1960 se descubrió que los coronavirus pueden causar infecciones humanas. Desde entonces, se han aislado siete coronavirus capaces de este tipo.[10] Los cuatro que se aislaron antes de 2002 solo causaban infecciones respiratorias y entéricas menores, y se creía que los coronavirus no eran capaces de provocar enfermedades graves en los seres humanos. Pero desde 2002 se han producido tres nuevos brotes de coronavirus que contradicen esa suposición. Los brotes incluyen dos epidemias —SARS-CoV (SARS) en 2002 y MERS-CoV (MERS) en 2012— y la pandemia de SARS-CoV-2, que es el tema de este libro. Los tres pertenecen al género *Betacoronavirus*. El SARS y SARS-CoV-2 pertenecen al subgénero *Sarbecovirus*; MERS pertenece al género *Merbecovirus*.[10]

El examen del coronavirus bajo el microscopio electrónico revela numerosas características, la más destacada de las cuales son las proteínas en forma de espiga (S) que se originan en la superficie del virus. Después de observar estas protuberancias por primera vez a mediados de la década de 1960, June Almeida (née Hart) y David Tyrell consideraron que se asemejaban a un halo o una corona, por lo que los llamaron coronavirus.[110] Más allá de la corona, la característica más distintiva de la familia viral es el tamaño del genoma. Los coronavirus tienen algunos de los genomas más grandes conocidos de todos los virus de ARN. El SARS-CoV, SARS-CoV-2 y MERS-CoV tienen genomas de 27.9, 29.9 y 30.1 kilobases, respectivamente.[26] Las proteínas estructurales (incluidas las S, M y E) constituyen un tercio de la capacidad de codificación viral, mientras que los dos tercios restantes codifican las proteínas no estructurales de la nucleocápside.

En los coronavirus, la proteína S puede dividirse en dos subunidades, S1 y S2. El dominio de unión al receptor está contenido en S1 y es responsable de la unión y el acoplamiento con los receptores del huésped. Enseguida, S2 media en la fusión de la membrana, lo que permite que el genoma viral entre en el citoplasma del huésped. Luego de la unión, la proteína S es escindida y activada por las proteasas de la superficie de la célula huésped, mientras que la escisión se produce en dos lugares.[111] El evento de escisión separa de forma efectiva S1 de S2, mientras que un segundo sitio de escisión queda expuesto dentro del dominio S2, que se conoce como el sitio S2'.[112] Esta segunda escisión en el sitio S2' contiene los péptidos de fusión que, cuando se activan, preparan a la proteína S para la fusión con la membrana de la célula huésped.[111] (Debido a la forma distintiva de la proteína S, esta se convierte en el blanco del sistema inmunológico del cuerpo y se ha reconocido como un blanco fuerte para el desarrollo de vacunas y terapias.) [113] Después de la fusión, el ARN viral y las proteínas que lo acompañan se liberan en el citoplasma y secuestran la maquinaria de la célula para replicarse. Las proteínas de la envoltura del virus (E), las proteínas de la membrana (M) y las nucleoproteínas (N) son las responsables del ensamblaje, la morfogénesis y la gemación del virus.[31]

Esta estrategia general es utilizada por todos los coronavirus, aunque los receptores y las proteasas individuales a los que se dirige son únicos para cada virus. Además, varias proteasas pueden mediar los cortes en la proteína S de los coronavirus, incluyendo la TMPRSS2, la catepsina CTSL, la tripsina y la furina.[114]

Aunque los virus de ARN son propensos a mutar con más frecuencia que los de ADN, los coronavirus parecen ser los únicos virus de ARN con capacidad de corrección.[115] Esto se debe al gen no estructural *nsp14*.[116] En consecuencia, los coronavirus mutan mucho más lento que otros virus de ARN. Se ha estimado que SARS-CoV-2 evoluciona a un ritmo de $< 1 \times 10^{-3}$ sustituciones por sitio al año o aproximadamente 2 sustituciones por genoma al mes.[92] Sin embargo, la recombinación viral (la recombinación natural de al menos dos genomas virales que tiene lugar cuando una célula es infectada por más de una cepa de un virus) ocurre con relativa frecuencia en los coronavirus.[117] La recombinación puede incluso desempeñar un papel importante en la evolución de los coronavirus individuales, posiblemente incluso SARS-CoV-2.[118] En concreto, puede desempeñar un papel en la transmisión entre especies y en la expansión del rango de huéspedes.[119]

SARS-CoV-2

El SARS-CoV-2 (véase fig. 1-6) pertenece al subgénero de los *Sarbecovirus*. El pariente más cercano conocido del virus de SARS-CoV-2 es BatCoV RaTG13, que se detectó en *Rhinolophus affinis* en la parte sur de la provincia de Yunnan y justo al norte de la frontera de China con Laos y Vietnam.[120] El RaTG13 comparte 96.2% de su identidad genética con SARS-CoV-2, mientras que SARS-CoV-2 comparte menos de 80% de identidad nucleotídica con SARS, y solo alrededor de 50% con MERS.[120] Se ha sugerido que un pariente del *Rhinolophus affinis*, el *Rhinolophus malayanus* (un tipo de murciélago de herradura nativo del Sudeste Asiático), podría ser un huésped natural de SARS-CoV-2.[121] Esto sigue siendo una conjetura hasta el momento.

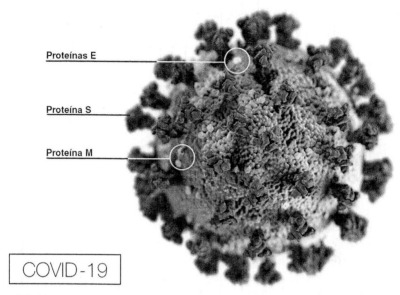

Figura 1-6 Una ilustración del coronavirus del síndrome respiratorio agudo grave 2 (SARS-CoV-2). (Cortesía de los Centers for Disease Control and Prevention; Alissa Eckert, MSMI; Dan Higgins, MAMS.)

Tanto SARS como SARS-CoV-2 se unen a los receptores de la enzima convertidora de angiotensina 2 (ECA2) con su proteína S. (El principal receptor de unión de MERS es la dipeptidil peptidasa 4 [DPP4].) Se ha descubierto que el dominio de unión al receptor de SARS-CoV-2 tiene una afinidad de unión a la ECA2 de 10 a 20 veces mayor en comparación con SARS-CoV.[111] Al igual que SARS-CoV, el TMPRSS2 es responsable del cebado de la proteína S en el sitio de corte S2′. A diferencia de SARS-CoV, que es escindido por serina proteasas o catepsinas en la unión S1/S2, la unión S1/S2 de SARS-CoV-2 contiene un sitio de escisión de furina. Esta distinción no es una anomalía para los coronavirus, ya que MERS también contiene un sitio de escisión de furina en la unión S1/S2.[122] Sin embargo, SARS-CoV-2 está más relacionado con SARS que con MERS. Esto no excluye la inserción de un sitio de escisión de furina a través de un evento de recombinación natural, pero ha llamado la atención, especialmente porque los *Sarbecovirus* no han demostrado una capacidad de recombinación con los virus de otros géneros. Dicho esto, es probable que haya decenas de *Sarbecovirus* que aún no se han descubierto en las cuevas infestadas de murciélagos de Yunnan, y es totalmente posible que se produzca un evento de recombinación con uno de esos virus después de que SARS-CoV-2 y RaTG13 divergieran. Además, hay que tener en cuenta que Papa y cols., han descubierto que "aunque la furina es un cofactor muy importante, no es absolutamente esencial para la infección de SARS-CoV-2 y la replicación se producirá incluso en su ausencia".[123] También hay pruebas que sugieren que SARS-CoV-2 puede unirse a los receptores de neuropilina-1 (NRP1), que se expresan ampliamente en todo el cuerpo, incluso en el tejido pulmonar y neural, y pueden ser una posible vía de infección del SNC.[124]

La primera mutación importante del virus SARS-CoV-2 fue seguida en tiempo real y se produjo en Europa a principios de 2020, cuando el aminoácido 614 (de 1273[125]) cambió de un ácido aspártico (D) a una glicina (G). La mutación G614 no hizo que los casos de COVID-19 fueran más graves, pero sí parece que hizo que el virus fuera más transmisible porque creó una unión más fuerte entre las subunidades S1 y S2, y asegura que S1 no se rompa prematuramente, exponiendo así el sitio S2′ antes de que se produzca la unión con ECA2. En consecuencia, se convirtió con rapidez en la cepa dominante allí donde estaba en circulación.[126]

Más recientemente, han surgido diversas variantes que parecen haber aumentado la transmisibilidad y se han convertido en las cepas dominantes en sus respectivas regiones. Algunas parecen haber aumentado la gravedad de la infección y por ello se consideran variantes preocupantes. Entre ellas se encuentran las variantes Alfa (antes conocida como B.1.1.7), Beta (antes conocida como B.1.351), Gamma (antes conocida como P.1) y Delta (antes conocida como B.1.617).[101] Algunas de estas cepas parecen ser más transmisibles o capaces de evadir las protecciones proporcionadas por la vacunación, aunque todavía se carece de datos del mundo real.

La variante más preocupante al momento de escribir este texto es la Delta, que se ha convertido en la cepa dominante allí donde ha echado raíces. Esto se debe en gran medida a que se cree que su capacidad de transmisión es de alrededor del doble que las variantes anteriores, ya que Liu y Rocklöv encontraron un R0 medio de 5.08 en comparación con el 2.79 observado en las cepas ancestrales del virus.[127] Otros han reportado valores de R0 aún más altos, de 6 a 7, lo que significaría que es menos transmisible que la varicela (R0 = 9-10) o el sarampión (R0 = 18), pero mucho más transmisible que las cepas ancestrales de SARS-CoV-2 o la influenza A (R0 = 2).[128] La evidencia sugiere que es más transmisible porque los individuos se vuelven contagiosos casi 2 días antes de desarrollar los síntomas, mientras que esta ventana solo duraba menos de 1 día en las cepas anteriores.[129] Además, la variante Delta parece ser más transmisible y más grave tanto en niños como en adultos que las cepas ancestrales. Aunque la razón subyacente de esto sigue siendo poco clara, ha habido un claro aumento en el número de casos pediátricos de COVID-19 que requieren hospitalización desde que la variante Delta se convirtió en la cepa dominante en Estados Unidos.[130] En Inglaterra, Twohig y cols., analizaron los datos de más de 43 300 casos de COVID-19 que se produjeron en todos los grupos de edad entre el 29 de marzo de 2021 y el 23 de mayo de 2021, y descubrieron que los adultos no vacunados que se infectaron con la variante Delta tenían 2.26 más probabilidades de ser hospitalizados con síntomas graves de COVID-19 en las 2 semanas siguientes a una prueba positiva que los adultos no vacunados que se infectaron con la variante Alfa.[131]

La variante Delta también presenta un mayor riesgo de infección sintomática para las personas vacunadas que las cepas anteriores. El gobierno israelí informó a principios de julio que la eficacia de la vacuna de Pfizer/ BioNTech (BNT162b2) cayó de 94 a 64% una vez que la Delta se convirtió en la cepa dominante en el país, y luego actualizó su estimación de eficacia de la vacuna a 39% a finales de julio.[132] Public Health Scotland reportó un descenso similar en la protección contra la infección sintomática cuando la variante Alfa fue sustituida por la variante Delta, tanto para la vacuna de Pfizer/ BioNTech como para la de Oxford AstraZeneca (AZD1222); dicho descenso fue de 92 a 79% y de 73 a 60%, respectivamente.[133] Bernal y cols., por su parte, reportaron que una sola dosis de las vacunas Oxford AstraZeneca o Pfizer/ BioNTech tenía una eficacia de 30.7% para prevenir la enfermedad sintomática, mientras que dos dosis ofrecían una eficacia contra la variante Delta de 67 y 88%, respectivamente.[134] A pesar de una menor inmunidad frente a la infección sintomática, las vacunas siguen ofreciendo una protección muy fuerte contra la enfermedad grave, la hospitalización y la muerte. Un análisis de los casos, las hospitalizaciones y las muertes entre los estadounidenses de 18 años o más en 13 estados de EUA entre el 4 de abril y el 17 de julio de 2021 encontró que las personas no vacunadas, en comparación con las personas totalmente vacunadas, tenían 4.5 veces más probabilidades de infectarse con SARS-CoV-2, cerca de 10 veces más probabilidades de hospitalizarse con COVID-19, y 10 veces más riesgo de mortalidad.[135]

A diferencia de otros coronavirus, un número significativo de casos de SARS-CoV-2 permanece asintomático, en especial entre las personas más jóvenes. Los estudios han revelado que los individuos asintomáticos representan 59% de toda la transmisión (24% de los individuos nunca desarrollan síntomas, y 35% manifiestan síntomas de manera más tardía).[136] Las evidencias preliminares sugieren que la transmisión presintomática es significativamente mayor entre los individuos infectados con la variante Delta y que 74% de las infecciones de la variante Delta ocurre durante la fase presintomática.[129] Abundan las teorías sobre por qué ocurre esto, pero los investigadores siguen sin encontrar una respuesta definitiva.

En la tabla 1-2 se puede encontrar un breve resumen de las diferencias entre MERS, SARS y SARS-CoV-2. En los capítulos siguientes se profundizará en lo correspondiente a SARS-CoV-2 y COVID-19.

TABLA 1-2 Características epidemiológicas y clínicas generales de SARS, MERS y COVID-19[26]

Virus	SARS	MERS	COVID-19
Fecha de origen	Noviembre de 2002	Junio de 2012	Finales de 2019
Ubicación del brote original	Guangdong, China	Jeddah, Saudi Arabia	Wuhan, China
Casos confirmados	8098	2574[42]	+254 millones[a]
Muertes confirmadas	774	886[42]	+5.1 millones[a]
Tasa de letalidad	9.56%	34.4%[42]	2.06%[a]
Género	Beta-CoV linaje B (*Sarbecovirus*)	Beta-CoV linaje C (*Merbecovirus*)	Beta-CoV linaje B (*Sarbecovirus*)
Longitud del genoma	27.9 kb	30.1 kb	29.9 kb
Periodo de incubación	2-10 d	2-14 d	1-14 d
Número de reproducción (R0)	2-3	< 1	2.79-7 (depende de la variante)[128]
Blanco del receptor celular	ECA2	DPP4 (CD26)	ECA2
Signos comunes y síntomas	Fiebre, fatiga, dolor de cabeza, diarrea, tos, dificultad para respirar	Fiebre, fatiga, diarrea, tos, dificultad para respirar	Fiebre, fatiga, tos seca, dificultad para respirar
Complicaciones principales	Neumonía, SDRA grave, muerte	Neumonía, SDRA grave, muerte	Neumonía, SDRA grave, muerte

COVID-19, enfermedad por coronavirus de 2019; MERS, síndrome respiratorio de Oriente Medio; SARS, síndrome respiratorio agudo grave; SDRA, síndrome de dificultad respiratoria aguda.

[a] Estas cifras son todavía preliminares. Hasta el 18 de noviembre de 2021, el tablero de control de coronavirus de la OMS había confirmado 254 256 432 casos y 5 112 461 muertes en todo el mundo (https://covid19.who.int/).

Conclusión

Todavía quedan muchas interrogantes sobre la génesis de SARS-CoV-2. Aunque esto es extremadamente frustrante debido a lo mucho que el virus ha impactado en las vidas de casi todos los habitantes del planeta, existe la esperanza de que la luz del día acabe por iluminar los orígenes del virus.

Lo que resulta menos frustrante es la cantidad de conocimientos que se han acumulado en los casi 2 años transcurridos desde la aparición del virus. En este tiempo, la comunidad científica mundial se unió para estudiar el genoma de SARS-CoV-2, desvelar sus secretos e idear vacunas que han demostrado ser extremadamente eficaces para prevenir la transmisión del virus y la gravedad de los casos de COVID-19. Nunca antes tantos científicos e investigadores se habían dedicado a la misma causa. Esto me da la esperanza de que podamos seguir trabajando juntos para resolver muchos de los problemas que persistirán incluso después de que la pandemia haya terminado.

REFERENCIAS

1. World Health Organization. *WHO Statement Regarding Cluster of Pneumonia Cases in Wuhan, China*. January 9, 2020. Consultado en mayo 21, 2021. https://www.who.int/china/news/detail/09-01-2020-who-statement-regarding-cluster-of-pneumonia-cases-in-wuhan-china
2. Qin A, Hernández JC. China reports first death from new virus. *New York Times*. Actualización enero 21, 2020. Consultado en mayo 22, 2021. https://www.nytimes.com/2020/01/10/world/asia/china-virus-wuhan-death.html
3. Tharoor I. The pandemic is getting worse, even when it seems like it's getting better. *Washington Post*. Publicado en junio 2, 2021. Consultado en junio 2, 2021. https://www.washingtonpost.com/world/2021/06/02/global-pandemic-worsening/
4. Phillips N. The coronavirus is here to stay—here's what that means. *Nature*. 2021;590(7846):382-384. doi:10.1038/d41586-021-00396-2
5. Last JM, ed. *A Dictionary of Epidemiology*. 4th ed. Oxford University Press; 2001. Citado en Kelly H. The classical definition of a pandemic is not elusive. *Bull World Health Organ*. 2011;89:540-541. doi:10.2471/BLT.11.088815
6. Harrison M. *Contagion: How Commerce Has Spread Disease*. Yale University Press; 2012.
7. Mena I, Nelson MI, Quezada-Monroy F, et al. Origins of the 2009 H1N1 influenza pandemic in swine in Mexico. *ELife*. 2016;5:e16777. doi:10.7554/eLife.16777
8. Dawood FS, Iuliano AD, Reed C, et al. Estimated global mortality associated with the first 12 months of 2009 pandemic influenza A H1N1 virus circulation: a modeling study. *Lancet Infect Dis*. 2012;12(9):687-695. doi:10.1016/S1473-3099(12)70121-4
9. Honigsbaum M. Revisiting the 1957 and 1968 influenza pandemics. *Lancet*. 2020;395(10240):1824-1826. doi:10.1016/S0140-6736(20)31201-0
10. Khan M, Adil SF, Alkhathlan HZ, et al. COVID-19: a global challenge with an old history, epidemiology and progress so far. *Molecules*. 2021;26(1):39. doi:10.3390/molecules26010039
11. Al Hajjar S, McIntosh K. The first influenza pandemic of the 21st century. *Ann Saudi Med*. 2010;30(1):1-10. doi:10.4103/0256-4947.59365
12. Strochlic N, Champine RD. How some cities 'flattened the curve' during the 1918 flu pandemic. *National Geographic*. Publicado en marzo 27, 2020. Consultado en mayo 19, 2021. https://www.nationalgeographic.com/history/article/how-cities-flattened-curve-1918-spanish-flu-pandemic-coronavirus

13. CBC Radio. *This 107-year-old remembers the 1918 Spanish flu, and sees the similarities with COVID-19*. Publicado en abril 10, 2020. Consultado en mayo 17, 2021. https://www.cbc.ca/radio/thecurrent/the-current-for-april-10-2020-1.5529055/this-107-year-old-remembers-the-1918-spanish-flu-and-sees-the-similarities-with-covid-19-1.5529264

14. Davis KC. Philadelphia threw a WWI parade that gave thousands of onlookers the flu. *Smithsonian Magazine*. Publicado en septiembre 21, 2018. Consultado en mayo 19, 2021. https://www.smithsonianmag.com/history/philadelphia-threw-wwi-parade-gave-thousands-onlookers-flu-180970372/

15. Hauser C. The mask slackers of 1918. *New York Times*. Actualizado en diciembre 10, 2021. Consultado en mayo 19, 2021. https://www.nytimes.com/2020/08/03/us/mask-protests-1918.html

16. Dolan B. Unmasking history: who was behind the Anti-Mask League protests during the 1918 influenza epidemic in San Francisco? *Perspect Med Humanities*. Publicado en mayo 19, 2020;5(5):1-28. doi:10.34947/M7QP4M. Consultado en mayo 19, 2021. https://escholarship.org/uc/item/5q91q53r

17. Van Epps HL. Influenza: exposing the true killer. *J Exp Med*. 2006;203(4):803. doi:10.1084/jem.2034.fta

18. McMillen CW. *Pandemics: A Very Short Introduction*. Oxford University Press; 2016.

19. Wilson N, Barnard LT, Summers JA, Shanks GD, Baker MG. Differential mortality rates by ethnicity in 3 influenza pandemics over a century, New Zealand. *Emerg Infect Dis*. 2012;18(1):71-77. doi:10.3201/eid1801.110035

20. Parmet WE, Rothstein MA. The 1918 influence pandemic: lessons learned and not—introduction to the special section. *Am J Public Health*. 2018;108(11):1435-1436. doi:10.2105/AJPH.2018.304695

21. Faust JS. Comparing COVID-19 deaths to flu deaths is like comparing apples to oranges. *Scientific American*. Publicado en abril 28, 2020. Consultado en mayo 17, 2021. https://blogs.scientificamerican.com/observations/comparing-covid-19-deaths-to-flu-deaths-is-like-comparing-apples-to-oranges/

22. Smil V. *A Complete History of Pandemics*. The MIT Press Reader website; March 30, 2020. Consultado en mayo 14, 2021. https://thereader.mitpress.mit.edu/a-complete-history-of-pandemics/

23. Woolhouse M, Scott F, Hudson Z, Howey R, Chase-Topping M. Human viruses: discovery and emergence. *Philos Trans R Soc Lond B Biol Sci*. 2012;367(1604):2864-2871. doi:10.1098/rstb.2011.0354

24. Smith KF, Goldberg M, Rosenthal S, et al. Global rise in human infectious disease outbreaks. *J R Soc Interface*. 2014;11(101):20140950. doi:10.1098/rsif.2014.0950

25. Hui EKW. Reasons for the increase in emerging and re-emerging viral infectious diseases. *Mocrobes Infect*. 2006;8(3):905-916. doi:10.1016/j.micinf.2005.06.032

26. Ganesh B, Rajakumar T, Malathi M, et al. Epidemiology and pathobiology of SARS-CoV-2 (COVID-19) in comparison with SARS, MERS: an updated overview of current knowledge and future perspectives. *Clin Epidemiol Glob Health*. 2021;10:100694. doi:10.1016/j.cegh.2020.100694

27. Cyranoski D. Bat cave solves mystery of deadly SARS virus—and suggests new outbreak could occur. *Nature*. 2017;552:15-16. doi:10.1038/d41586-017-07766-9

28. Guan Y, Zheng BJ, He YQ, et al. Isolation and characterization of viruses related to the SARS coronavirus from animals in southern China. *Science*. 2003;302(5643):276-278. doi:10.1126/science.1087139

29. El-Kafrawy SA, Corman VM, Tolah AM, et al. Enzootic patterns of Middle East respiratory syndrome coronavirus in imported African and local Arabian dromedary camels: a prospective genomic study. *Lancet Planet Health*. 2019;3(1):E521-E528. doi:10.1016/S2542-5196(19)30243-8

30. Mok CKP, Zhu A, Zhao J, et al. T-cell responses to MERS coronavirus infection in people with occupational exposure to dromedary camels in Nigeria: an observational cohort study. *Lancet Infect Dis*. 2021;21(3):385-395. doi:10.1016/S1473-3099(20)30599-5

31. Hu T, Liu Y, Zhao M, Zhuang Q, Xu L, He Q. A comparison of COVID-19, SARS, and MERS. *Peer J*. 2020;8:e9725. doi:10.7717/peerj.9725

32. Kang M, Wei J, Yuan J, et al. Probable evidence of fecal aerosol transmission of SARS-CoV-2 in a high-rise building. *Ann Intern Med*. 2020;173(12):974-980. doi:10.7326/M20-0928

33. La Rosa G, Fratini M, Della Libera S, Iaconelli M, Muscillo M. Viral infections acquired indoors through airborne, droplet or contact transmission. *Ann Ist Super Sanita*. 2013;49(2):124-132. doi:10.4415/ANN_13_02_03

34. Lau AC, Yam YK, So LK. Management of critically ill patients with severe acute respiratory syndrome (SARS). *Int J Med Sci*. 2004;1(1):1-10. doi:10.7150/ijms.1.1

35. Cherry JD, Krogstad P. SARS: the first pandemic of the 21st century. *Pediatr Res*. 2004;56(1):1-5. doi:10.1203/01.PDR.0000129184.87042.FC

36. Centers for Disease Control and Prevention. *SARS Basic Fact Sheet*. Actualización diciembre 6, 2017. Consultado en mayo 22, 2021. https://www.cdc.gov/sars/about/fs-sars.html

37. Hugonnet S, Pittet D. Transmission of severe acute respiratory syndrome in critical care: do we need a change? *Am J Respir Crit Care Med*. 2004;169(11):1177-1178. doi:10.1164/rccm.2403004

38. Madewell ZJ, Yang Y, Longini IM Jr, Halloran ME, Dean NE. Household transmission of SARS-CoV-2: a systematic review and meta-analysis. *JAMA Netw Open*. 2020;3(12):e2031756. doi:10.1001/jamanetworkopen.2003.31756

39. Nakashima E. Vietnam took lead in containing SARS. *The Washington Post*. Publicado en mayo 5, 2003. Consultado en mayo 23, 2021. https://www.washingtonpost.com/archive/politics/2003/05/05/vietnam-took-lead-in-containing-sars/b9b97e91-b325-42f9-98ef-e23da9f257a0/

40. Lawrence SV. *COVID-19 and China: A Chronology of Events (December 2019-January 2020)*. Congressional Research Service. Actualización mayo 13, 2020. Consultado en mayo 21, 2021. https://crsreports.congress.gov/product/pdf/r/r46354

41. Lucey DR. Editorial commentary: still learning from the earliest known MERS outbreak, Zarqa, Jordan, April 2021. *Clin Infect Dis*. 2014;59(9):1234-1236. doi:10.1093/cid/ciu638

42. Middle East respiratory syndrome. World Health Organization Regional Office for the Eastern Mediterranean. Consultado en mayo 23, 2021. http://www.emro.who.int/health-topics/mers-cov/mers-outbreaks.html

43. Al-Osail AM, Al-Wazzah MJ. The history and epidemiology of Middle East respiratory syndrome coronavirus. *Multidiscip Respir Med*. 2017;12:20. doi:10.1186/s40248-017-0101-8

44. Choi S, Jung E, Choi BY, Hur YJ, Ki M. High reproduction number of Middle East respiratory syndrome coronavirus in nosocomial outbreaks: mathematical modeling in Saudi Arabia and South Korea. *J Hosp Infect*. 2018;99(2):162-168. doi:10.1016/j.jhin.2017.09.017

45. Tellier R, Li Y, Cowling BJ, Tang JW. Recognition of aerosol transmission of infectious agents: a commentary. *BMC Infect Dis*. 2019;19:101. doi:10.1186/s12879-019-3707-y

46. Fallows J. The 3 weeks that changed everything. *The Atlantic*. Publicado en junio 29, 2020. Consultado en mayo 21, 2021. https://www.theatlantic.com/politics/archive/2020/06/how-white-house-coronavirus-response-went-wrong/613591/

47. Pandemic Prediction and Forecasting Science and Technology Working Group of the National Science and Technology Council. *Towards Epidemic Prediction: Federal Efforts and Opportunities in Outbreak Modeling*. December 2016. Consultado en mayo 21, 2021. https://obamawhitehouse.archives.gov/sites/default/files/microsites/ostp/NSTC/towards_epidemic_prediction-federal_efforts_and_opportunities.pdf

48. USAID. *Emerging Pandemic Threats Program*. Actualización noviembre 25, 2014. Consultado en mayo 26, 2021. https://www.usaid.gov/ept2

49. McNeil DG Jr. Scientists were hunting for the next Ebola. Now the U.S. has cut off their funding. *New York Times*. Publicado en octubre 25, 2019. Consultado en mayo 23, 2021. https://www.nytimes.com/2019/10/25/health/predict-usaid-viruses.html

50. Judkis M. So many people are convinced that they had COVID-19 already. *Washington Post*. Publicado en mayo 6, 2020. Consultado en mayo 21, 2021. https://www.washingtonpost.com/lifestyle/style/why-everyone-you-know-is-convinced-that-they-had-covid-19-already/2020/05/05/aef406ac-8a38-11ea-8ac1-bfb250876b7a_story.html

51. Roy M. Five U.S. states had coronavirus infections even before the first reported cases—study. *Reuters*. Publicado en junio 15, 2021. Consultado en junio 18, 2021. https://www.reuters.com/business/healthcare-pharmaceuticals/five-us-states-had-coronavirus-infections-even-before-first-reported-cases-study-2021-06-15/

52. Fongaro G, Stoco PH, Souza DS, et al. The presence of SARS-CoV-2 RNA in human sewage in Santa Catarina, Brazil, November 2019. *Sci Total Environ*. 2021;778:146198. doi:10.1016/j.scitotenv.2021.146198

53. Vagnoni G. Researchers find coronavirus was circulating in Italy earlier than thought. *Reuters*. Publicado en noviembre 16, 2020. Consultado en mayo 21, 2021. https://www.reuters.com/article/health-coronavirus-italy-timing/researchers-find-coronavirus-was-circulating-in-italy-earlier-than-thought-idUSKBN27W1J2

54. Allen N, Landauro I. Coronavirus traces found in March 2019 sewage sample, Spanish study shows. *Reuters*. Publicado en junio 26, 2020. Consultado en mayo 21, 2021. https://www.reuters.com/article/us-health-coronavirus-spain-science/coronavirus-traces-found-in-march-2019-sewage-sample-spanish-study-shows-idUSKBN23X2HQ

55. Folmer K, Margolin J. Satellite data suggests coronavirus may have hit China earlier: researchers. *ABC News*. Publicado en junio 8, 2020. Consultado en mayo 21, 2021. https://abcnews.go.com/International/satellite-data-suggests-coronavirus-hit-china-earlier-researchers/story?id=71123270

56. Pekar J, Worobey M, Moshiri N, Scheffler K, Wertheim JO. Timing the SARS-CoV-2 index case in Hubei province. *Science*. 2021;372(6540):412-417. doi:10.1126/science.abf8003

57. Nakashima E, Abutaleb Y, Achenbach J. Biden receives inconclusive intelligence report on covid origins. *Washington Post*. Publicado en agosto 24, 2021. Consultado en agosto 30, 2021. https://www.washingtonpost.com/politics/2021/08/24/covid-origins-biden-intelligence-review/

58. Frutos R, Serra-Cobo J, Chen T, Devaux CA. COVID-19: time to exonerate the pangolin from the transmission of SARS-CoV-2 to humans. *Infect Genet Evol*. 2020;84:104493. doi:10.1016/j.meegid.2020.104493

59. Segreto R, Deigin Y, McCairn K, et al. Should we discount the laboratory origin of COVID-19? *Environ Chem Lett*. 2021;1-15. Consultado en mayo 21, 2021. doi:10.1007/s10311-021-01211-0

60. Boni MF, Lemey P, Jiang X, et al. Evolutionary origins of the SARS-CoV-2 sarbecovirus lineage responsible for the COVID-19 pandemic. *Nature Microbiol*. 2020;5:1408-1417. doi:10.1038/s41564-020-0771-4

61. Rahalkar MC, Bahulikar RA. Lethal pneumonia in Mojiang miners (2012) and the mineshaft could provide important clues to the origin of SARS-CoV-2. *Front Public Health*. 2020;8:581569. doi:10.3389/fpubh.2020.581569

62. Hu B, Zeng LP, Yang XL, et al. Discovery of a rich gene pool of bat SARS-related coronaviruses provides new insights into the origin of SARS coronavirus. *PLoS Pathog*. 2017;13(11):e1006698. doi:10.1371/journal.ppat.1006698

63. Cyranoski D. Inside the Chinese lab poised to study world's most dangerous pathogens. *Nature*. 2017;542(7642):399-400. doi:10.1038/nature.2017.21487

64. Rogin J. In 2018, diplomats warned of risky coronavirus experiments in a Wuhan lab. No one listened. *Politico*. Publicado en marzo 8, 2021. Consultado en mayo 24, 2021. https://www.politico.com/news/magazine/2021/03/08/josh-rogin-chaos-under-heaven-wuhan-lab-book-excerpt-474322

65. Reuters. Wuhan staff sought hospital care before COVID-19 outbreak disclosed—WSJ. Publicado en mayo 24, 2021. Consultado en mayo 24, 2021. https://www.reuters.com/business/healthcare-pharmaceuticals/wuhan-lab-staff-sought-hospital-care-before-covid-19-outbreak-disclosed-wsj-2021-05-23/

66. World Health Organization disease outbreak news. *Novel coronavirus – China*. January 12, 2020. Consultado en mayo 21, 2021. https://www.who.int/csr/don/12-january-2020-novel-coronavirus-china/en/

67. Huang C, Wang Y, Li X, et al. Clinical features of patients infected with 2019 novel coronavirus in Wuhan, China. *Lancet*. 2020;395(10223):497-506. doi:10.1016/S0140-6736(20)30183-5

68. Yu G, Yanfeng P, Rui Y, et al. In depth: how early signs of a SARS-like virus were spotted, spread, and throttled. *Caixin Global*. Publicado en febrero 29, 2020. Consultado en mayo 21, 2021. https://www.caixinglobal.com/2020-02-29/in-depth-how-early-signs-of-a-sars-like-virus-were-spotted-spread-and-throttled-101521745.html

69. Green A. Li Wenliang. *Lancet*. 2020;395(10225);682. doi:10.1016/S0140-6736(20)30382-2

70. McKenna M. How ProMED crowdsourced the arrival of COVID-19 and SARS. *Wired*. Publicado en marzo 23, 2020. Consultado en mayo 26, 2021. https://www.wired.com/story/how-promed-crowdsourced-the-arrival-of-covid-19-and-sars/

71. Sparrow A. The Chinese government's cover-up killed health care workers worldwide. *Foreign Policy*. Publicado en marzo 18, 2021. Consultado en mayo 21, 2021. https://foreignpolicy.com/2021/03/18/china-covid-19-killed-health-care-workers-worldwide/

72. Tweet by World Health Organization. January 4, 2020. Consultado en mayo 21, 2021. https://twitter.com/WHO/status/1213523866703814656?s=20

73. World Health Organization. *Pneumonia of Unknown Cause – China*. January 5, 2020. Consultado en mayo 21, 2021. https://www.who.int/csr/don/05-january-2020-pneumonia-of-unkown-cause-china/en/

74. World Health Organization. *WHO Advice for International Travel and Trade in Relation to the Outbreak of Pneumonia Caused by a New Coronavirus in China*. January 10, 2020. Consultado en mayo 22, 2021. https://www.who.int/news-room/articles-detail/who-advice-for-international-travel-and-trade-in-relation-to-the-outbreak-of-pneumonia-caused-by-a-new-coronavirus-in-china

75. Chen S, Yang J, Yang W, Wang C, Bärnighausen T. COVID-19 control in China during mass population movements at New Year. *Lancet*. 2020;395(10226):764-766. doi:10.1016/S0140-6736(20)30421-9

76. Durrheim DN, Gostin LO, Moodley K. When does a major outbreak become a Public Health Emergency of International Concern? *Lancet Infect Dis*. 2020;20(8):887-888. doi:10.1016/S1473-3099(20)30401-1

77. Feng E, Cheng A. Restrictions and rewards: how China is locking down half a billion citizens. *NPR*. Publicado en febrero 21, 2020. Consultado en mayo 25, 2021. https://www.npr.org/sections/goatsandsoda/2020/02/21/806958341/restrictions-and-rewards-how-china-is-locking-down-half-a-billion-citizens

78. Wu F, Zhao S, Yu B, et al. A new coronavirus associated with human respiratory disease in China. *Nature*. 2020;579;265-269. doi:10.1038/s41586-020-2008-3

79. Virological.org. *Novel 2019 Coronavirus Genome*. January 10, 2020. Consultado en mayo 21, 2021. https://virological.org/t/novel-2019-coronavirus-genome/319

80. Kuo L. China confirms human-to-human transmission of coronavirus. *The Guardian*. January 20, 2020. Consultado en mayo 14, 2021. https://www.theguardian.com/world/2020/jan/20/coronavirus-spreads-to-beijing-as-china-confirms-new-cases

81. Gilsinan K. How China deceived the WHO. *The Atlantic*. April 12, 2020. Consultado en mayo 23, 2021. https://www.theatlantic.com/politics/archive/2020/04/world-health-organization-blame-pandemic-coronavirus/609820/

82. World Health Organization (WHO). *Archived: WHO Timeline – COVID-19*. April 27, 2020. Consultado en mayo 14, 2021. https://www.who.int/news/item/27-04-2020-who-timeline---covid-19

83. Maxmen A. Why did the world's pandemic warning system fail when COVID hit? *Nature*. Publicado en enero 23, 2021. Consultado en mayo 23, 2021. https://www.nature.com/articles/d41586-021-00162-4

84. Kantis C, Keirnan S, Bardi JS. Updated: timeline of the Coronavirus. Publicado en marzo 26, 2021. Consultado en mayo 25, 2021. https://www.thinkglobalhealth.org/article/updated-timeline-coronavirus

85. Taylor DB. A timeline of the coronavirus pandemic. *New York Times*. Publicado en marzo 17, 2021. Consultado en mayo 24, 2021. https://www.nytimes.com/article/coronavirus-timeline.html

86. Wright R. How Iran became a new epicenter for the coronavirus outbreak. *The New Yorker*. Publicado en febrero 28, 2020. Consultado en mayo 25, 2021. https://www.newyorker.com/news/our-columnists/how-iran-became-a-new-epicenter-of-the-coronavirus-outbreak

87. Nada G. 2020 Parliamentary election results. *The Iran Primer*. Publicado en febrero 24, 2020. Consultado en mayo 25, 2021. https://iranprimer.usip.org/blog/2020/feb/24/2020-parliamentary-election-results

88. Kaffashi A, Jahani F. Nowruz travelers and the COVID-19 pandemic in Iran. *Infect Control Hosp Epidemiol*. 2020;41(9):1121. doi:10.1017/ice.2020.152

89. Malara A. *Diagnosing the First COVID-19 Patient in Italy – Codogno, Italy*. European Society of Cardiology. Publicado en marzo 25, 2020. Consultado en mayo 25, 2021. https://www.escardio.org/Education/COVID-19-and-Cardiology/diagnosing-the-first-covid-19-patient-in-italy-codogno

90. Russo L, Anastassopoulou C, Tsakris A, et al. Tracing day-zero and forecasting the COVID-19 outbreak in Lombardy, Italy: a compartmental modelling and numerical optimization approach. *PLoS One*. 2020;15(10):e0240649. doi:10.1371/journal.pone.0240649

91. Mervosh S, Lu D, Swales V. See which states and cities have told residents to stay home. *New York Times*. Actualización abril 20, 2020. Consultado en mayo 25, 2021. https://www.nytimes.com/interactive/2020/us/coronavirus-stay-at-home-order.html

92. Worobey M, Pekar J, Larsen BB, et al. The emergence of SARS-CoV-2 in Europe and North America. *Science*. 2020;370(6516):564-570. doi:10.1126/science.abc8169

93. Korber B, Fischer WM, Gnanakaran S, et al. Tracking changes in SARS-CoV-2 spike: evidence that D614G increases infectivity of the COVID-19 virus. *Cell*. 2020;182:812-827. doi:10.1016/j.cell.2020.06.043

94. Lipton E, Sanger DE, Haberman M, Shear MD, Mazzetti M, Barnes JE. He could have seen what was coming; behind Trump's failure on the virus. *New York Times*. Actualización abril 26, 2021. Consultado en mayo 21, 2021. https://www.nytimes.com/2020/04/11/us/politics/coronavirus-trump-response.html

95. Braun S, Dearen J. Trump's 'strong wall' to block COVID-19 from China had holes. *AP News*. Publicado en julio 4, 2020. Consultado en mayo 25, 2021. https://apnews.com/article/donald-trump-us-news-ap-top-news-macau-virus-outbreak-355a58005d4f7c57978f6b7cba5dbd82

96. Eder S, Fountain H, Keller MH, Xiao M, Stevenson A. 430,000 people have traveled from China to U.S. since coronavirus surfaced. *New York Times*. Actualización abril 15, 2020. Consultado en mayo 25, 2021. https://www.nytimes.com/2020/04/04/us/coronavirus-china-travel-restrictions.html

97. Beaubien J. Public health experts question Trump's ban on most travelers from Europe. *NPR*. Publicado en marzo 12, 2020. Consultado en mayo 25, 2021. https://www.npr.org/sections/health-shots/2020/03/12/815146007/public-health-experts-question-trumps-ban-on-most-travelers-from-europe

98. World Health Organization. *WHO Director-General's Opening Remarks at the Media Briefing on COVID-19 – March 11, 2020*. March 11, 2020. Consultado en mayo 25, 2021. https://www.who.int/director-general/speeches/detail/who-director-general-s-opening-remarks-at-the-media-briefing-on-covid-19---11-march-2020

99. Sprunt B. Here's what the new hate crimes law aims to do as attacks on Asian Americans rise. *NRP*. Publicado en mayo 20, 2021. Consultado en mayo 25, 2021. https://www.npr.org/2021/05/20/998599775/biden-to-sign-the-covid-19-hate-crimes-bill-as-anti-asian-american-attacks-rise

100. World Health Organization. *Tracking SARS-CoV-2 variants*. Actualización septiembre 2, 2021. Consultado en septiembre 10, 2021. https://www.who.int/en/activities/tracking-SARS-CoV-2-variants/

101. World Health Organization. *Tracking SARS-CoV-2 variants*. Actualización mayo 31, 2021. Consultado en junio 1, 2021. https://www.who.int/en/activities/tracking-SARS-CoV-2-variants/

102. Mendez R. WHO says COVID will mutate like the flu and is likely here to stay. *CNBC*. Actualización septiembre 7, 2021. Consultado en septiembre 14, 2021. https://www.cnbc.com/2021/09/07/who-says-covid-is-here-to-stay-as-hopes-for-eradicating-the-virus-diminish.html

103. de Wit E, van Doremalen N, Falzarano D, Munster VJ. SARS and MERS: recent insights into emerging coronaviruses. *Nat Rev Microbiol*. 2016;14(8):523-534. doi:10.1038/nrmicro.2016.81

104. Maginnis MS. Virus-receptor interactions: the key to cellular invasion. *J Mol Biol*. 2018;430(17):2590-2611. doi:10.1016/j.jmb.2018.6.024

105. Sender R, Bar-On YM, Gleizer S, et al. The total number and mass of SARS-CoV-2 virions. Preprint. November 17, 2020. Revised April 5, 2021. medRxiv. doi:10.1101/2020.11.16.20232009.

106. Hackenthal V. Tracking the evolution of SARS-CoV-2. *Medpage Today*. Publicado en mayo 6, 2021. Consultado en mayo 21, 2021. https://www.medpagetoday.com/special-reports/exclusives/92454

107. Abraham JP, Plourde BD, Cheng L. Using heat to kill SARS-CoV-2. *Rev Med Virol*. 2020;30:e2115. doi:10.1002/rmv.2115

108. Banerjee A, Kulcsar K, Misra V, Frieman M, Mossman K. Bats and coronaviruses. *Viruses*. 2019;11(1):41. doi:10.3390/v11010041

109. Payne S. Family Coronaviridae. *Viruses*. 2017;149-158. doi:10.1016/B978-0-12-803109-4.00017-9

110. Chorba T. The concept of the crown and its potential role in the downfall of coronavirus. *Emerg Infect Dis*. 2020;26(9):2302-2305. doi:10.3201/eid2609.ac2609

111. Hartenian E, Nandakumar D, Lari A, Ly M, Tucker JM, Glaunsinger BA. The molecular virology of coronaviruses. *J Biol Chem*. 2020;295(37):12910-12934. doi:10.1074/jbc.REV120.013930

112. Peacock TP, Goldhill DH, Zhou J, et al. The furin cleavage site in the SARS-CoV-2 spike protein is required for transmission to ferrets. *Nat Microbiol*. 2021;6(7):899-909. doi:10.1038/s41564-021-00908-w

113. Du L, He Y, Zhou Y, Liu S, Zheng BJ, Jiang S. The spike protein of SARS-CoV – a target for vaccine and therapeutic development. *Nat Rev Microbiol*. 2009;7(3):226-236. doi:10.1038/nrmicro2090

114. Wu Y, Zhao S. Furin cleavage sites naturally occur in coronaviruses. *Stem Cell Res*. 2020;50:102115. doi:10.1016/j.scr.2020.102115

115. Smith EC, Sexton NR, Denison MR. Thinking outside the triangle: replication fidelity of the largest RNA viruses. *Annu Rev Virol*. 2014;1(1):111-132. doi:10.1146/annurev-virology-031413-085507

116. Minskaia E, Hertzig T, Gorbalenya AE, et al. Discovery of an RNA virus 3'->5' exoribonuclease that is critically involved in coronavirus RNA synthesis. *Proc Natl Acad Sci U S A*. 2006;103(13):5108-5113. doi:10.1073/pnas.0508200103

117. Simon-Loriere E, Holmes EC. Why do RNA viruses recombine? *Nat Rev Microbiol*. 2011;9:617-626. doi:10.1038/nrmicro2614.

118. Li X, Giorgi EE, Marichannegowda MH, et al. Emergence of SARS-CoV-2 through recombination and strong purifying selection. *Sci Adv*. 2020;6(27):eabb9153. doi:10.1126/sciadv.abb9153

119. Graham RL, Baric RS. Recombination, reservoirs, and the modular spike: mechanisms of coronavirus cross-species transmission. *J Virol*. 2010;84(7):3134-3146. doi:10.1128/JVI.01394-09

120. Zhou P, Yang XL, Wang XG, et al. A pneumonia outbreak associated with a new coronavirus of probable bat origin. *Nature*. 2020;(579):270-273. doi:10.1038/s41586-020-2012-7

121. Wong G, Bi YH, Wang QH, Chen XW, Zhang ZG, Yao YG. Zoonotic origins of human coronavirus 2019 (HCoV-19/SARS-CoV-2): why is this work important? *Zool Res*. 2020;41(3):213-219. doi:10.24272/j.issn.2095-8137.2020.031

122. Tang T, Jaimes JA, Bidon MK, Straus MR, Daniel S, Whittaker GR. Proteolytic activation of SARS-CoV-2 spike at the S1/S2 boundary: potential role of proteases beyond furin. *ACS Infect Dis*. 2021;7(2):264-272. doi:10.1021/acsinfecdis.0C00701

123. Papa G, Mallery DL, Alebcka A, et al. Furin cleavage of SARS-CoV-2 spike promotes but is not essential for infection and cell-cell fusion. *PLoS Pathog*. 2021;17(1):e1009246. doi:10.1371/journal.ppat.1009246

124. Kyrou I, Randeva HS, Spandidos DA, Karteris E. Not only ACE2—the quest for additional host cell mediators of SARS-CoV-2 infection: neuropilin-1 (NPR1) as a novel SARS-CoV-2 host cell mediator implicated in COVID-19. *Signal Transduct Target Ther*. 2021;6(1):21. doi:10.1038/s41392-020-00460-9

125. Huang Y, Yang C, Xu XF, Xu W, Liu SW. Structural and functional properties of SARS-CoV-2 spike protein: potential antiviral drug development for COVID-19. *Acta Pharmacol Sin*. 2020;41:1141-1149. doi:10.1038/s41401-020-0485-4

126. Choe H, Farzan M. How SARS-CoV-2 first adapted in humans. *Science*. 2021;372(6541):466-467. doi:10.1126/science.abi4711

127. Liu Y, Rocklöv J. The reproductive number of the Delta variant of SARS-CoV-2 is far higher compared to the ancestral SARS-CoV-2 virus. *J Travel Med*. 2021;28(7):taab124. Consultado en agosto 19, 2021. doi:10.1093/jtm/taab124

128. Doucleff M. The Delta variant isn't as contagious as chickenpox, but it's still highly contagious. *NPR*. Publicado en agosto 11, 2011. Consultado en agosto 20, 2011. https://www.npr.org/sections/goatsandsoda/2021/08/11/1026190062/covid-delta-variant-transmission-cdc-chickenpox

129. Mallapaty S. Delta's rise is fueled by rampant spread from people who feel fine. *Nature*. Publicado en agosto 19, 2021. Consultado en agosto 20, 2021. https://www.nature.com/articles/d41586-021-02259-2

130. Cha AE. 'This is real': fear and hope in an Arkansas pediatric ICU. *Washington Post*. Posted August 13, 2021. Consultado en agosto 20, 2021. https://www.washingtonpost.com/health/2021/08/13/children-hospitalizations-covid-delta/

131. Twohig KA, Nyberg T, Zaidi A, et al. Hospital admission and emergency care attendance risk for SARS-CoV-2 delta (B.1.617.2) compared with alpha (B.1.1.7) variants of concern: a cohort study. *Lancet Infect Dis*. Publicado en agosto 27, 2021. doi:10.1016/S1473-3099(21)00475-8. Consultado en agosto 31, 2021. https://www.thelancet.com/journals/laninf/article/PIIS1473-3099(21)00475-8/fulltext

132. Lovelace B Jr. Israel says Pfizer COVID vaccine is just 39% effective as Delta spreads, but still prevents severe illness. *CNBC*. Actualización julio 23, 2021. Consultado en agosto 19, 2021. https://www.cnbc.com/2021/07/23/delta-variant-pfizer-covid-vaccine-39percent-effective-in-israel-prevents-severe-illness.html

133. Sheikh A, McMenamin J, Taylor B, Robertson C, Public Health Scotland and the EAVE II Collaborators. SARS-CoV-2 Delta VOC in Scotland: demographics, risk of hospital admission, and vaccine effectiveness. *Lancet*. 2021;397(10293):2461-2462. doi:10.1016/S0140-6736(21)01358-1

134. Bernal JL, Andrews N, Gower C, et al. Effectiveness of COVID-19 vaccines against the B.1.617.2 (Delta) variant. *N Eng J Med*. 2021;385(7):585-594. doi:10.1056/NEJMoa2108891

135. Scobie HM, Johnson AG, Suthar AB, et al. Monitoring incidence of COVID-19 cases, hospitalizations, and deaths, by vaccination status—13 U.S. Jurisdictions, April 4-July 17, 2021. *MMWR Morb Mortal Wkly Rep*. 2021;70(37):1284-1290. doi:10.15585/mmwr.mm7037e1

136. Johansson MA, Quandelacy TM, Kada S, et al. SARS-CoV-2 transmission from people without COVID-19 symptoms. *JAMA Netw Open*. 2021;4(1):e2035057. doi:10.1001/jamanetworkopen.2020.35057

2

Transmisión de SARS-CoV-2

Este capítulo incluye una visión general de la transmisión viral y de las fases de la infección antes de ofrecer detalles acerca de SARS-CoV-2. Después de la descripción de la dinámica de transmisión de SARS-CoV-2, la siguiente sección se centrará en el tema de las mascarillas (cubrebocas), un tema que ha estado omnipresente en el tema de COVID-19. La transmisión sigue la cadena de infección, la cual comienza con la liberación de un agente patógeno desde un *reservorio* que con el tiempo viaja a través de un *portal de salida*. A continuación, el patógeno es transportado por un *modo de transmisión* antes de infectar a un *huésped susceptible* por un *portal de entrada* (véase fig. 2-1). Las personas y los clínicos que deseen un breve repaso se beneficiarán de la revisión de las secciones *Reservorios y huéspedes, Vías de transmisión, Portales,* y *Fases de la infección.*

Reservorios y huéspedes

Un reservorio viral es un organismo en el que un virus vive, crece y se multiplica. En algunos casos, un reservorio puede albergar un virus y estar clínicamente afectado por la infección. En otros casos, un reservorio puede albergar un virus y ser capaz de transmitirlo sin mostrar síntomas de infección. Esto puede deberse a que los síntomas aún no han aparecido o a que el individuo tiene una infección asintomática, en cuyo caso se le conoce como portador. Especies enteras pueden albergar un virus y solo desarrollar una enfermedad clínica limitada cuando se infectan. Cuando esto ocurre, el organismo se conoce como huésped reservorio. Los murciélagos, por ejemplo, con frecuencia son huéspedes reservorios y se han asociado con más virus zoonóticos que cualquier otro orden de mamíferos.[1]

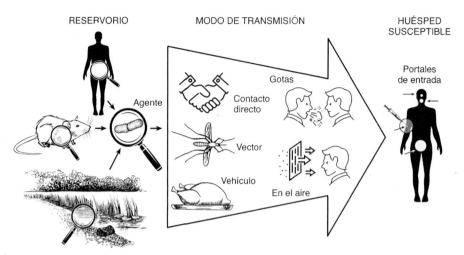

RESERVORIO   MODO DE TRANSMISIÓN   HUÉSPED SUSCEPTIBLE

Agente

Gotas

Contacto directo

Vector

Vehículo

En el aire

Portales de entrada

Figura 2-1 La cadena de infección. (Centers for Disease Control and Prevention. *Principles of epidemiology.* 2nd ed. Atlanta: U.S. Department of Health and Human Services;1992. La referencia a productos comerciales específicos, fabricantes, empresas o marcas comerciales no constituye su respaldo o recomendación por parte del Gobierno, el U.S. Government, Department of Health and Human Services, or Centers for Disease Control and Prevention.)

En la Tierra hay potencialmente billones de especies de virus y unos 10^{31} viriones individuales. Por suerte, solo un porcentaje infinitesimal de ellos supone una amenaza para el ser humano.[2] La mayoría de los virus tiene un rango de huéspedes limitado, lo que significa que se han adaptado para infectar muy bien solo a un puñado de especies. Los huéspedes solo son susceptibles de ser infectados si el virus puede acceder a las células que expresan receptores a los que el virus puede unirse (véase Capítulo 1, sección *Virus*). Las células también deben ser permisivas a la infección, lo que significa que contienen los mecanismos intercelulares necesarios para permitir la replicación y el ensamblaje del virus. El tropismo tisular se refiere a los tipos de células dentro de un organismo a los que un virus se dirige y utiliza para su replicación. Algunos virus han demostrado tener un amplio tropismo y pueden infectar muchos tipos de tejidos celulares en múltiples órganos, mientras que otros virus son más específicos y solo atacan un estrecho rango de tipos de tejidos.

Cuando un virus consigue dar el salto entre un animal y un ser humano, se conoce como evento de propagación. Una enfermedad que infecta a las personas a través de los animales se conoce como zoonosis. Los eventos de propagación parecen ser relativamente comunes, pero la mayoría de las infecciones entre especies son transitorias o abortivas.[3] En otras palabras, los eventos individuales de propagación pueden provocar infección e incluso una enfermedad dentro de un huésped humano, pero el virus suele ser incapaz de propagarse a otros humanos. Cuando un virus salta de un reservorio animal a un hospedador humano en varias ocasiones distintas sin que se produzca una transmisión entre humanos, se conoce como "charla viral".[4]

En los últimos 5 años se han producido al menos dos casos de charla viral limitada relacionada con los coronavirus. En forma sorprendente, ninguno de los dos ha recibido una gran atención en los medios de comunicación. Uno de ellos fue un alfacoronavirus recombinante canino-felino que infectó a al menos ocho personas en Malasia y causó casos de neumonía de los que todos los pacientes se recuperaron.[5] El otro, descrito en un artículo preimpreso, fue un deltacoronavirus que parece haber saltado de los cerdos a tres niños en Haití y causó una enfermedad febril aguda indiferenciada.[6]

Vías de transmisión

Los virus pueden propagarse por medios directos o indirectos y a menudo a través de múltiples vías (o modos) de transmisión. La transmisión directa incluye el contacto de persona a persona y la propagación de grandes gotas. La transmisión indirecta se produce cuando hay un intermediario en la cadena de infección. Tales intermediarios incluyen el polvo o las partículas en aerosol más pequeñas que las gotas, vehículos (objetos como alimentos, agua o superficies [fómites]) o vectores, que son organismos que llevan y transmiten patógenos a otro organismo (mosquitos, garrapatas, pulgas, etc.).

Hay que tener en cuenta que la distinción entre gotas y aerosoles (véase fig. 2-2) no es categórica, sino que viene determinada por el tamaño de las partículas (normalmente 5 micras [µm]), y que existe cierto debate sobre el límite entre ambos. Sin embargo, las gotas suelen definirse como partículas grandes y mayores de 5 µm. Además, las partículas que caen en la penumbra entre el aerosol y la gota pueden comportarse un poco como ambos. En

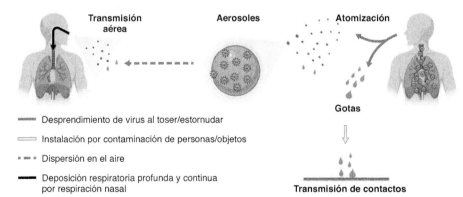

Figura 2-2 Cuando los virus se desprenden del sistema respiratorio de una persona infectada, pueden transmitirse por múltiples vías. Esta ilustración muestra cómo el virus puede propagarse a través de partículas en forma de aerosol y gotas más grandes que tienden a ser arrastradas con rapidez por la gravedad. (Ilustración cortesía de Zhang R, Li Y, Zhang AL, Wang Y, Molina MJ. Identifying airborne transmission as the dominant route for the spread of COVID-19. *PNAS*. 2020;117(26):14857-14863. doi:10.1073/pnas.2009637117.)

concreto, las partículas de un tamaño entre 5 y 20 µm no solo son capaces de permanecer en el aire durante más tiempo que sus homólogas de mayor tamaño, sino que también han demostrado cierta capacidad para penetrar profundamente en los tejidos alveolares del sistema respiratorio inferior.[7] A pesar de las dudas que hay al respecto, tanto la Organización Mundial de la Salud (OMS) como los Centers for Disease Control and Prevention (CDC) han mantenido que el límite inferior del tamaño de las gotas es de 5 µm.[7]

Contacto de persona a persona

La transmisión de persona a persona se produce cuando un agente patógeno se transmite de una persona a otra. El contacto de persona a persona es cuando se produce una infección después del contacto físico con una persona infectada. La transmisión puede producirse cuando se intercambian fluidos corporales o a través del contacto piel con piel. Las infecciones de transmisión sexual representan los ejemplos más notorios de propagación de patógenos por contacto de persona a persona, pero no son en absoluto los únicos. Los rinovirus humanos, por ejemplo, han demostrado que se propagan de manera muy eficaz por el contacto de mano a mano.[8]

Gotas

La propagación de gotas se produce cuando un individuo tiene una infección respiratoria y expulsa viriones al hablar, toser, estornudar o cantar.[9] Estos viriones viajan dentro de gotas grandes (>≈5 µm), y la distancia y el tiempo que permanecen en el aire dependen de varios factores, en particular la humedad relativa y la temperatura. Se ha demostrado que las partículas más grandes del sistema respiratorio viajan más lejos en ambientes con bajas temperaturas y altos niveles de humedad relativa.[10]

Cuando una persona tose o estornuda, las gotas muy grandes (que se miden en milímetros en lugar de micras) rara vez se desplazan más de 2 m. Siguiendo este principio, muchas de las guías de distanciamiento social que se establecieron recomendaban que las personas permanecieran a 2 m o 6 pies de distancia para evitar la propagación del coronavirus, que en un inicio se creía que se transmitía principalmente a través de gotas grandes de las vías respiratorias.

Las gotas más pequeñas (de 5 a 1 000 µm) son capaces de viajar más allá de este rango y en condiciones frescas y húmedas pueden viajar 4.5 m (14.7 pies) cuando un individuo con infección tose, y hasta 8 m (26 pies) cuando estornuda.[7] Sin embargo, hay que tener en cuenta que alrededor de 95% de los viriones transportados por las gotas respiratorias viajan 1.4 m (4.5 pies) o menos, incluso en condiciones muy frescas y húmedas, y que la ventilación es importante.[10] En entornos exteriores, las gotas se disipan con relativa rapidez, lo que hace que el riesgo de infección a través de este modo de transmisión sea relativamente bajo, sobre todo si los individuos están a más de 2 m de distancia.

El riesgo es mucho mayor en interiores, en particular si la zona no está bien ventilada y es fresca y húmeda. La versión preliminar de un estudio encontró que las probabilidades de que un caso primario transmita SARS-CoV-2 en un entorno cerrado son 18.7 veces mayores que en un entorno al aire libre.[11] (Además de dispersar el virus, estar al aire libre bajo la luz del sol puede ser más seguro que en el interior porque se ha descubierto que la luz solar simulada inactiva al SARS-CoV-2 en cuestión de minutos.[12])

La infección se produce cuando los viriones se inhalan o entran en contacto directo con las membranas mucosas (véase *Portal de entrada*). En algunos casos, las gotitas de una persona infectada pueden contaminar las manos de otra persona, y luego causar la infección si esa persona se toca los ojos, la nariz o la boca (de ahí la razón por la que es tan importante una buena higiene de manos). Las gotas también pueden caer en las superficies y contaminarlas. Estas superficies contaminadas se denominan fómites.

Los virus no suelen sobrevivir en la piel durante mucho tiempo. Una muestra del virus de la influenza tipo A sobrevivió durante aproximadamente 1.82 h en una muestra de piel humana, mientras que el mismo estudio demostró que el virus de SARS-CoV-2 sobrevivió en la piel humana durante una media de 9 h.[13] Se ha demostrado que los virus de SARS-CoV-2 y de la influenza tipo A permanecen viables en el acero inoxidable durante más de 72 horas.[14,15]

En el aire

Al igual que el contagio por gotas, el contagio por vía aérea se produce cuando una persona con infección expulsa viriones al hablar, cantar, toser o estornudar, pero esta no es la única forma en que se liberan los aerosoles. Algunos procedimientos médicos y el agua corriente (en especial después de las descargas de los inodoros) pueden producir aerosoles, y estos aerosoles proporcionan un medio de transporte para los viriones. Según un informe científico publicado por la OMS, los procedimientos médicos que pueden producir aerosoles incluyen "la intubación endotraqueal, la broncoscopia, la aspiración abierta, la administración de tratamiento nebulizado, la ventilación manual antes de la intubación, el giro del paciente a la posición de decúbito prono, la desconexión del paciente del ventilador, la ventilación de presión positiva no invasiva, la traqueotomía y la reanimación cardiopulmonar".[16]

Igual que en el caso de la transmisión por gotas, el alcance de las partículas más pequeñas cargadas de virus también se ve afectado por las condiciones ambientales, pero a la inversa, se propagan más cuando las temperaturas son altas y los niveles de humedad son bajos.[10] También pueden permanecer en el aire por cuestión de horas. El SARS-CoV-2, por ejemplo, permanece viable en el aire durante 3 h y tiene una vida media como aerosol de 1.1 horas.[15]

Del mismo modo que la propagación por gotas, la infección se produce cuando los aerosoles cargados de virus se inhalan o entran en contacto directo con las membranas mucosas.

Vehículos y vectores

Los vehículos son sustancias no vivas que pueden albergar viriones o bacterias y propagar indirectamente la enfermedad. Algunos ejemplos son las superficies contaminadas (fómites), el agua, la sangre y los alimentos. Los vectores son intermediarios vivos que transmiten bacterias o virus. Los insectos hematófagos, en especial los mosquitos, las garrapatas y las pulgas, son algunos de los vectores más comunes y son responsables de la propagación del virus del Zika, la enfermedad de Lyme y la peste bubónica, respectivamente.

Portales

Los portales se refieren a los puntos de entrada y salida de un virus. Incluyen la piel, los sistemas respiratorio, gastrointestinal y genital o a través de fluidos como la sangre.

Portal de salida

El portal de salida es el medio a través del cual un patógeno abandona un reservorio o huésped. La liberación de viriones infecciosos de un huésped se conoce como excreción de virus, y los virus suelen desprenderse del lugar de la infección. Por consiguiente, las infecciones cutáneas se propagan por contacto de piel a piel; las infecciones respiratorias se desprenden a través de gotitas o aerosoles liberados por las secreciones que escapan por la nariz y la boca; y los virus gastrointestinales se desprenden cuando el huésped vomita o tiene diarrea, lo que permite que el virus se transmita a través de aerosoles o vehículos a un nuevo huésped. Si se han infectado varios tipos de tejidos, la diseminación puede producirse desde múltiples lugares.[17]

Portal de entrada

Una vez que el virus se ha desprendido, debe encontrar un nuevo huésped susceptible. Para infectar a este huésped, primero debe pasar por un portal de entrada, a menudo aprovechando la vulnerabilidad en el epitelio del huésped, la capa protectora de células que recubre la superficie exterior de un organismo (su piel) y las superficies internas, incluyendo los sistemas respiratorio, gastrointestinal (GI) y genital. Existen defensas naturales para prevenir las infecciones. La piel está formada por un escudo de células muertas que los virus no pueden penetrar. Las superficies internas del cuerpo —sistemas GI, genital y respiratorio— están recubiertas de una capa de mucosidad que atrapa a los patógenos e impide que lleguen al epitelio inferior.

La transmisión viral también puede producirse por la penetración directa de la piel debido a la picadura de un animal o un insecto, el trasplante de un órgano infectado por el virus o a través de la placenta entre la madre y el feto.

Piel

La piel está compuesta por dos capas de tejido: la epidermis y la dermis. La capa externa, la epidermis, es reemplazada constantemente por nuevas células de la capa interna, la dermis. A medida que las células de la piel surgen de la capa de la dermis, se saturan de filamentos de queratina que se producen dentro de la célula. La queratina se encuentra en todos los vertebrados y forman no solo la capa externa de la piel, sino también las uñas y el pelo. En otros animales, la queratina forma los cuernos, las garras y las pezuñas.

A medida que la célula se queratiniza, muere a través de la muerte celular programada (conocida como apoptosis) antes de llegar a la epidermis, y entonces forma la capa más externa de la epidermis, que se conoce como estrato córneo. Este proceso, conocido como cornificación, crea una barrera física de células muertas (corneocitos) que los patógenos no pueden atravesar. Como esta capa de células ya no está viva, los virus no pueden utilizar los mecanismos intercelulares para replicarse. Sin embargo, los virus pueden entrar en estratos inferiores de la epidermis y la dermis a través de abrasiones o cortes, o pueden ser transportados desde la piel a un portal de entrada más permeable, como los ojos, la nariz o la boca.

Vías respiratorias

Las vías respiratorias incluyen la boca, la nariz, la garganta y los pulmones. Al igual que otras superficies internas del cuerpo, el epitelio respiratorio está protegido por una capa de moco que atrapa los patógenos, el polvo y los desechos. Unas pequeñas estructuras conocidas como cilios, que parecen pelos diminutos, se mueven con un movimiento de barrido para arrastrar la mucosidad cargada de residuos. Los cilios y el moco, que abundan en las vías respiratorias superiores (cavidades nasales, senos paranasales, faringe y laringe), son cada vez menos abundantes a medida que se avanza hacia las vías respiratorias inferiores (tráquea, bronquios y, por último, pulmones). Los agentes patógenos que llegan a esta profundidad del sistema respiratorio y a los pulmones son interceptados principalmente por células inmunes conocidas como macrófagos alveolares. Como centinelas, recorren los pulmones en busca de sustancias y patógenos que no deberían estar allí y los eliminan. Constituyen 95% de los glóbulos blancos (leucocitos) que ocupan el espacio aéreo de los pulmones.[18]

Tracto GI

Gran parte de los epitelios del tracto GI también están recubiertos de una capa de moco, incluyendo la boca, el esófago y el estómago. La mucosidad en este último protege el revestimiento del órgano tanto de los patógenos como de los ácidos producidos para ayudar a la digestión. El contenido del estómago entra en el intestino delgado para la digestión adicional y la absorción de nutrientes a través de proyecciones en forma de dedo conocidas como vellosidades, que están recubiertas de protuberancias de membrana que se conocen como microvellosidades. Estas estructuras se parecen a los dientes de un peine.

Las vellosidades y microvellosidades aumentan en forma significativa la superficie de los epitelios intestinales para permitir una mayor absorción de nutrientes, pero también son un área potencialmente susceptible debido a la mayor exposición a posibles infecciones virales o bacterianas. Para ofrecer una protección adicional más allá del moco, los intestinos poseen una sofisticada red de defensa que se basa en una microbiota saludable repleta de vida microbiana y un sistema de respuesta inmunológica innata alojado en los epitelios intestinales.[19] El intestino grueso y el colon carecen de vellosidades y microvellosidades, pero albergan una red de defensa similar de microorganismos y células del sistema inmunológico.

Sistema genital

Los virus que se transmiten a través del sistema genital provienen casi exclusivamente de la actividad sexual. Además del revestimiento mucoso de los aparatos genital masculino y genital femenino, cada sistema alberga un microambiente regulado por microorganismos, hormonas sexuales y defensas del sistema inmunológico innato.[20]

Fases de la infección

Desde el momento en que el patógeno invade al huésped, se multiplica con celeridad y, en forma simultánea, el sistema inmunológico del organismo monta una defensa para eliminar la infección (véase fig. 2-3). En algunos casos, el sistema inmunológico del organismo puede eliminar la infección con la suficiente rapidez como para que el individuo nunca experimente síntomas. El lapso de tiempo que transcurre desde el punto de exposición hasta la aparición de los síntomas

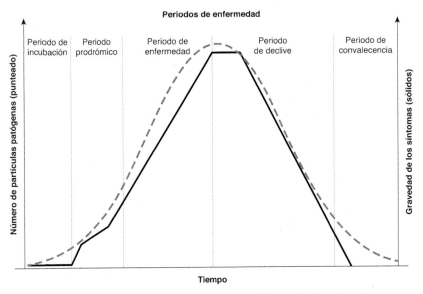

Figura 2-3 La gravedad de los síntomas de una enfermedad suele estar relacionada con el número de patógenos en el organismo.

de la enfermedad se conoce como periodo de incubación. A continuación está el periodo prodrómico, que es cuando surgen los primeros signos y síntomas inespecíficos, antes de que los síntomas principales empiecen a afectar al huésped. Algunos ejemplos son los síntomas parecidos a la fatiga, los dolores musculares, la fiebre o la congestión. Después está el periodo de enfermedad, que es cuando se presentan los síntomas más específicos de la enfermedad. Por lo regular, en este momento, el sistema inmunológico está muy activo y monta una respuesta defensiva para disminuir la carga viral. Después, la infección remite y el huésped comienza a sentirse mejor. Esto se conoce como periodo de convalecencia. La duración de cada periodo depende del virus.

Existen dos sistemas inmunológicos distintos en los que se basa nuestro organismo para eliminar las infecciones: el sistema inmunológico innato y el sistema inmunológico adaptativo. El primero es una amplia red de mecanismos de defensa inespecíficos presentes al nacer que impiden que las infecciones arraiguen. Puede debilitarse con la edad, pero no presenta cambios significativos. El sistema inmunológico innato incluye barreras físicas, como la piel y las mucosas, así como células que trabajan en conjunto para identificar antígenos (una sustancia que el sistema inmunológico no reconoce como parte del cuerpo) y eliminar cualquier amenaza para el organismo antes de que pueda causar algún daño. Los glóbulos blancos (leucocitos) y los macrófagos alveolares descritos antes son solo un ejemplo de este vasto y complejo sistema.

El sistema inmunológico innato también se activa cuando los tejidos se dañan debido a una infección o a un traumatismo físico. Al dañar una célula, la célula lesionada libera unas proteínas conocidas como citocinas que alertan eficazmente al resto del organismo del traumatismo o la infección y ayudan a organizar y regular una respuesta inflamatoria. Si el lugar de la inflamación está cerca de la superficie de la piel, la inflamación suele provocar un enrojecimiento e hinchazón visibles, ya que los vasos sanguíneos se dilatan para llevar más sangre al tejido inflamado. El aumento del flujo de sangre en el lugar de la inflamación hace que se sienta caliente al tacto. Aunque el dolor asociado con la inflamación es sin duda desagradable, también sugiere que hay mayor presencia de sangre en el lugar de la infección o el traumatismo y que el sistema inmunológico innato está eliminando la amenaza, limpiando el lugar y reparando cualquier célula dañada. Una infección viral puede producir una inflamación local, así como cambios fisiológicos más generales que producen síntomas parecidos a los de la influenza caracterizados por el periodo prodrómico. De hecho, esto es algo bueno porque significa que nuestro sistema inmunológico está frenando la propagación de la infección viral.

Sin embargo, si la infección persiste, se activará el sistema inmunológico adaptativo. Esta respuesta inmunológica puede producirse en pocos días en las personas más jóvenes y sanas, pero puede no activarse durante una semana o más en los individuos de mayor edad. De manera contraria al sistema inmunológico innato, el sistema inmunológico adaptativo aprende a reconocer antígenos específicos, y luego crea proteínas que pueden neutralizar esas amenazas. Estas proteínas se conocen como anticuerpos, y pueden seguir circulando en la sangre después de que la infección ha remitido. Y lo que es más importante, los "planos" para crear más anticuerpos se almacenan en las células de memoria, y en caso de que vuelva a producirse una infección causada por el mismo patógeno, se puede recurrir a estos anticuerpos para que ofrezcan una protección inmunológica rápida, aunque no siempre se activen con la suficiente rapidez como para prevenir la propagación de una infección o evitar que los individuos experimenten síntomas de enfermedad.

Desafortunadamente, los antígenos virales no son inmutables. Los virus mutan a través de la deriva antigénica (pequeños cambios en los antígenos) y el cambio antigénico (cambios más grandes en los antígenos). Si la mutación es lo suficientemente importante, el sistema inmunológico adaptativo no reconocerá el antígeno y no podrá montar una respuesta rápida a la infección, de manera que el proceso de desarrollo de anticuerpos tendrá que empezar de nuevo.

Como ejemplo principal, el virus de la influenza tipo A experimenta una constante y rápida deriva antigénica. Incluso dentro de una misma temporada de influenza, la oleada inicial del virus puede tener una huella genética distinta a la del virus en circulación meses después. Sin embargo, los individuos que se infectaron con la primera iteración del virus casi siempre están protegidos de las iteraciones posteriores porque los antígenos virales entre las dos iteraciones son muy similares y los anticuerpos existentes reconocerán ambas. Sin embargo, a largo plazo, los pequeños cambios causados por la deriva antigénica comienzan a acumularse, lo que con el tiempo produce un virus lo suficientemente distinto como para que una persona vuelva a ser susceptible a la infección de la influenza porque sus anticuerpos son incapaces de reconocer la nueva iteración del virus.[21]

Dosis infecciosa

Si se inhala un solo virión de SARS-CoV-2 o de la influenza A, hay una probabilidad muy pequeña de infectarse. Para aclarar: es posible, pero no es probable. Es posible que el virión no encuentre una célula susceptible de infectar, o que el virus sea erradicado por el sistema inmunológico innato del organismo antes de que la infección pueda arraigar. Sin embargo, a medida que aumenta el número de viriones introducidos en el organismo, también aumenta el riesgo de que el sistema inmunológico innato se vea desbordado y se produzca una infección sostenida. En algunos casos, pueden bastar unos pocos cientos o miles de viriones individuales para producir una infección sostenida.

El menor número de virus necesario para producir una infección sostenida se conoce como dosis infecciosa mínima. Los virus con dosis infecciosas mínimas bajas son mucho más contagiosos que los virus con dosis infecciosas mínimas altas, aunque la dosis infecciosa mínima de un virus no es constante en todos los modos de transmisión.

Carga viral

La carga viral es la cantidad de virus en la sangre de un individuo infectado. Una vez infectada una célula, el virus puede reprogramarla para que empiece a fabricar miles de nuevos virus en un plazo de 12 a 24 horas. Durante una infección generalizada, la carga viral puede crecer exponencialmente, y en pocos días puede haber millones o incluso miles de millones de virus individuales en la sangre. La carga viral se correlaciona con frecuencia, aunque no siempre, con la gravedad de los síntomas.

Tormenta de citocinas

Existen dos tipos de citocinas: las proinflamatorias y las antiinflamatorias, que regulan las respuestas inflamatorias, garantizando que la inflamación se produzca cuando es necesaria y que retroceda una vez que ha pasado la amenaza. En raras ocasiones, la respuesta inflamatoria puede ser excesiva y provocar daños en los tejidos sanos. Esta respuesta inmunológica exagerada puede producirse con o sin la presencia de un agente patógeno.

En el caso de COVID-19, la tormenta de citocinas ha sido potencialmente implicada en la patogénesis del síndrome de dificultad respiratoria aguda, que a menudo puede ocasionar disfunción pulmonar y la muerte. Esto plantea dilemas en el tratamiento, ya que el bloqueo de la señalización de las citocinas podría mitigar la tormenta de citocinas y suprimir la inmunorrespuesta al virus, inhibiendo así la eliminación de SARS-CoV-2 y aumenta el riesgo de infecciones secundarias.[22]

Transmisión de SARS-CoV-2

El SARS-CoV-2 es capaz de infectar a numerosos tipos de mamíferos, además de los humanos (véase fig. 2-4). Se ha notificado la infección natural en murciélagos, pangolines, gatos, perros, visones, tigres y leones, mientras que

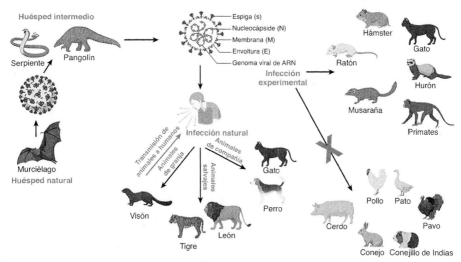

Figura 2-4 Numerosos animales pueden ser infectados por SARS-CoV-2. (Ilustración cortesía de Mahdy MAA, Younis W, Ewaida Z. An overview of SARS-CoV-2 and animal infection. *Front Vet Sci.* 2020;7:596391. doi:10.3389/fvets.2020.596391. Figura creada con BioRender.com)

estudios experimentales han documentado la susceptibilidad en primates no humanos, ratones, hámsteres, hurones y musarañas.[23] Los conejos, cobayas, cerdos, pollos, patos, pavos, gansos y codornices japonesas no parecen ser susceptibles al virus.[23]

Como se comentó en el capítulo anterior, los detalles relativos al origen del virus siguen siendo oscuros, y no se ha confirmado un origen puramente zoonótico. Dicho esto, los murciélagos suelen ser los huéspedes naturales de los coronavirus que pertenecen a los géneros *Alphacoronavirus* y *Betacoronavirus*, y SARS-CoV-2 se ha clasificado como miembro del género *Betacoronavirus*. Ya sea por medio de la transmisión zoonótica a través de un intermediario como un pangolín, un simple evento de contagio, o la recombinación (ya sea en la naturaleza o en un laboratorio), el virus responsable de la pandemia COVID-19 muy probablemente tiene su origen en una población de murciélagos de una zona remota de China o en el Sudeste de Asia.[24] En el caso de haberse escapado de un laboratorio, lo cual sigue siendo muy especulativo, no existe ninguna evidencia que apoye la idea de haber sido un hecho "armado" de una manera siniestra. Además, aunque cabe la posibilidad tanto de un accidente de laboratorio como de un contagio natural, el escenario más probable aún es la zoonosis tras una interfaz entre un humano y un animal salvaje.

Aunque SARS-CoV-2 puede propagarse entre animales y humanos, la pandemia de COVID-19 ha sido alimentada por la propagación entre humanos, y una dosis infecciosa puede ser tan baja como unos pocos cientos de viriones.[25] Las pruebas de la propagación de persona a persona son concluyentes y no han suscitado controversias desde enero de 2020, aunque aún persisten dudas sobre el modo de transmisión.[26]

Desde el principio del brote, se presumió que la propagación por gotas y el contacto de persona a persona eran las principales vías de transmisión de SARS-CoV-2. Por consiguiente, se aplicaron guías de distanciamiento social para prevenir estos dos tipos de transmisión. Como ya se mencionó, las gotas grandes (medidas en milímetros en lugar de micras) rara vez se desplazan más de 2 m, y alrededor de 95% de los viriones transportados por las gotas respiratorias se desplazan 1.4 m o menos incluso en las condiciones más propicias.[10]

También se determinó que era posible la transmisión aérea y por fómites.

Transmisión de fómites

En febrero de 2020 la OMS emitió una declaración en la que afirmaba que era posible que el virus se propagara por medio de superficies contaminadas (fómites). Luego de publicarse en marzo de 2020 un estudio que mostraba que el virus podía persistir en el plástico y el acero inoxidable durante días y en el cartón hasta 24 h, se acrecentó más el miedo al peligro que representaban las superficies contaminadas y esto llevó a más personas a comenzar a desinfectar con vehemencia sus hogares.[15] Durante un tiempo, muchas familias incluso dejaron artículos de alimentación no perecederos fuera de sus casas durante días para evitar la infección.[27] En mayo de 2020, la OMS recomendaba la limpieza y desinfección regular de las superficies, en especial las que se tocaban con frecuencia. La evidencia demostraba con claridad que los restos de ARN del coronavirus permanecían en las superficies, a menudo durante semanas, después de que una persona infectada hubiera estado en las proximidades. Uno de los ejemplos más notables ocurrió cuando los investigadores abordaron el *Diamond Princess*, el famoso barco que albergó momentáneamente más de la mitad de los casos conocidos de COVID-19 en el mundo fuera de China, a principios de febrero de 2020, y encontraron ARN viral en las superficies de los camarotes 17 días después de que todos los pasajeros habían sido desalojados.[28,29] Otros estudios realizados en hospitales y entornos ambulatorios encontraron ARN viral en lugares como pomos de puertas, manijas de grifos y otros lugares que las personas tocan de manera regular.[30]

El hecho de que los investigadores hayan encontrado ARN viral en una gran variedad de superficies indica la presencia de viriones infecciosos. En un estudio, un total de 46% de las muestras tomadas en el Assuta Ashdod University Hospital de Israel estaban contaminadas por ARN viral. Sin embargo, los autores no pudieron aislar viriones viables de SARS-CoV-2.[30] "El ARN viral es el equivalente al cadáver del virus", dijo Emmanuel Goldman, microbiólogo de la New Jersey Medical School en Newark, a Dyani Lewis de *Nature* en un artículo publicado en enero de 2021. "No es infeccioso".[29]

Esto no quiere decir que la transmisión por fómite sea imposible. En las circunstancias adecuadas, puede ocurrir, pero las pruebas que tenemos hoy en día sugieren que el riesgo de transmisión por esta vía es relativamente bajo en las condiciones de la vida real.[31] En octubre de 2020, la OMS actualizó sus orientaciones al respecto, diciendo que la transmisión por fómite "no se considera una forma común de propagación de COVID-19".

Aunque es cierto que no hay nada malo en limpiar con regularidad los espacios que se llenan de gente o que tienen un uso diario constante, requiere muchos recursos, y reservar recursos es algo que se vuelve necesario en medio de una pandemia. A medida que aumentan las pruebas de la escasa frecuencia de la transmisión por fómites, muchos han criticado que se dediquen muchas horas de trabajo a prevenir lo que parece ser un modo de transmisión poco frecuente. A pesar de estas críticas al "teatro de la higiene", la práctica aún es habitual en diversos espacios públicos, en particular en instalaciones donde se junta mucha gente, lugares con un importante tráfico de peatones y en el transporte público.

Transmisión aérea

La OMS mantiene que SARS-CoV-2 se propaga principalmente por contacto de persona a persona o por grandes gotas y ha reconocido que hay pruebas que sugieren la transmisión por aire. Sin embargo, no está claro si es el principal medio de propagación del virus o si es un medio secundario.

Las evidencias a favor de la transmisión aérea son sólidas. Dado que el umbral entre un aerosol y una gota es 5 μm y que la estimación del tamaño mínimo de una partícula respiratoria que contiene viriones es de 4.7 μm, esto significaría que la propagación por vía aérea es posible.[32] Además, múltiples estudios han descartado cualquier otra forma de transmisión además de la aérea en múltiples eventos de superdifusión (uno de los primeros y más famosos ocurrió durante un ensayo de la Skagit Valley Chorale el 10 de marzo de 2020, en el que un caso índice infectó a un estimado de 32-52 [53-87%] de las 60 personas que asistieron[9]), y hay evidencia que sugiere la existencia de una vía fecal-oral de transmisión a través de partículas aerosolizadas después de tirar de la cadena.[33] Además, existen pruebas de la transmisión por vía aérea en la aplicación de procedimientos médicos,[7] así como de la transmisión a larga distancia, que se ha documentado en hoteles en cuarentena. Cabe destacar que no ha habido pruebas directas para refutar la hipótesis de la transmisión aérea.[34]

El argumento central en contra de la transmisión aérea como vía común de transmisión es que las tasas de ataque secundario (TAS) (el número de nuevos casos entre los contactos dividido por el número total de contactos) dentro de los hogares son mucho más bajas de lo que serían si SARS-CoV-2 se propagara principalmente por aerosoles. Se cree que los virus conocidos que se transmiten por el aire tienen TAS muy altas. En el caso del sarampión, por ejemplo, la TAS es superior a 90% en un entorno doméstico. Una revisión sistemática y un metaanálisis de 54 estudios relevantes con 77 758 participantes publicados en 2020 por Madewell y cols., centrados en la TAS de SARS-CoV-2 dentro de los hogares durante los tiempos de cuarentena (cuando las unidades domésticas tendrían menos movilidad y las tasas de exposición serían hipotéticamente las más altas) estimaron que la TAS global era de solo 16.6%.[35] Esto es mucho más alto que SARS-CoV (7.5%) y MERS-CoV (4.7%), pero mucho más bajo que el sarampión. El estudio también encontró que las tasas eran de más del doble entre los cónyuges (37.8%) que entre otros miembros de la familia (17.8%), lo que sugiere que la proximidad desempeña un papel importante en la transmisión.[35] El estudio parece indicar que la transmisión por vía aérea es posible, pero que no es el principal medio de transmisión. Las variantes parecen tener una TAS más alta. En un estudio de 2021, Madewell y cols., observaron que la TAS de SARS-CoV-2 fue mayor entre octubre de 2020 y junio de 2021 que en el periodo analizado en su primer estudio (desde el inicio del brote hasta octubre de 2020). Estimaron que la TAS actualizada de los hogares es de 18.9% y que la TAS de la variante Alfa es de 24.5%.[36] Se estima que la TAS de la variante Delta es de 20% en algunos entornos (p. ej., instalaciones de gimnasia) y llega a 53% en el ámbito familiar.[37] Se cree que este aumento de la transmisibilidad se debe al aumento de la carga viral de los individuos infectados con la variante Delta, como se describe en un estudio preliminar de Li y cols.[38]

En resumen, las pruebas sugieren que el virus se propaga mediante el contacto de persona a persona y a través de una gama de tamaños de partículas que incluyen las que entran en las definiciones de "gota grande" y "aerosol".[39]

Desprendimiento de virus

Se cree que la diseminación viral comienza de manera temprana con SARS-CoV-2, a menudo antes de que los síntomas sean perceptibles. Antes de que la variante Delta se hiciera común, se estimaba que la diseminación comenzaba 0.8 días antes de la aparición de los síntomas. En el caso de las personas infectadas con la variante Delta, se cree que la diseminación comienza alrededor de 1.8 días antes de la aparición de los síntomas y 4 días después de la infección.[40] La carga viral parece alcanzar su punto máximo poco antes o poco después de la aparición de los síntomas.[25] Dado que una mayor carga viral se asocia con una mayor diseminación viral, esto sugiere que es más probable que la transmisión se produzca en estas primeras etapas de la enfermedad. Además, dado que varios estudios preliminares (ninguno revisado por pares) indican que los individuos vacunados y los no vacunados tienen cargas virales similares, esto sugiere una contagiosidad comparable.[41]

Como se señó en el capítulo anterior, se cree que los individuos asintomáticos representan hasta 59% de todas las transmisiones, cifra que incluye a los individuos en la fase presintomática de la enfermedad. Se ha estimado que la transmisión durante esta fase oscila entre 35 y 44%.[42,43] Se cree que esta cifra es aún mayor en las zonas en las que la variante Delta es la cepa predominante, y al menos un estudio ha descubierto que 74% de las infecciones por dicha variante tiene lugar durante la fase presintomática.[40] Dado que pueden producirse cargas virales elevadas en infecciones asintomáticas, se puede afirmar que una carga viral elevada no está necesariamente correlacionada con síntomas más graves.[25] Esta conclusión se ha visto reforzada por las observaciones de que la variante Delta produce una carga viral en los individuos infectados que es muchas veces mayor que la cepa original de SARS-CoV-2, pero no se asocia con un aumento igualmente comparable de la gravedad de la enfermedad (es decir, la variante Delta puede ser más letal que la cepa original, pero no es muchas veces más mortal).[41]

Después de que la carga viral alcanza su punto máximo, ya sea en la fase presintomática o a pocos días de la aparición de los síntomas, disminuye de forma constante a medida que aumenta la respuesta de los anticuerpos (véase fig. 2-5). Se ha encontrado que los cultivos virales creados a partir de muestras del sistema respiratorio superior positivas a la PCR suelen dar resultados positivos hasta 9 días después del inicio de los síntomas.[44] En los casos más graves parece producirse una diseminación prolongada. Se ha detectado ARN en el sistema respiratorio superior durante una media de 17 días (un máximo de 83 días) tras el inicio de los síntomas utilizando la tecnología de reacción en cadena de la polimerasa de transcripción inversa cuantitativa, pero, como ya se mencionó, la presencia de ARN viral no es necesariamente indicativa de la presencia de viriones infecciosos o de infecciosidad.[44]

Como se señaló antes, se han notificado infecciones que parecen indicar la posibilidad de una vía fecal-oral, lo que sugiere que es posible la diseminación fecal del virus. En apoyo de esta hipótesis, casi la mitad de los pacientes a los que se les ha confirmado la presencia de COVID-19 presentan

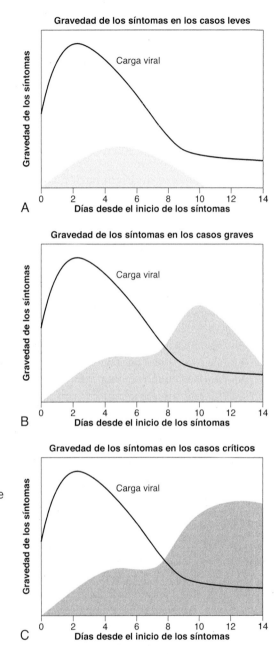

Figura 2-5 Carga viral y tiempo transcurrido desde la aparición de los síntomas en los casos leves (A), graves (B) y críticos (C). Obsérvese que las nuevas pruebas sugieren que los pacientes infectados con la variante Delta pueden volverse sintomáticos en una media de solo 4 días.[38] (Ilustración cortesía de Cevik M, Kuppalli K, Kindrachuk J, Peiris M. Virology, transmission, and pathogenesis of SARS-CoV-2. *BMJ.* 2020;371:m3862. doi:10.1136/bmj.m3862.)

niveles detectables de ARN viral en las muestras de heces, y los viriones han demostrado la capacidad de sobrevivir en entornos simulados que se asemejan al tracto gastrointestinal humano. Además, en varios estudios se han aislado virus viables de SARS-CoV-2 a partir de las heces.[45] Por otra parte, los receptores ECA2 y la serina proteasa transmembrana de tipo II se expresan en gran medida en las células epiteliales intestinales, lo que significa que son susceptibles a la infección por SARS-CoV-2.[17]

Aunque existe bastante certeza de que es factible la infección del tracto gastrointestinal, no está claro cuán comunes o graves son estas infecciones, ni cuánto tiempo persisten. Además, siguen sin resolverse las interrogantes sobre el alcance de la diseminación viral fecal.

Mascarillas

Una de las cuestiones sociales más controvertidas que surgieron a raíz de la pandemia fue la de los argumentos a favor y en contra del uso de mascarillas (cubrebocas) de tela para evitar la propagación del coronavirus. Al principio de la pandemia había pocos datos sobre su eficacia y las directrices emitidas por los CDC cambiaban con frecuencia y de forma drástica, dando la impresión de que las normas eran un tanto arbitrarias y caprichosas.

Con el tiempo, sin embargo, los datos revelaron que las mascarillas de tela, y en especial las de grado médico, pueden reducir las posibilidades de transmitir o contraer el virus.[46] Hay incluso algunas pruebas que sugieren que el uso de una mascarilla puede reducir la gravedad de una infección porque reduce el nivel de viriones al que uno está expuesto en el momento de la infección. La premisa central de este argumento es que la exposición inicial a solo unos cientos de viriones, aunque sea suficiente para constituir un inóculo infeccioso, provoca una infección menos grave que la exposición a varios miles de viriones. Dado que las mascarillas N95 están diseñadas para proteger al usuario filtrando 95% de las partículas transportadas por el aire que miden 0.3 µm y más, y que el tamaño mínimo de una partícula respiratoria que contiene viriones de SARS-CoV-2 es de 4.7 µm,[32] esto significaría que usar una mascarilla N95 (correctamente) disminuye significativamente el número de viriones que pueden acceder a los portales de entrada al sistema respiratorio, reduciendo así el riesgo de infección grave.[47]

Como es de esperar, las mascarillas de tela y las de tipo desechable ofrecen menos protección que las mascarillas N95, pero aun así pueden inhibir la propagación en la comunidad y pueden ser utilizadas por el público en general cuando no se dispone de otras más adecuadas. Las mascarillas de tela deben estar hechas de tres capas y requieren lavado diario.[48] Cabe mecionar que aquellas que llegan a humedecerse son menos efectivas para filtrar partículas que se encuentran secas.[48]

Antes de la aprobación de la vacuna de Pfizer-BioNTech para la autorización de uso de emergencia el 11 de diciembre de 2020, el sitio web de la OMS recomendaba mascarillas médicas para:

- Personal sanitario en entornos clínicos
- Cualquier persona de 60 años o más
- Individuos inmunocomprometidos o cualquier persona con una condición de salud subyacente asociada con COVID-19 grave:
  - Cáncer
  - Enfermedades cardiovasculares
  - Enfermedad respiratoria crónica

- Diabetes mellitus
- Obesidad

■ Personas con síntomas parecidos a los de la influenza (dolores musculares, tos seca, fatiga, etc.)

■ Personas que han recibido resultados positivos de la prueba COVID-19 o que están a la espera de los resultados de la prueba

■ Quienes cuidan de individuos que se sospecha que tienen COVID-19 o que han dado positivo en las pruebas de COVID-19.[49]

A medida que avanzaban los esfuerzos de vacunación, los CDC se volvieron menos estrictos en sus orientaciones sobre el uso adecuado de las mascarillas. El 27 de abril de 2021 la agencia relajó las normas sobre el uso de mascarillas en entornos exteriores y dijo que los estadounidenses vacunados podían ir con seguridad sin ella, excepto en lugares al aire libre llenos de gente, como los estadios.[50] Poco más de 2 semanas más tarde, el 13 de mayo, los CDC relajaron aún más las normas de enmascaramiento para las personas totalmente vacunadas, diciendo que las mascarillas ya no eran necesarias en entornos interiores, excepto en el transporte público, en entornos clínicos y en un puñado de otros lugares, a menos que fuera requerido por la ordenanza estatal o local.[51]

Desafortunadamente, estas políticas parecen haber subestimado la transmisibilidad de la variante Delta, así como su capacidad de reproducirse y propagarse con rapidez incluso entre individuos vacunados. La falta de voluntad de gran parte del público en general para vacunarse también ha provocado un aumento del virus. En consecuencia, el 27 de julio de 2021, los CDC empezaron a recomendar que incluso las personas totalmente vacunadas lleven mascarillas en el interior si se encuentran en una zona de transmisión importante o elevada.[52] Esto incluye a todos los niños mayores de 2 años.

Conclusión

El SARS-CoV-2 parece propagarse principalmente por contacto de persona a persona y a través de partículas respiratorias que varían en tamaño desde el aerosol (< 5 µm) hasta la gota grande (> 5 µm). Se establecieron guías de distanciamiento social para evitar la propagación del virus a través del contacto de persona a persona y de las partículas respiratorias de mayor tamaño. También se recomendó el uso de mascarillas para reducir las posibilidades de transmitir o contraer el virus tras respirar las partículas respiratorias descargadas por las personas infectadas.

La carga viral no parece estar correlacionada con síntomas más graves de COVID-19. Sin embargo, una mayor carga viral se asocia con mayor excreción del virus. Como la carga viral es más alta justo antes o al inicio del periodo prodrómico, los individuos pueden ser más contagiosos antes de haber desarrollado los síntomas —si es que los desarrollan— y se cree que 59% de todas las transmisiones provienen de individuos sin síntomas.

REFERENCIAS

1. Olival KJ, Hosseini PR, Zambrana-Torrelio C, Ross N, Bogich TL, Daszak P. Host and viral traits predict zoonotic spillover from mammals. *Nature*. 2017;546:646-650. doi:10.1038/nature22975

2. Zimmer C. Welcome to the virosphere. *New York Times*. Published March 24, 2020. Consultado en mayo 28, 2021. https://www.nytimes.com/2020/03/24/science/viruses-coronavirus-biology.html

3. Asjo B, Kruse H. Zoonoses in the emergence of human viral diseases. *Perspect Med Virol*. 2006;16:15-41. doi:10.1016/S0168-7069(06)16003-6

4. Wolfe ND, Daszak P, Kilpatrick AM, Burke DS. Bushmeat hunting, deforestation, and prediction of zoonotic disease. *Emerg Infect Dis*. 2005;11(12):1822-1827. doi:10.3201/eid1112.040789

5. Vlasova AN, Diaz A, Damtie D, et al. Novel canine coronavirus isolated from a hospitalized pneumonia patient, East Malaysia. *Clin Infect Dis*. 2021:ciab456. doi:10.1093/cid/ciab456

6. Lednicky JA, Tagliamonte MS, White SK, et al. Emergence of porcine delta-coronavirus pathogenic infections among children in Haiti through independent zoonoses and convergent evolution. Preimpreso. Publicado en línea en marzo 19, 2021. medRxiv 21253391. doi:10.1101/2021.03.19.21253391

7. Jayaweera M, Perera H, Gunawardana B, Manatunge J. Transmission of COVID-19 virus by droplets and aerosols: a critical review on the unresolved dichotomy. *Environ Res*. 2020;188:109819. doi:10.1016/j.envres.2020.109819

8. Gwaltney JM Jr, Moskalski PB, Hendley JO. Hand-to-hand transmission of rhinovirus colds. *Ann Intern Med*. 1978;88(4):463-467. doi:10.7326/0003-4819-88-4-463

9. Miller SL, Nazaroff WW, Jimenez JL, et al. Transmission of SARS-CoV-2 by inhalation of respiratory aerosol in the Skagit Valley Chorale superspreading event. *Indoor Air*. 2021;31(2):314-323. doi:10.1111/ina.12751. Epub 2020 Oct 13

10. Zhao L, Qi Y, Luzzatto-Fegiz P, Cui Y, Zhu Y. COVID-19: effects of environmental conditions on the propagation of respiratory droplets. *Nano Lett*. 2020;20(10):7744-7750. doi:10.1021/acs.nanolett.0c03331

11. Nishiura H, Oshitani H, Kobayashi T, et al. Closed environments facilitate secondary transmission of coronavirus disease 2019 (COVID-19). Preimpreso 2020. Publicado en línea en abril 16, 2020. medRxiv. doi:10.1101/2020.02.28.20029272

12. Ratnesar-Shumate S, Williams G, Green B, et al. Simulated sunlight rapidly inactivates SARS-CoV-2 on surfaces. *J Infect Dis*. 2020;222(2):214-222. doi:10.1093/infdis/jiaa274

13. Hirose R, Ikegaya H, Naito Y, et al. Survival of severe acute respiratory syndrome coronavirus 2 (SARS-CoV-2) and influenza virus on human skin: importance of hand hygiene in coronavirus disease 2019 (COVID-19). *Clin Infect Dis*. 2020:ciaa1517. doi:10.1093/cid/ciaa1517

14. Boone SA, Gerba CP. Significance of fomites in the spread of respiratory and enteric viral disease. *Appl Environ Microbiol*. 2007;73(6):1687-1696. doi:10.1128/AEM.02051-06

15. van Doremalen N, Bushmaker T, Morris DH, et al. Aerosol and surface stability of SARS-CoV-2 as compared with SARS-CoV-1. *N Engl J Med*. 2020;382(16):1564-1567. doi:10.1056/NEJMc2004973

16. World Health Organization (WHO). *Modes of Transmission of Virus Causing COVID-19: Implications for IPC Precaution Recommendations*. March 27, 2020. Consultado en mayo 13, 2021. https://www.who.int/news-room/commentaries/detail/modes-of-transmission-of-virus-causing-covid-19-implications-for-ipc-precaution-recommendations

17. Jiao L, Li H, Xu J, et al. The gastrointestinal tract is an alternative route for SARS-CoV-2 infection in a nonhuman primate model. *Gastroenterology*. 2021;160(5):1647-1661. doi:10.1053/j.gastro.2020.12.001

18. Martin TR, Frevent CW. Innate immunity in the lungs. *Proc Am Thorac Soc*. 2005;2(5):403-411. doi:10.1513/pats.200508-090JS

19. Shi N, Li N, Duan X, Niu H. Interaction between the gut microbiome and mucosal immune system. *Mil Med Res*. 2017;4:14. doi:10.1186/s40779-017-0122-9

20. Nguyen P, Kafka J, Ferreira V, et al. Innate and adaptive immune responses in male and female reproductive tracts in homeostasis and following HIV infection. *Cell Mol Immunol*. 2014;11(5):410-427. doi:10.1038/cmi.2014.41

21. Centers for Disease Control and Prevention. *How the Flu Virus Can Change: "Drift" and "shift."* CDC website. Updated October 15, 2019. Consultado en mayo 31, 2021. https://www.cdc.gov/flu/about/viruses/change.htm

22. Fajgenbaum DC, June CH. Cytokine storm. *N Engl J Med*. 2020;383(23):2255-2273. doi:10.1056/NEJMra2026131

23. Mahdy MAA, Younis W, Ewaida Z. An overview of SARS-CoV-2 and animal infection. *Front Vet Sci*. 2020;7:596391. doi:10.3389/fvets.2020.596391

24. Zhou H, Ji J, Chen X, et al. Identification of novel bat coronaviruses sheds light on the evolutionary origins of SARS-CoV-2 and related viruses. Preimpreso. Publicado en línea en agosto 3, 2021. bioRxiv 434390. doi:10.1101/2021.03.08.434390

25. Karimzadeh S, Bhopal R, Huy NT. Review of infective dose, routes of transmission and outcome of COVID-19 caused by the SARS-CoV-2: comparison with other respiratory viruses. *Epidemiol Infect*. 2021;149:e96. doi:10.1017/S0950268821000790

26. Kuo L. *China Confirms Human-to-Human Transmission of Coronavirus*. The Guardian. January 20, 2020. Accessed May 14, 2021. https://www.theguardian.com/world/2020/jan/20/coronavirus-spreads-to-beijing-as-china-confirms-new-cases

27. Lofton J. *Michigan Doctor Says Leave Groceries Outside for 3 Days if Possible, Shows How to Disinfect*. MLive website. Publicado en marzo 25, 2020. Actualización en marzo 28, 2020. Consultado en mayo 6, 2021. https://www.mlive.com/coronavirus/2020/03/michigan-doctor-says-leave-groceries-outside-for-3-days-if-possible-shows-how-to-disinfect.html

28. Baraniuk C. What the Diamond Princess taught the world about COVID-19. *BMJ*. 2020;369:m1632. doi:10.1136/bmj.m1632

29. Lewis D. COVID-19 rarely infects through surfaces. So why are we still deep cleaning? *Nature*. 2021;590(7844):26-28. doi:10.1038/d41586-021-00251-4

30. Ben-Shmuel A, Brosh-Nissimov T, Glinert I, et al. Detection and infectivity potential of severe acute respiratory syndrome coronavirus 2 (SARS-CoV-2) environmental contamination in isolation units and quarantine facilities. *Clin Microbiol Infect*. 2020;26(12):1658-1662. doi:10.1016/j.cmi.2020.09.004

31. Mondelli MU, Colaneri M, Seminari EM, Baldanti F, Bruno R. Low risk of SARS-CoV-2 transmission by fomites in real-life conditions. *Lancet Infect Dis*. 2021;21(5):E112. doi:10.1016/S1473-3099(20)30678-2

32. Lee BU. Minimum sizes of respiratory particles carrying SARS-CoV-2 and the possibility of aerosol generation. *Int J Environ Res Public Health*. 2020;17(19):6960. doi:10.3390/ijerph17196960

33. Kang M, Wei J, Yuan J, et al. Probable evidence of fecal aerosol transmission of SARS-CoV-2 in a high-rise building. *Ann Intern Med*. 2020;173(12)974-980. doi:10.7326/M20-0928

34. Greenhalgh T, Jimenez JL, Prather KA, Tufekci Z, Fisman D, Schooley R. Ten scientific reasons in support of airborne transmission of SARS-CoV-2. *Lancet*. 2021;397(10285):1603-1605. doi:10.1016/S0140-6736(21)00869-2

35. Madewell ZJ, Yang Y, Longini IM Jr, Halloran ME, Dean NE. Household transmission of SARS-CoV-2: a systematic review and meta-analysis. *JAMA Netw Open*. 2020;3(12):e2031756. doi:10.1001/jamanetworkopen.2003.31756

36. Madewell ZJ, Yang Y, Longini IM Jr, Halloran ME, Dean NE. Factors associated with household transmission of SARS-CoV-2: an updated systematic review and meta-analysis. *JAMA Netw Open*. 2021;4(8):e2122240. 10.1001/jamanetworkopen.2021.22240

37. Dougherty K, Mannell M, Naqvi O, Matson D, Stone J. SARS-CoV-2 B.1.617.2 (Delta) variant COVID-19 outbreak associated with a gymnastics facility – Oklahoma, April-May 2021. *MMWR Morb Mortal Wkly Rep*. 2021;70(28):1004-1007. doi:10.1101/2021.04.23.21255515

38. Li B, Deng A, Li K, et al. Viral infection and transmission in a large, well-traced outbreak caused by the SARS-CoV-2 Delta variant. Preimpreso. Publicado en línea en julio 23, 2021. medRxiv. Accessed August 19, 2021. doi:10.1101/2021.07.07.21260122
39. Tang JW, Bahnfleth WP, Bluyssen PM, et al. Dismantling myths on the airborne transmission of severe acute respiratory syndrome coronavirus-2 (SARS-CoV-2). *J Hosp Infect*. 2021;110:89-96. doi:10.1016/j.jhin.2020.12.022
40. Mallapaty S. Delta's rise is fueled by rampant spread from people who feel fine. *Nature*. Published August 19, 2021. Accessed August 20, 2021. https://www.nature.com/articles/d41586-021-02259-2
41. Mishra S. Why is Delta more infectious and deadly? New research holds answers. *National Geographic*. Publicado en agosto 6, 2021. Consultado en agosto 19, 2021. https://www.nationalgeographic.com/science/article/why-is-delta-more-infectious-and-deadly-new-research-holds-answers?loggedin=true
42. Johansson MA, Quandelacy TM, Kada S, et al. SARS-CoV-2 transmission from people without COVID-19 symptoms. *JAMA Netw Open*. 2021;4(1):e2035057. doi:10.1001/jamanetworkopen.2020.35057
43. He X, Lau EH, Wu P, et al. Temporal dynamics in viral shedding and transmissibility of COVID-19. *Nat Med*. 2020;26(5):672-675. doi:10.1038/s41591-020-0869-5
44. Wölfel R, Corman VM, Guggemos W, et al. Virological assessment of hospitalized patients with COVID-2019. *Nature*. 2020;581(7809):465-469. doi:10.1038/s41586-020-2196-x
45. Guo M, Tao W, Flavell RA, Zhu S. Potential intestinal infection and faecal-oral transmission of SARS-CoV-2. *Nat Rev Gastroenterol Hepatol*. 2021;18(4):269-283. doi:10.1038/s41575-021-00416-6
46. Chang Y, Ma N, Witt C, et al. Face masks effectively limit the probability of SARS-CoV-2 transmission. *Science*. 2021;372:1439-1443. doi:10.1126/science.abg6296
47. Gandhi M, Beyrer C, Goosby E. Masks do more than protect others during COVID-19: reducing the inoculum of SARS-CoV-2 to protect the wearer. *J Gen Intern Med*. 2020;35(10):3063-3066. doi:10.1007/s11606-020-06067-8
48. Chughtai AA, Seale H, Macintyre R. Effectiveness of cloth masks for protection against severe acute respiratory syndrome coronavirus 2. *Emerg Infect Dis*. 2020;26(10):1-5. doi:10.3201/eid2610.200948
49. World Health Organization. *Coronavirus Disease (COVID-19): Masks*. World Health Organization. Updated December 1, 2020. Accessed May 31, 2021. https://www.who.int/news-room/q-a-detail/coronavirus-disease-covid-19-masks#:~:text=Fabric%20masks%20should%20be%20made,polyester%20or%20polyester%20blend
50. Stolberg SG, Rabin RC. C.D.C. eases outdoor mask guidance for vaccinated Americans. *New York Times*. Updated May 13, 2021. Accessed May 31, 2021. https://www.nytimes.com/2021/04/27/us/politics/coronavirus-masks-outdoors.html
51. Gupta S, Saey TH, Garcia de Jesús E. The CDC's changes to mask guidelines raised questions. Here are 6 answers. *Science News*. Publicado en mayo 24, 2021. Accessed May 31, 2021. https://www.sciencenews.org/article/cdc-mask-guideline-question-answer-coronavirus-covid-pandemic
52. Centers for Disease Control and Prevention. *Your Guide to Masks*. CDC website. Actualizado en agosto 13, 2021. Consultado en agosto 19, 2021. https://www.cdc.gov/coronavirus/2019-ncov/prevent-getting-sick/about-face-coverings.html

3

Patología: lo que sabíamos y lo que sabemos

La patología relacionada con COVID-19 ha sido el aspecto más desconcertante de la pandemia. A principios de 2020, se pensaba que la infección por el coronavirus del síndrome respiratorio agudo grave 2 (SARS-CoV-2) estaba localizada en el sistema respiratorio y, en menor medida, en el tracto gastrointestinal (GI). Los síntomas notificados de la enfermedad por coronavirus de 2019 (COVID-19) incluían problemas gastrointestinales (diarrea, náusea, vómito, etc.) y, a menudo, problemas respiratorios graves, en especial neumonía. Los casos leves suelen incluir síntomas parecidos a los de la gripe y otros que afectan el tracto GI. Los casos más graves de la enfermedad siguen un patrón bifásico que comienza con una respuesta viral temprana y una fase inflamatoria secundaria que a menudo puede resultar fatal debido a una inmunorrespuesta aberrante y a las complicaciones posteriores que implican tormenta de citocinas, coagulopatía, síndrome de dificultad respiratoria aguda (SDRA), síndrome de disfunción multiorgánica (SDMO), sepsis y muerte. En este capítulo se explora el curso típico de COVID-19, los síntomas asociados con la enfermedad y algunos de sus factores de riesgo y efectos a largo plazo.

Patogénesis

Como se señaló en el capítulo anterior (capítulo 2: *Transmisión de SARS-CoV-2*), el SARS-CoV-2 se transmite a través de partículas respiratorias y se cree que el virus infecta primero el epitelio del tracto respiratorio. Las partículas más grandes cargadas de virus (gotitas) infectan las vías respiratorias superiores, mientras que aquellas más pequeñas cargadas de virus (aerosoles) pueden infectar las vías respiratorias inferiores. Además, el virus también puede infectar el epitelio de los intestinos.[1]

Se desarrolla COVID-19 después de la infección por SARS-CoV-2. Se calcula que el periodo de incubación medio de COVID-19 es de 5.1 días y que 97.5% de las personas que desarrollan síntomas lo hacen en los 11.5 días siguientes a la infección.[2] En el caso de las personas infectadas con la variante Delta, se calcula que el periodo de incubación medio es de solo 4 días, ya que se cree que el virus se replica con mucha más rapidez que las cepas anteriores.[3] El Center for Disease Control and Prevention de China examinó 44 500 infecciones confirmadas y descubrió que 81% de los individuos experimentó una condición leve o asintomática, 14% desarrolló una enfermedad grave, 5% alcanzó un estado crítico y 2.3% de todos los casos resultó letal.[4] Todas las muertes en este estudio derivaron de casos críticos.

Desde la publicación de ese estudio, las tasas de mortalidad han disminuido de manera considerable a medida que el personal sanitario ha aprendido a tratar mejor la enfermedad de COVID-19. Un estudio retrospectivo que ocupó como información principal una base de datos de vigilancia nacional en Inglaterra e incluyó a alrededor de 21 000 pacientes de cuidados intensivos con COVID-19, descubrió que las tasas de supervivencia en las unidades de cuidados intensivos mejoraron de 58% a finales de marzo de 2020 a 80% en junio de 2020.[5] Al momento de escribir este artículo, se cree que la tasa de mortalidad está en torno a 0.9 a 1.0%.[6]

Como se comentó en el Capítulo 1 (en especial en *Virus*), SARS-CoV-2 se une a los receptores de la enzima convertidora de angiotensina 2 (ECA2) con su proteína de espiga una vez que ha sido cebada y escindida por la proteasa transmembrana serina (TMPRSS, *transmembrane protease serine*) o la furina, que es una proteína de membrana ubicua.[7] Tanto los receptores ECA2 como la TMPRSS se coexpresan en los epitelios del sistema respiratorio y las células alveolares, el tracto GI y muchos otros lugares en todo el cuerpo, incluidos órganos importantes como el corazón y los riñones.[8] La infección del tracto GI puede provocar síntomas de dolor GI, náusea, diarrea y vómito, mientras que la infección en el sistema respiratorio causa síntomas como congestión, dolor de garganta y tos. Los receptores ECA2 también se expresan en el neuroepitelio olfativo, cuya infección puede ocasionar anomalías en el sentido del olfato y del gusto sin inflamación nasal.[9] También hay evidencia que sugiere que SARS-CoV-2 puede unirse a los receptores de neuropilina-1 (NRP1), que también se expresan en el neuroepitelio olfativo y en las neuronas olfativas, así como en el tejido pulmonar, y pueden aumentar la infectividad de SARS-CoV-2.[10] Varias variantes, en particular la variante Delta, han mutado de tal manera que les permite invadir de manera más fácil las células del huésped y unirse a los receptores ECA2.[11]

Espectro de la enfermedad de COVID-19

En las infecciones leves (alrededor de 81% de todos los casos), los pacientes solo experimentan síntomas comparables a los de una gripe ligera, o en ocasiones ninguno. En la gran mayoría de los casos leves, sobre todo en los individuos más jóvenes, los síntomas pueden controlarse y tratarse sin necesidad de hospitalización. Los síntomas incluyen alteraciones del gusto y el olfato, malestar, mialgia, dolor de cabeza, tos seca y fiebre. Los síntomas también pueden incluir síntomas entéricos como diarrea, dolor abdominal, náusea y vómito. La mayoría de los pacientes se recupera en el plazo de 1 a 2 semanas, aunque algunos pueden desarrollar secuelas posagudas de SARS-CoV-2 (PASC, *post-acute sequelae of SARS-COV-2*), lo que se conoce más popularmente como COVID largo o persistente (véase capítulo 4: *Síntomas neuropsiquiátricos y secuelas posagudas de SARS-CoV-2: secuelas persistentes*).

En cerca de 19% de los casos, la infección se extiende de manera más profunda en el tracto respiratorio inferior, afectando a los lóbulos bilaterales del pulmón y provocando neumonía, que suele producirse en el transcurso de 10 días.[12] Lo que es más importante, los hallazgos histopatológicos han determinado que la patología pulmonar predominante es el daño alveolar difuso (DAD), caracterizado por la formación de una membrana hialina.[13] Estos fenómenos se conocen como opacidades en vidrio esmerilado, ya que las zonas infectadas de los pulmones pueden tener un aspecto nebuloso o sombrío cuando se ven en una tomografía computarizada (TC) (véase fig. 3-1).

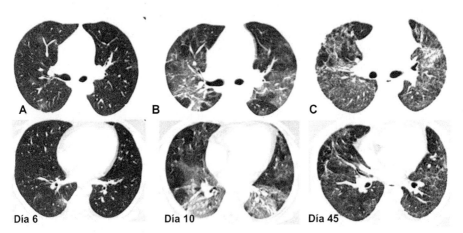

Día 6   Día 10   Día 45

Figura 3-1 Esta figura muestra las imágenes de tomografía computarizada (TC) iniciales y dos de seguimiento de un paciente masculino de 31 años. Las dos líneas representan dos secciones transversales distintas. En A (día 6 de la infección), se observan opacidades en vidrio esmerilado (GGO, *ground glass opacities*) dispersas en la zona subpleural. En B (día 10), las GGO han comenzado a consolidarse bilateralmente. En C (día 45), la remisión es evidente, pero persisten las franjas fibrosas y el engrosamiento intersticial. (Cortesía de Zhang Q, Xiong Y, Wu T, Zhu W. Very fast-progressive pulmonary opacities and high inflammatory factors levels are associated with decease of young Coronavirus Disease 2019 patients. *Medicine*. 2021;100(7):e24668.)

A medida que la infección se extiende y la neumonía se agrava, con el consiguiente daño del parénquima pulmonar y la fibrosis pulmonar, los pacientes pueden experimentar una disminución de la saturación de oxígeno y niveles bajos de oxígeno en sangre (hipoxia). En raras ocasiones los niveles de oxígeno pueden descender de manera peligrosa aunque los pacientes no se sientan especialmente enfermos (lo que se conoce como hipoxia silenciosa); sin embargo, la mayoría de los pacientes experimentan falta de aire (disnea) cuando se encuentran en un estado hipóxico. La hipoxia silenciosa se ha descrito como peligrosa, ya que el estado de los pacientes puede deteriorarse en forma significativa antes de buscar atención médica y causar un mal pronóstico.[14] Quienes experimentan hipoxia y neumonía pueden necesitar oxígeno suplementario o incluso requerir apoyo ventilatorio. Cabe destacar que la hipoxia se asocia con el riesgo de coágulos sanguíneos y es uno de los varios factores que contribuyen al aumento del riesgo de ictus isquémico en pacientes con COVID-19, incluso en aquellos que por lo demás están sanos.[15] Una respuesta hiperactiva de las citocinas es otro factor que puede contribuir a la coagulopatía y a otras complicaciones. También se ha teorizado que una infección entérica persistente puede empeorar la viremia y exacerbar aún más la respuesta de las citocinas.[16]

En 5% de los casos, la respuesta inmunológica aberrante del huésped aumenta las citocinas proinflamatorias, lo que provoca complicaciones graves, en particular edema pulmonar y SDRA, que pueden provocar insuficiencia respiratoria y la muerte.[17] Los pacientes con síntomas graves y críticos de COVID-19 han dado positivo en las pruebas de niveles elevados de una miríada de citocinas (véase tabla 3-1), y los niveles elevados de citocinas también pueden llegar a provocar una hipersecreción de moco, lo que lleva a la formación de tapones de moco. Como su nombre indica, estos taponan las vías respiratorias y dificultan la respiración de los pacientes.[8]

El daño causado por la respuesta inflamatoria no se limita a los pulmones. En los casos graves, la respuesta inflamatoria aguda afecta en última instancia a otros órganos y puede provocar SDMO, sepsis y la muerte.[19] Una combinación de hipoxia, tormenta de citocinas e infección del tejido cardiaco (la ECA2 se expresa en gran medida en los cardiomiocitos) puede provocar una lesión miocárdica, que parece estar asociada con un peor pronóstico, sobre todo en las personas con afecciones cardiacas preexistentes.[19] También se ha informado de una lesión cardiaca por necrosis de los miocitos, predominantemente en el ventrículo izquierdo.[20]

La lesión renal aguda (LRA) (también conocida como insuficiencia renal aguda [IRA]) se produce hasta en la mitad de los hospitalizados por COVID-19 y es incluso más común entre los que ingresan en unidades de cuidados intensivos.[21] Según se reporta, los pacientes de COVID-19 con lesión renal tienen cinco veces más probabilidades de sufrir mortalidad intrahospitalaria en comparación con aquellos sin LRA.[19] Aunque la insuficiencia renal no se ha dado a conocer como una característica importante del SARS-CoV-2, el riesgo

TABLA 3-1 Citocinas proinflamatorias observadas en pacientes con COVID-19 grave[18]

Interleucina (IL) 1-β

IL-1RA

IL-6

IL-7

IL-8

IL-9

IL-10

Interferón-γ (IFNγ)

Proteína inducible por interferón 10 (IP-10*)

Factor básico de crecimiento de fibroblastos 2 (b-FGF2*)

Factor estimulante de colonias de granulocitos (G-CSF*)

Factor estimulante de colonias de granulocitos y macrófagos (GM-CSF*)

Proteína inflamatoria de macrófagos 1α (MIP1α*)

MIP1β

Proteína quimioatrayente de monocitos-1 (MCP-1*)

Factor de crecimiento derivado de las plaquetas β (PDGFβ*)

Factor de necrosis tumoral-α (TNF-α*)

Factor de crecimiento endotelial vascular A (VEGFA*)

* Por sus siglas en inglés

de daño renal grave está bien documentado en otros coronavirus, en particular en el síndrome respiratorio de Oriente Medio (MERS).[22] Cabe destacar que los receptores ECA2 se expresan en el tejido renal y pueden presentar daño directo a causa de la infección, aunque en las TC también se han encontrado anomalías renales que sugieren inflamación y edema, pero hasta ahora el mecanismo exacto sigue sin estar claro.[23] Como resultado de la insuficiencia renal, algunos pacientes pueden requerir diálisis rutinaria incluso después de que la infección inicial haya pasado.[19]

La gravedad de la infección se ha asociado con daño hepático y aumento de los niveles de enzimas hepáticas (alanina aminotransferasa [ALT] y aspartato aminotransferasa [AST]). Se han reportado daños hepáticos temporales incluso en infecciones leves, y los pacientes con comorbilidades hepáticas preexistentes pueden tener mayor riesgo de complicaciones. Los receptores ECA2 también se expresan en el tejido hepático, lo que sugiere que la infección directa puede ser responsable del daño, aunque también es posible que una combinación de hipoxia y respuestas inflamatorias pueda desempeñar un papel en la lesión hepática inducida por COVID-19.[24]

Como ya se mencionó, COVID-19 puede desencadenar una coagulación anormal que provoque microtrombos en los tejidos e isquemia.[18] En los casos graves y críticos se reportan con frecuencia niveles elevados de dímero D, un producto de descomposición de la fibrina, mientras que en los individuos que experimentan síntomas leves los niveles de dímero D permanecen relativamente estáticos. Por lo tanto, el dímero D se ha propuesto como biomarcador para evaluar el pronóstico de los pacientes.[25] Asimismo, se ha informado de un tiempo de protrombina prolongado en casos graves de COVID-19, lo cual puede servir también como biomarcador.[26]

Los niveles de dímero D pueden permanecer elevados durante meses tras la infección inicial. Se creía que este fenómeno era más común en pacientes que requirieron ingreso hospitalario y eran mayores de 50 años, pero un pequeño estudio encontró que 4 meses después de la infección inicial 29% de los pacientes con niveles elevados de dímero D habían controlado los síntomas sin necesidad de hospitalización. Cabe destacar que otros marcadores de coagulación e inflamación volvieron en gran medida a niveles normales en los pacientes convalecientes, lo que sugiere que los síntomas de quienes han presentado una enfermedad prolongada de COVID pueden estar asociados con la inmunotrombosis microvascular pulmonar.[27]

Presentación clínica

Es difícil proporcionar estimaciones precisas sobre la sintomatología de COVID-19. Muchas personas pueden desarrollar solo síntomas menores y asumir que no están infectadas por el nuevo coronavirus. Del mismo modo, otras tantas que creen tener COVID-19 solo buscan ayuda médica si sus síntomas se agravan lo suficiente como para darse cuenta de que pueden tener algo más que una simple gripe. Por consiguiente, la tasa de aparición de los síntomas individuales puede estar sesgada. Las estimaciones sobre la frecuencia de los síntomas que son comunes entre los individuos con infecciones leves y poco comunes entre aquellos con infecciones más graves pueden ser demasiado bajas. Por otro lado, las estimaciones sobre la frecuencia de los síntomas que son comunes entre los individuos con infecciones graves y poco comunes entre los que tienen infecciones menos graves pueden ser demasiado altas. Desde el punto de vista epidemiológico, este es un punto importante, pero desafortunadamente no hay remedio para esta cuestión en la actualidad.

Dicho esto, los síntomas de COVID-19 que se notifican con mayor frecuencia incluyen fiebre, tos seca, disnea, fatiga, dolor de garganta, congestión y mialgia (véase tabla 3-2).[17] Lo que ha sido sorprendente y una de las muchas

TABLA 3-2 Síntomas comunes asociados con COVID-19

Sistema	Síntoma
Respiratorio	Fiebre/escalofríos
	Tos
	Disnea
	Dolor de garganta
	Congestión/rinorrea
Gastrointestinal	Diarrea
	Náusea/vómito
	Dolor abdominal
	Pérdida de apetito
Musculoesquelético	Fatiga
	Mialgias
	Dolor de cabeza
	Dolor en las articulaciones
Dermatológico	Seudosabañón ("dedo COVID")
	Erupción con máculas y pápulas
	Lesiones urticariales
	Lesión vesicular
	Lesión de vaso-oclusiva
Otolaríngeo	Anosmia
	Disfunción del gusto
	Disfunción del olfato
Reproductivo	Cambios en el volumen menstrual
	Cambios en el ciclo menstrual

razones por las que se considera a la enfermedad por COVID-19 tan camaleónica en el diagnóstico es que no se ha notificado ningún signo o síntoma de forma universal en todos los casos positivos al momento de la presentación o incluso durante la hospitalización. Un informe de más de 370 000 casos confirmados de COVID-19 recopilado por los Centers for Disease Control and Prevention (CDC) de EUA encontró que solo 50% de los pacientes tuvo tos y 43% fiebre.[28] Los porcentajes reportados de otros síntomas fueron aun más bajos:

- Mialgias (36%)
- Dolor de cabeza (34%)
- Disnea (29%)
- Dolor de garganta (20%)
- Diarrea (19%)
- Náusea/vómito (12%)
- Anosmia (pérdida del olfato) (< 10%)
- Dolor abdominal (< 10%)
- Rinorrea (< 10%)

Los metaanálisis de múltiples países han enfrentado problemas similares. Una revisión sistemática de 24 410 adultos de nueve países encontró que 78% de los pacientes reportó tener fiebre, 57% experimentó tos y 31% declaró tener fatiga.[29] Por su parte, un metaanálisis global en el que participaron 67 estudios y 8 302 pacientes encontró que los síntomas más comunes eran:

- Fiebre (69%)
- Tos (53%)
- Anosmia (38%)
- Fatiga (31%)
- Pérdida del gusto (31%)
- Congestión nasal (26%)
- Disnea (20%)
- Dolor de cabeza (19%)
- Dolor de garganta (18%)
- Vértigo (16%)
- Rinorrea (13%)
- Diarrea (9%)
- Náusea/vómito (8%)
- Pérdida de audición (3%)[30]

Para reiterar lo dicho al principio de esta sección, las disparidades en los conjuntos de datos dificultan enormemente el acceso a estimaciones precisas de la sintomatología en el caso de COVID-19.

Otro fenómeno curioso que se ha observado desde los primeros meses de la pandemia es que diferentes síntomas aparecen con mayor frecuencia en diferentes poblaciones. Por ejemplo, a principios de 2020, las tasas de disfunción olfativa oscilaban entre 5.14 y 98.33%, dependiendo del estudio, y se observó que eran mucho más comunes en América del Norte y Europa que en Asia Oriental.[31] No está claro si esto se debió a un descuido al registrar los síntomas de los pacientes en las primeras etapas del brote o si hubo otra razón por la que estos síntomas se notificaron con tan poca frecuencia; es posible que están involucrados factores genéticos o ambientales. Del mismo modo, los síntomas entéricos parecen haber sido menos comunes durante el brote inicial que después de la propagación del virus a otras partes del mundo. Un metaanálisis que incluyó a 4 243 pacientes de seis países encontró que la prevalencia de los síntomas gastrointestinales fue de 16.2% en los estudios con sede en Hubei y de 18.6% en todos los estudios fuera de la provincia.[32] Una vez más, las razones no están claras.

También es posible que ciertas constelaciones de síntomas sean más comunes en algunas variantes que en otras. Por ejemplo, algunos trabajadores médicos han observado que los pacientes que han sido infectados con la variante Delta tienden a reportar síntomas que tienen más en común con un ataque de gripe severa —dolor de cabeza, dolor de garganta, secreción nasal, fiebre— y parecen reportar con menos frecuencia síntomas asociados con las cepas anteriores del virus, como anosmia, disfunción gustativa, tos, etc.[33] En la actualidad, esto debe ser considerado anecdótico hasta que un estudio revisado por pares haya examinado las disparidades en los síntomas entre las variantes.

Síntomas respiratorios

COVID-19 suele presentarse como una enfermedad respiratoria, y algunos de los síntomas más comunes son similares a los de otras infecciones virales que afectan a las vías respiratorias. Y lo que es más importante, algunos de estos síntomas, como fiebre, escalofríos, tos y fatiga, no son predictivos de una enfermedad grave; mientras que, la disnea se ha asociado con mayor riesgo de enfermedad grave y mortalidad.[34]

Otros síntomas son dolor de garganta, rinorrea y dificultad para respirar.

Síntomas musculoesqueléticos

Se estima que entre 15 y 40% de los pacientes con COVID-19 experimentan fatiga, dolor de cabeza, dolor en las articulaciones o mialgias. La fatiga parece ser el más común de estos síntomas y es en especial prevalente entre los individuos con COVID de larga duración. Sorprendentemente, la fatiga posCOVID es independiente de la gravedad de la infección, y más de 50% de los participantes en un estudio informaron de fatiga persistente 10 semanas después del inicio de los síntomas. El género femenino y los individuos con un diagnóstico preexistente de trastorno de ansiedad o trastorno depresivo estaban sobrerrepresentados en este estudio. Varias investigaciones han intentado encontrar marcadores inflamatorios específicos asociados con la fatiga posinfección, pero no se ha informado de ningún cambio consistente en los marcadores a través de múltiples estudios.[35]

Las mialgias y el dolor de cabeza también son bastante comunes. Un metaanálisis que incluyó a 59 254 pacientes que dieron positivo en la prueba de COVID-19 encontró que la primera se produjo en 36% de los individuos.[36] Un estudio separado encontró que el dolor de cabeza se ha reportado entre 11 y 34% de los pacientes hospitalizados con COVID-19.[37]

Síntomas gastrointestinales

Los síntomas que afectan al tracto GI han sido ampliamente notificados e incluyen pérdida de apetito, diarrea, náusea, vómito y dolor abdominal. Estos síntomas rara vez se producen de forma independiente a los síntomas asociados con las infecciones respiratorias (fiebre, tos, fatiga, etc.). Un estudio que examinó los síntomas de 20 133 pacientes hospitalizados que dieron positivo en la prueba de COVID-19 en el Reino Unido descubrió que solo 4% informó de problemas gastrointestinales sin síntomas respiratorios concomitantes.[38] Lo que es más importante, se ha observado que hay una tasa de mortalidad reducida entre los pacientes que presentan síntomas entéricos, incluso junto con otros síntomas, pero la razón de esta asociación sigue sin estar clara.[39]

Síntomas dermatológicos

Aproximadamente 1 de cada 5 pacientes que dieron positivo en la prueba de COVID-19 desarrolló manifestaciones cutáneas en diferentes momentos de la evolución de la enfermedad. Estas manifestaciones parecen ser más comunes entre los individuos de ascendencia europea. En un metaanálisis de todo el mundo que incluía 51 artículos y una base de datos de 1 211 pacientes, 96.9% de los pacientes (n = 1 172) que desarrollaron manifestaciones cutáneas eran de Europa o Estados Unidos, mientras que solo 3.1% (n = 39) eran de Asia Oriental.[40]

Las manifestaciones cutáneas más frecuentes fueron los seudosabañones, las erupciones con máculas y pápulas, las lesiones urticariales, las lesiones vesiculares y las lesiones vasooclusivas. Sea o no relevante en la clínica, cabe destacar que las legiones vasooclusivas fueron las menos comunes, pero se asociaron con la tasa de supervivencia más baja (78.9%).[40]

"Dedo COVID" (que también puede aparecer en el pulgar) es otro síntoma que se ha reportado; consiste en la aparición de seudosabañones y se caracteriza por la hinchazón localizada y la decoloración de los dedos de las manos o de los pies. La decoloración puede ser rojiza o violácea y puede provocar molestias.[41]

Se han reportado "uñas COVID" en muchos pacientes tras la convalecencia. El fenómeno se produce cuando un choque en el sistema interrumpe el crecimiento de las uñas y aparecen surcos horizontales en estas. Estos surcos, también conocidos como líneas de Beau, se hacen visibles semanas o meses después del inicio de los síntomas.[42]

Síntomas otolaringológicos

La anosmia (pérdida del olfato), así como la disfunción olfativa y gustativa, se ha notificado de manera amplia en casos leves, moderados y graves de COVID-19 y puede ser uno de los síntomas más comunes experimentados en asociación con COVID-19. La mayoría de los pacientes desarrollan estos síntomas después de la aparición de otros síntomas que suelen asociarse con la enfermedad respiratoria. La duración media de la anosmia es de 8.4 días.[43] Como se señaló antes, hay algunas pruebas que sugieren que la anosmia es menos común entre los pacientes con infección de una de las variantes.

Aunque el síntoma suele desaparecer a los pocos días, hay reportes de algunos pacientes que han tardado meses en recuperar por completo el sentido del gusto o del olfato o ambos. Un estudio en el que participaron 813 trabajadores sanitarios que dieron positivo en la prueba de COVID-19 encontró que 580 (71.34%) declararon haber perdido el sentido del gusto o del olfato o los dos, y 300 de esos participantes (51.72%) reportaron no haberlo recuperado 5 meses después. Es posible que la pérdida persistente o la disfunción del gusto y el olfato sea un signo de COVID persistente.[44]

También se ha informado de la existencia de parosmia, una condición en la que el sentido del olfato está distorsionado. En algunos casos, esto puede tener un grave impacto en la calidad de vida, ya que los pacientes informan que los olores que antes les parecían agradables se perciben como fétidos o de otras maneras desagradables.[45]

Síntomas del aparato reproductivo

Muchas mujeres con COVID-19 han informado de cambios en sus ciclos menstruales durante la infección aguda, la recuperación y después de ser vacunadas. Lamentablemente, al parecer solo existe un estudio sobre el tema, el cual examinó los datos menstruales de 237 mujeres en China. El estudio incluyó a 177 mujeres que habían tenido COVID-19 y encontró que 25% (45) de ellas presentaron cambios en el volumen menstrual, 28% (50) tuvieron cambios en el ciclo y 19% reportaron un ciclo prolongado. Los autores del estudio especularon que estos cambios pudieron haber sido provocados por cambios efímeros de las hormonas sexuales debido a la supresión de la función ovárica, pero no pudieron descartar otras posibles fuentes fisiológicas de los cambios o el hecho de que el estrés asociado con COVID-19 pudiera haber desempeñado un papel.[46]

Casos asintomáticos

Se calcula que entre 30 y 40% de los casos de COVID-19 son asintomáticos.[47] La frecuencia de la transmisión en estado asintomático o presintomático ha desempeñado un papel desafortunado en la propagación del virus y ha hecho que SARS-CoV-2 sea peligroso y difícil de rastrear. Individuos con infección transmitieron el virus sin saberlo mientras estaban asintomáticos porque no tomaron las precauciones que habrían tomado de haber sabido que eran capaces de infectar a otros. Se estima que 35% de las infecciones pueden rastrearse hasta individuos presintomáticos y que los individuos asintomáticos han sido responsables de 24% del total de infecciones.[48] Se cree que esta cifra es mayor entre los individuos con la variante Delta.

Los casos asintomáticos parecen ser mucho más comunes en individuos jóvenes. Aunque los pacientes pueden no estar conscientes de la infección con base en los síntomas, pueden presentar anomalías clínicas si se les realiza una prueba.[49] En un estudio en el que participaron 24 pacientes asintomáticos se descubrió que 50% presentaba opacidades en el cristalino o sombras en sus TC, mientras que otro 20% reportó otras anomalías en las imágenes.[50] En otro estudio en el que participaron 55 pacientes se descubrió que las TC mostraban pruebas de neumonía en 67% de los participantes. Solo dos pacientes desarrollaron hipoxia antes de recuperarse por completo.[51]

Anomalías clínicas

Después de realizar pruebas rutinarias a los pacientes, los clínicos pueden observar numerosas anomalías que indican una enfermedad más grave. Como se indicó antes en el apartado *Espectro de la enfermedad de COVID-19*, dichas anomalías incluyen elevaciones de las enzimas hepáticas, marcadores inflamatorios (p. ej., proteína C reactiva, ferritina), citocinas inflamatorias y dímero D, así como lesión renal aguda. Otras anomalías clínicas son:

- Elevación de la creatina fosfocinasa.[52]
- Elevación de lactato deshidrogenasa.[53]
- Troponinas y péptidos natriuréticos tipo B elevados.[54]
- Linfopenia.[55]
- Trombocitopenia.[56]

Tratamiento

En la mayoría de los casos, las personas que tienen COVID-19 deberían poder recuperarse en casa con mucho reposo en cama, líquidos y medicamentos para aliviar los dolores menores y la fiebre. La dieta también puede ayudar a mantener un sistema inmunológico sano, en especial si se consumen alimentos funcionales con un alto contenido de vitaminas (en particular, vitaminas A, B6, B12, C, D, E y folato) y minerales (zinc, hierro, selenio, magnesio y cobre). Además, algunos alimentos pueden tener incluso propiedades antivirales limitadas, como los alimentos fermentados (kimchi, chucrut, yogur, etc.), calabazas, legumbres, setas, pescado, aceite de oliva, ajo, pimienta negra y café.[57] En el caso de las personas cuyos síntomas empeoran (p. ej., dificultad para respirar, baja saturación de oxígeno, fiebre alta o síntomas similares a los de un ataque de apoplejía), estas pueden requerir tratamiento en el hospital con oxígeno suplementario o, en casos críticos, puede ser necesario intubarlas y utilizar un respirador.

Ha habido una plétora de propuestas de tratamientos farmacéuticos dirigidos a atender los casos de COVID-19 y, al momento de escribir este texto, Estados Unidos indicó que tiene previsto gastar miles de millones de dólares más en el desarrollo de antivirales que puedan resultar eficaces el tratamiento de COVID-19.[58] Los estudios están en curso y no está claro cuál de los candidatos actuales —si es que hay alguno elegible— recibirá la aprobación de la FDA.

Las siguientes son algunas de las terapias actualmente disponibles para uso de emergencia o aprobadas por la FDA:

- Remdesivir (Veklury®): antiviral que en la actualidad es la única terapia aprobada por la FDA para COVID-19.[59]
- Dexametasona: corticoesteroide y antiinflamatorio. También pueden utilizarse corticoesteroides alternativos como prednisona, metilprednisolona e hidrocortisona.[60]
- Tocilizumab: anticuerpo monoclonal dirigido a la interleucina 6 que se utiliza junto con la dexametasona.[60]
- Baricitinib: inhibidor de la cinasa Janus que puede utilizarse junto con dexametasona o remdesivir.[61]
- Anticoagulantes.[62]
- Plasma de convalecencia.[62]
- Anticuerpos monoclonales: bamlanivimab, etesevimab, casirivimab e imdevimab.[63,64]

La decisión de utilizar uno o varios de estos tratamientos queda a la entera discreción del médico.

Factores de riesgo

No todo el mundo corre el mismo riesgo de infectarse por SARS-CoV-2 o de presentar un caso grave de COVID-19. Hay múltiples factores que no solo hacen que determinadas personas tengan más probabilidades de contraer la enfermedad, sino también de tener un peor resultado. El estatus socioeconómico y la profesión han desempeñado un papel destacado en el primero. Aproximadamente 55 millones de "trabajadores esenciales" empleados en sectores cruciales como la atención sanitaria, los servicios de emergencia, la alimentación y la agricultura, y la gestión de infraestructuras han seguido trabajando en persona durante la pandemia.[65] En particular entre los trabajadores de atención sanitaria en lugares como la ciudad de Nueva York, en los primeros meses de la pandemia se produjo un aumento del número de casos a medida que se agotaban los suministros de equipos de protección personal (EPP) y el personal de los hospitales tenía que ser creativo con los suministros para intentar mantenerse a salvo. Mientras tanto, a los trabajadores no esenciales se les dio la oportunidad de trabajar a distancia, lo que redujo de manera significativa su riesgo de exponerse a individuos infectados, aunque, como se analizará en capítulos posteriores, el riesgo de aislamiento social, trastornos por consumo de sustancias e innumerables problemas psiquiátricos no hicieron en absoluto envidiable esta experiencia.

Esta sección se centrará exclusivamente en los factores de riesgo para el pronóstico, incluyendo la genética, las condiciones preexistentes, el entorno socioeconómico, la edad y el género. Muchos de estos temas se volverán a tratar más adelante en el libro.

Condiciones preexistentes y genética

Existen numerosas afecciones preexistentes que hacen que los individuos sean más susceptibles de adquirir COVID-19 grave (véase Tabla 3-3). Los pacientes con numerosas comorbilidades tienen mayor riesgo de desarrollar una enfermedad grave, en especial si esto se une a otros factores de riesgo como la edad avanzada o el sexo masculino.[66,67]

Además de las predisposiciones genéticas que pueden hacer que los pacientes sean más propensos a desarrollar las afecciones mencionadas, un estudio de asociación de todo el genoma descubrió una correlación positiva entre los individuos del grupo sanguíneo A y la insuficiencia respiratoria relacionada con COVID-19.[68] Por el contrario, los individuos con sangre tipo O tienen un menor riesgo de presentar enfermedades graves y posiblemente incluso infecciones.[69]

Género

Un metaanálisis de más de 3 millones de casos en todo el mundo confirmó que hombres y mujeres tienen las mismas probabilidades de contraer COVID-19, pero que los hombres tienen 2.84 veces más posibilidad de ser ingresados en unidades de cuidados intensivos y 1.39 veces más probabilidad de morir a causa de dicha enfermedad.[70] COVID-19 parece provocar con mayor frecuencia una respuesta inflamatoria intensa en los hombres, lo que podría explicar esta disparidad. Las conjeturas que se basan en pruebas anecdóticas sugieren que los hombres son más propensos a desarrollar COVID-19 grave debido a las malas elecciones de estilo de vida en comparación con las mujeres (p. ej., mayores tasas de consumo de tabaco, obesidad o consumo de alcohol). En la actualidad, estas teorías siguen siendo totalmente especulativas.

TABLA 3-3 Comorbilidades que los CDC clasifican como factores de riesgo de COVID-19

Factores de riesgo establecidos y probables:

- Enfermedad cardiovascular (p. ej., insuficiencia cardiaca, enfermedad arterial coronaria, cardiomiopatías)
- Enfermedad cerebrovascular
- Enfermedad renal crónica
- EPOC y otras enfermedades pulmonares (p. ej., enfermedad pulmonar intersticial, fibrosis pulmonar, hipertensión pulmonar)
- Diabetes mellitus tipo 1
- Diabetes mellitus tipo 2
- Síndrome de Down.
- VIH/SIDA
- Condiciones neurológicas (p. ej., demencia)
- Obesidad (IMC ≥ 30 kg/m²) y sobrepeso (IMC 25-29 kg/m²)
- Embarazo
- Enfermedad de células falciformes
- Trasplante de órganos sólidos o de células madre sanguíneas
- Trastornos por consumo de sustancias
- Fumar
- Uso de medicamentos inmunosupresores como los corticoesteroides

Posibles factores de riesgo con evidencia limitada:

- Fibrosis quística
- Talasemia

Posibles factores de riesgo con evidencia mixta:

- Asma
- Hipertensión
- Inmunodeficiencias
- Enfermedad hepática

CDC, Centers for Disease Control and Prevention; EPOC, enfermedad pulmonar obstructiva crónica; IMC, índice de masa corporal; VIH/SIDA, virus de la inmunodeficiencia humana/síndrome de inmunodeficiencia adquirida.

Antecedentes socioeconómicos

Desde el punto de vista estadístico, uno de los ejemplos más destacados de los efectos desproporcionados que la pandemia de COVID-19 ha tenido en las comunidades desfavorecidas puede verse en las estimaciones de la esperanza de vida de enero a junio de 2020, que fueron publicadas por los CDC en febrero de 2021 (véanse figs. 3-2 y 3-3). En este reporte se constató que la esperanza de vida provisional al nacer para el total de la población estadounidense disminuyó 1.0 año en comparación con los datos de 2019 (de 78.8 a 77.8). En el mismo periodo de tiempo, la esperanza de vida disminuyó en la población negra no hispana 2.7 años (de 74.7 a 72.0), en la hispana 1.9 años (de 81.8 a 79.9) y en la blanca no hispana 0.8 años (78.8-78.0). Cuando se incluyó el género como factor, los datos revelaron que los hombres negros no hispanos y los hispanos presentaron los peores efectos, experimentando una disminución de 3.0 años (71.3-68.3) y de 2.4 años (79.0-76.6), respectivamente.[71]

Como se analizará en el capítulo 5: *Impacto psicosocial y económico de COVID-19; una nación sitiada*, los factores socioeconómicos son los que contribuyen a un mal pronóstico, no la raza ni el origen étnico. De hecho, parece que los individuos negros no hispanos y los hispanos no tienen mayor riesgo de mortalidad relacionada con COVID-19 en comparación con sus homólogos blancos no hispanos cuando se controlan las comorbilidades, el género y la edad.[72]

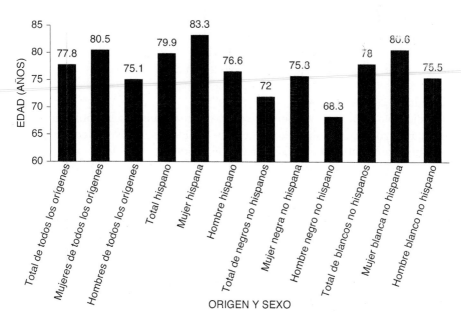

Figura 3-2 Expectativa de vida a los 0 años en 2020.

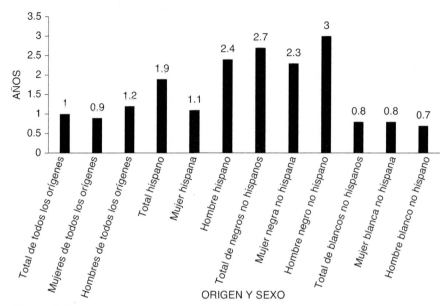

Figura 3-3 Disminución de la esperanza de vida entre 2019 y el primer semestre de 2020.

Dado que los negros e hispanos tienen más probabilidades de vivir en la pobreza que sus homólogos blancos o asiáticos, y debido a que la pobreza es uno de los principales determinantes sociales de la salud, la consecuencia es que más negros e hispanos tienden a experimentar peores resultados de salud que otros grupos raciales en Estados Unidos. Estos factores son difíciles de cuantificar de manera adecuada porque tienden a agravarse unos a otros y a menudo se producen junto con condiciones preexistentes como las ya mencionadas o dan lugar a ellas.

Por ejemplo, una persona que vive en la pobreza puede verse obligada a mudarse a una zona con mala calidad del aire debido a su proximidad a varias instalaciones industriales. El edificio en el que reside este individuo no recibiría una gran cantidad de mantenimiento, lo que llevaría a los ocupantes a estar expuestos a niveles moderados de alérgenos y moho en el interior. Por último, su falta de ingresos significa que es más probable que consuma y proporcione a su familia una dieta con alto contenido en calorías, pero bajo contenido en nutrientes. Estos tres factores podrían conducir potencialmente al desarrollo de asma o diabetes tipo 2 o ambos.[73] La pobreza contribuiría, en última instancia, a empeorarlos, ya que las personas que viven con recursos limitados en Estados Unidos no suelen tener una cobertura sanitaria adecuada, lo que significa que es factible que eviten tratar las afecciones hasta que se vuelvan tan graves que requieran atención de urgencia.

El estatus socioeconómico desempeña un papel muy relevante a la hora de determinar las condiciones en las que viven las personas, lo que a su vez tiene un papel vital a la hora de determinar su salud. Si no hubieran experimentado las primeras tres condiciones asociadas con la pobreza (mala calidad del aire exterior, mala calidad del aire interior y mala alimentación), lo más probable es que las personas en cuestión no hubieran desarrollado ninguna de las dos afecciones preexistentes y, en consecuencia, no hubieran corrido un mayor riesgo de tener COVID-19 grave.

Senectud

Cerca de 80% de las 658 754 personas de Estados Unidos que murieron a causa de COVID-19 hasta septiembre de 2021 tenía 65 años o más (véase tabla 3-4).[74] No cabe duda de que la edad avanzada no solo es un factor de riesgo de muerte importante, sino que también lo es de una enfermedad más grave. En un estudio de modelización de China en el que participaron más de 70 000 pacientes, se encontró que las tasas de hospitalización aumentaban con la edad de forma similar a las de mortalidad (véase tabla 3-5).[75]

TABLA 3-4 Muertes de COVID-19 por grupo de edad, según lo reportado por los CDC el 11 de septiembre de 2021[74]

Rango de edad (años)	Muertes por COVID-19	Porcentaje de muertes totales (%)	Porcentaje de todas las muertes por COVID-19 (%)
Menos de 1 año	105	0.331	0.016
1-4	54	0.918	0.008
5-14	145	1.547	0.022
15-24	1 297	2.149	0.197
25-34	5 759	4.599	0.874
35-44	14 423	7.937	2.189
45-54	37 451	11.541	5.685
55-64	87 847	11.873	13.335
65-74	147 568	13.026	22.401
75-84	176 763	13.063	26.833
85 y más	187 342	11.536	28.439
Total	658 754	11.789	100

TABLA 3-5 Proporción estimada de todas las infecciones por SARS-CoV-2 que resultaron en hospitalización, basada en un subconjunto de casos notificados en China Continental, 2020[75]

Rango de edad (años)	Proporción de casos de infección hospitalizados (%)
0-9	0
10-19	0.041
20-29	1.04
30-39	3.43
40-49	4.25
50-59	8.16
60-69	11.8
70-79	16.6
≥ 80	18.4

COVID-19 en niños

En los niños, la enfermedad de COVID-19 suele ser leve, en ocasiones ni se presentan síntomas. Los dos síntomas más comunes son fiebre y tos.[76] Los niños menores de 18 años aún pueden desarrollar COVID-19 grave, pero el riesgo es mucho menor en este grupo de edad que en los adultos, particularmente las personas de edad avanzada. Un estudio que examinó a más de 277 000 estudiantes de 47 estados de Estados Unidos que dieron positivo en la prueba de COVID-19 entre marzo y septiembre de 2020 encontró que 1.2% (3 240) fue hospitalizado, 0.1% (404) fue ingresado en la UCI y 0.02% (51) murió. Cuando se dividieron en grupos de 5 a 11 años (n = 101 503) y de 12 a 17 años (n = 175 782), los datos revelaron que los niños más pequeños tenían menos probabilidades que los mayores de ser hospitalizados o ingresados en la UCI; 1.0% (1 021) del grupo de menor edad fue hospitalizado, 0.14% (145) ingresó en la UCI y 0.0197% (20) falleció; 1.26% (2.219) del grupo de mayor edad fue hospitalizado, el 0.15% (259) ingresó en la UCI y el 0.0176% (31) falleció.[77] De acuerdo con los CDC, el número total de decesos de individuos de 0 a 17 años fue de 439 hasta el 11 de septiembre de 2021. Como referencia, el número total de decesos por COVID-19 para todos los grupos de edad a partir de septiembre de 2021 fue de 658 754.[74] Para ver un desglose de las mortalidades por COVID-19 por grupo de edad, consulte la tabla 3-4.

Hay algunas pruebas que sugieren que las variantes individuales, en particular Gamma y Delta, afectan más a los niños pequeños que las variantes anteriores del virus.[78,79] No está claro si esto es proporcional al aumento general de la transmisibilidad observado en las variantes. También se ha especulado con la posibilidad de que la diseminación del virus y las tasas de infección sean menores en los niños más pequeños. El estudio antes mencionado, en el que participaron más de 270 000 estudiantes, encontró que la tasa de infección es dos veces mayor en los niños de 12 a 17 años que en sus pares del grupo de edad de 5 a 11 años.[77] Desafortunadamente, hay una falla fundamental en esta cifra: la política actual no consiste en realizar pruebas a todos los niños, por lo que los datos no incluyen los casos asintomáticos, lo que podría significar que entre 30 y 40% de los casos simplemente no se está contabilizando.[80]

La razón por la que los niños son menos propensos a desarrollar síntomas graves sigue siendo un misterio. Se ha especulado que los receptores de la ECA2 se expresan de forma diferente en los pulmones de los niños más pequeños, y que esta puede ser una posible razón por la que la enfermedad grave es relativamente rara en personas menores de 18 años.[38]

Efectos a largo plazo

El siguiente capítulo (capítulo 4: *Síntomas neuropsiquiátricos y secuelas posagudas de SARS-CoV-2: secuelas persistentes*) se centrará sobre todo en lo que la mayoría de la gente suele pensar cuando oye las palabras COVID-19 de "largo plazo", que consiste principalmente en síntomas inespecíficos o neuropsiquiátricos que persisten tras la fase aguda de COVID-19 (p. ej., niebla cerebral, dificultad de concentración, dificultad para dormir, malestar). Independientemente de estos síntomas, hay reportes de pacientes que siguen teniendo problemas respiratorios muchas semanas después de haber pasado la fase aguda de la enfermedad. En algunos casos, la infección por SARS-CoV-2 se ha resuelto, pero la TC sigue mostrando inflamación. En una presentación realizada en el Congreso Internacional de la European Respiratory Society en septiembre de 2020, investigadores de Austria reportaron que, de los 86 pacientes a los que hicieron un seguimiento como parte de un estudio en curso, 88% mostraba signos de inflamación pulmonar 6 semanas después de recibir el alta hospitalaria, pero que esta cifra descendió a 56% después de 12 semanas.[81] El escaneo de otros pacientes muestra claros signos de cicatrización del tejido pulmonar, el cual sigue presente incluso meses después de la infección y puede ser muy perjudicial para la calidad de vida de los pacientes.[82]

Cabe resaltar que muchos pacientes que se recuperaron de SARS siguieron teniendo un deterioro respiratorio persistente meses y años después de la infección inicial. Un estudio de cohorte observacional publicado en 2020 que siguió a 71 trabajadores sanitarios del Pekín University's People's Hospital desde que contrajeron SARS (2003) hasta 2018 examinó la curva de recuperación de la lesión pulmonar en los pacientes y descubrió que las lesiones disminuyeron con rapidez entre 2003 y 2004, y luego se estancaron en gran medida de 2004 a 2018. Incluso después de 15 años, 38% de los participantes en el estudio seguía teniendo una capacidad de difusión reducida y 4.6% tenía lesiones visibles en los pulmones.[83]

Aunque es demasiado pronto para sacar conclusiones sobre los efectos que sufren a largo plazo quienes han presentado COVID-19 y es potencialmente falaz equiparar el SARS-CoV y el SARS-CoV-2, ha habido numerosos paralelismos entre las dos enfermedades causadas por los virus. Desafortunadamente, esta puede ser otra más.

Inmunidad tras la infección y la reinfección

Los pacientes desarrollan anticuerpos séricos significativos mientras luchan contra una infección de SARS-CoV-2, y los niveles de anticuerpos son supuestamente más altos en la infección grave que en la infección leve.[84] Los anticuerpos neutralizantes disminuyen entonces durante lo que parece ser varios meses. No está claro durante cuánto tiempo la respuesta de anticuerpos sigue siendo eficaz contra la reinfección, pero se puede afirmar que la inmunidad se prolonga al menos durante varios meses en la mayoría de los individuos. Las pruebas recientes sugieren que los anticuerpos séricos disminuyen con relativa rapidez en los primeros meses tras la infección, pero que se puede recurrir a una respuesta humoral de larga duración para luchar contra la reinfección.[85] Esto parece estar respaldado por los investigadores de la Cleveland Clinic, que concluyeron en un informe de junio de 2021 que no ha sido revisado por pares en este momento: "La incidencia acumulada de la infección por SARS-CoV-2 siguió siendo casi nula entre los sujetos no vacunados previamente infectados, los sujetos antes infectados que fueron vacunados y los no infectados de manera que permanecieron sin vacunar".[86] Por consiguiente, el informe proporciona algunas pruebas para respaldar la afirmación de que la vacunación puede no ser necesaria para aquellos que han desarrollado inmunidad por la infección natural. Sin embargo, hay que tener en cuenta que este estudio no ha sido revisado por pares en este momento.

Otros informes han llegado a la conclusión de que existe cierto riesgo de reinfección para los individuos con inmunidad natural, pero que la gravedad de los casos parece ser mucho más leve que la de la infección inicial.[87] Otros han encontrado que quienes han experimentado una infección natural pero no se han vacunado se enfrentan a un riesgo notablemente mayor de reinfección. Un estudio de casos y controles realizado en Kentucky entre mayo y junio de 2021 encontró que, entre los individuos que ya habían sido infectados por el virus, los que no estaban vacunados tenían 2.34 veces más probabilidades de volver a infectarse que los que estaban vacunados.[88] Mientras tanto, un estudio israelí que aún no ha sido revisado por pares y que se centró explícitamente en la inmunidad contra la variante Delta encontró que los que habían sido infectados previamente y habían recibido una dosis de la vacuna estaban mejor protegidos contra los casos de reaparición que los que habían sido infectados por el virus y seguían sin vacunarse. Este estudio también descubrió que los individuos que habían recibido dos dosis de la vacuna de Pfizer/BioNTech tenían un riesgo 13.06 veces mayor de contraer la infección por SARS-CoV-2 que los que se habían infectado previamente.[89]

Basta con decir que la ciencia está lejos de haber resuelto el asunto, en especial porque muchos de los estudios sobre la eficacia de la vacuna en escenarios del mundo real, la variante Delta y lo bien que las vacunas protegen contra la variante Delta todavía tienen que ser revisados por pares. Estos hallazgos preliminares que sugieren una mejor inmunidad contra la variante Delta para los individuos vacunados que estaban previamente infectados justifican un optimismo cauteloso sobre los peligros potenciales que plantean las futuras variantes. Del mismo modo, han surgido algunas pruebas que sugieren que los individuos que recibieron una serie completa de vacunas, pero que nunca se infectaron con el virus tienen un riesgo de infección de entre 1 en 5 000 y 1 en 10 000.[90] Todo esto son buenas noticias, especialmente si SARS-CoV-2 se convierte en endémico y sigue circulando por todo el mundo durante los próximos años.

Conclusión

La mayoría de los casos de COVID-19 tienden a ser leves y se caracterizan por síntomas tipo resfriado y entéricos. La mayor amenaza que plantea la enfermedad tiene que ver con la inmunorrespuesta del paciente. Si se dirige adecuadamente, la infección viral se elimina y el paciente experimenta una convalecencia completa. Una respuesta inadecuada de las citocinas puede causar numerosas complicaciones potencialmente mortales, las más comunes de las cuales parecen ser el SDRA y la coagulopatía. Es posible que una inmunorrespuesta errónea también provoque síntomas persistentes. Hay múltiples factores que pueden influir en la inmunorrespuesta del paciente, como la edad, la genética, las enfermedades preexistentes, el género y la situación socioeconómica.

REFERENCIAS

1. Devaux CA, Lagier JC, Raoult D. New insights into the physiopathology of COVID-19: SARS-CoV-2-associated gastrointestinal illness. *Front Med (Lausanne)*. 2021;8:640073. doi:10.3389/fmed.2021.640073

2. Lauer SA, Grantz KH, Bi Q, et al. The incubation period of coronavirus disease 2019 (COVID-19) from publicly reported confirmed cases: estimation and application. *Ann Intern Med*. 2020;172(9):577-582. doi:10.7326/M20-0504

3. Mallapaty S. Delta's rise is fueled by rampant spread from people who feel fine. *Nature*. Published August 19, 2021. Consultado en agosto 20, 2021. https://www.nature.com/articles/d41586-021-02259-2

4. Wu Z, McGoogan JM. Characteristics of and important lessons from the coronavirus disease 2019 (COVID-19) outbreak in China: summary of a report of 72,314 cases from the Chinese Center for Disease Control and Prevention. *JAMA*. 2020;323(13):1239-1242. doi:10.1001/jama.2020.2648

5. Dennis JM, McGovern AP, Vollmer SJ, Mateen BA. Improving survival of critical care patients with coronavirus disease 2019 in England: a national cohort study, March to June 2020. *Crit Care Med*. 2021;49(2):209-214. doi:10.1097/CCM.0000000000004747

6. Ioannidis JPA. Infection fatality rate of COVID-19 inferred from seroprevalence data. *Bull World Health Organ*. 2021;99(1):19-33F. doi:10.2471/BLT.20.265892

7. Peacock TP, Goldhill DH, Zhou J, et al. The furin cleavage site in the SARS-CoV-2 spike protein is required for transmission in ferrets. *Nat Microbiol*. 2021;6:899-909. Consultado en junio 5, 2021. doi:10.1038/s41564-021-00908-w. https://www.nature.com/articles/s41564-021-00908-w

8. Cevik M, Kuppalli K, Kindrachuk J, Peiris M. Virology, transmission, and pathogenesis of SARS-CoV-2. *BMJ*. 2020;371:m3862. doi:10.1136/bmj.m3862

9. Chen M, Shen W, Rowan NR, et al. Elevated ACE-2 expression in the olfactory neuroepithelium: implications for anosmia and upper respiratory SARS-CoV-2 entry and replication. *Eur Respir J*. 2020;56(3):2001948. doi:10.1183/13993003.01948-2020

10. Mayi BS, Leibowitz JA, Woods AT, Ammon KA, Liu AE, Raja A. The role of neuropilin-1 in COVID-19. *PLoS Pathog*. 2021;17(1):e1009153. doi:10.1371/journal.ppat.1009153

11. Mishra S. Why is Delta more infectious and deadly? New research holds answers. *National Geographic*. Publicado en agosto 6, 2021. Consultado en agosto 19, 2021. https://www.nationalgeographic.com/science/article/why-is-delta-more-infectious-and-deadly-new-research-holds-answers?loggedin=true

12. Marjot T, Webb GJ, Barritt AS, et al. COVID-19 and liver disease: mechanistic and clinical perspectives. *Nat Rev Gastroenterol Hepatol*. 2021;18(5):348-364. doi:10.1038/s41575-021-00426-4

13. Martines RB, Ritter JM, Matkovic E, et al. Pathology and pathogenesis of SARS-CoV-2 associated with fatal coronavirus disease, United States. *Emerg Infect Dis*. 2020;26(9):2005-2015. doi:10.3201/eid2609.202095

14. Teo J. Early detection of silent hypoxia in COVID-19 pneumonia using smartphone pulse oximetry. *J Med Syst*. 2020;44(8):134. doi:10.1007/s10916-020-01587-6

15. Pilli VS, Datta A, Afreen S, Catalano D, Szabo G, Majumder R. Hypoxia downregulates protein S expression. *Blood*. 2018;132(4):452-455. doi:10.1182/blood-2018-04-841585

16. Stanifer ML, Kee C, Cortese M, et al. Critical role of type III interferon in controlling SARS-CoV-2 infection in human intestinal epithelial cells. *Cell Rep*. 2020;32(1):107863. doi:10.1016/j.celrep.2020.107863

17. Hosoki K, Chakraborty A, Sur S. Molecular mechanisms and epidemiology of COVID-19 from an allergist's perspective. *J Allergy Clin Immunol*. 2020;146(2):285-299. doi:10.1016/j.jaci.2020.05.033

18. Shanmugam C, Mohammed AR, Ravuri S, Luthra V, Rajagopal N, Karre S.COVID-2019 – a comprehensive pathology insight. *Pathol Res Pract*. 2020;216(10):153222. doi:10.1016/j.prp.2020.153222

19. Lopes-Pacheco M, Silva PL, Cruz FF, et al. Pathogenesis of multiple organ injury in COVID-19 and potential therapeutic strategies. *Front Physiol*. 2021;12:593223. doi:10.3389/fphys.2021.593223

20. Pellegrini D, Kawakami R, Guagliumi G, et al. Microthrombi as a major cause of cardiac injury in COVID-19. *Circulation*. 2021;143(10):1031-1042. doi:10.1161/CIRCULATIONAHA.120.051828

21. Nugent J, Aklilu A, Yamamoto Y, et al. Assessment of acute kidney injury and longitudinal kidney function after hospital discharge among patients with and without COVID-19. *JAMA Netw Open*. 2021;4(3):e211095. doi:10.1001/jamanetworkopen.2021.1095

22. Hu T, Liu Y, Zhao M, Zhuang Q, Xu L, He Q. A comparison of COVID-19, SARS, and MERS. *PeerJ*. 2020;8:e9725. doi:10.7717/peerj.9725

23. Huang Q, LI J, Lyu S, et al. COVID-19 associated kidney impairment in adult: qualitative and quantitative analyses with non-enhanced CT on admission. *Eur J Radiol*. 2020;131:109240. doi:10.1016/j.ejrad.2020.109240

24. Clark R, Waters B, Stanfill AG. Elevated liver function tests in COVID-19. *Nurse Pract*. 2021;46(1):21-26. doi:10.1097/01.NPR.0000722316.63824.f9

25. Berger JS, Kunichoff D, Adhikari S, et al. Prevalence and outcome of D-dimer elevation in hospitalized patients with COVID-19. *Arterioscler Thromb Vasc Biol*. 2020;40(10):2539-2547. doi:10.1161/ATVBAHA.120.314872

26. Levi M, Thachil J, Iba T, Levy JH. Coagulation abnormalities and thrombosis in patients with COVID-19. *Lancet Haematol.* 2020;7(6):E438-E440. doi:10.1016/S2352-3026(20)30145-9

27. Townsend L, Fogarty H, Dyer A, et al. Prolonged elevation of D-dimer levels in convalescent COVID-19 patients is independent of the acute phase response. *J Thromb Haemost.* 2021;19(4):1064-1070. doi:10.1111/jth.15267

28. Stokes EK, Zambrano LD, Anderson KN, et al. Coronavirus disease 2019 case surveillance – United States, January 22-May 30, 2020. *MMWR Morb Mortal Wkly Rep.* 2020;69(24):759-765. doi:10.15585/mmwr.mm6924e2

29. Grant MC, Geoghegan L, Arbyn M, et al. The prevalence of symptoms in 24,410 adults infected by the novel coronavirus (SARS-CoV-2; COVID-19): a systematic review and meta-analysis of 148 studies from 9 countries. *PLoS One.* 2020;15(6):e0234765. doi:10.1371/journal.pone.0234765

30. Mair M, Singhavi H, Pai A, et al. A meta-analysis of 67 studies with presenting symptoms and laboratory tests of COVID-19 patients. *Laryngoscope.* 2021;131(6):1254-1265. doi:10.1002/lary.29207

31. Tong JY, Wong A, Zhu D, Fastenberg JH, Tham T. The prevalence of olfactory and gustatory dysfunction in COVID-19 patients: a systematic review and meta-analysis. *Otolaryngol Head Neck Surg.* 2020;163(1):3-11. doi:10.1177/0194599820826473

32. Cheung KS, Hung IFN, Chan PPY, et al. Gastrointestinal manifestations of SARS-CoV-2 infection and virus load in fecal samples from a Hong Kong cohort: systematic review and meta-analysis. *Gastroenterology.* 2020;159(1):81-95. doi:10.1053/j.gastro.2020.03.065

33. Fiore K. Are COVID symptoms different with Delta? *Medpage Today.* Publicado en agosto 11, 2021. Consultado en agosto 31, 2021. https://www.medpagetoday.com/special-reports/exclusives/93997

34. Shi L, Wang Y, Wang Y, Duan G, Yang H. Dyspnea rather than fever is a risk factor for predicting mortality in patients with COVID-19. *J Infect.* 2020;81(4):647-679. doi:10.1016/j.jinf.2020.05.013

35. Townsend L, Dyer AH, Jones K, et al. Persistent fatigue following SARS-CoV-2 infection is common and independent of severity of initial infection. *PLoS One.* 2020;15(11):e0240784. doi:10.1371/journal.pone.0240784

36. Widyadharma IPE, Sari NNSP, Pradnyaswari KE, et al. Pain as clinical manifestations of COVID-19 infection and its management in the pandemic era: a literature review. *Egypt J Neurol Psychiatr Neurosurg.* 2020;56(1):121. doi:10.1186/s41983-020-00258-0

37. Bolay H, Gül A, Baykan B. COVID-19 is a real headache! *Headache.* 2020;60(7):1415-1421. doi:10.1111/head.13856

38. Docherty AB, Harrison EW, Green CA, et al. Features of 20,133 UK patients in hospital with COVID-19 using the ISARIC WHO clinical characterization protocol: prospective observational cohort study. *BMJ.* 2020;369:m1985. doi:10.1136/bmj.m1985

39. Livanos AE, Jha D, Cossarini F, et al. Intestinal host response to SARS-CoV-2 infection and COVID-19 outcomes in patients with gastrointestinal symptoms. *Gastroenterology.* 2021;160(7):2435-2450.e34. doi:10.1053/j.gastro.2021.02.056

40. Tan SW, Tam YC, Oh CC. Skin manifestations of COVID-19: a worldwide review. *JAAD Int.* 2021;2:119-133. doi:10.1016/j.jdin.2020.12.003

41. Rabin RC. What is 'COVID toe'? Maybe a strange sign of coronavirus infection. *New York Times.* Actualización septiembre 11, 2021. Consultado en junio 6, 2021. https://www.nytimes.com/2020/05/01/health/coronavirus-covid-toe.html

42. Chiu A. Are 'COVID nails' a sign that you had the virus? Experts weigh in. *Washington Post.* Published May 12, 2021. Consultado en junio 6, 2021. https://www.washingtonpost.com/lifestyle/wellness/covid-nails-symptoms-beaus-lines/2021/05/11/c449243e-b1b4-11eb-9059-d8176b9e3798_story.html

43. Lechien JR, Chiesa-Estomba CM, Hans S, Barillari MR, Jouffe L, Saussez S. Loss of smell and taste in 2013 European patients with mild to moderate COVID. *Ann Intern Med.* 2020;173(8):672-675. doi:10.7326/M20-2428

44. Drillinger M. *Post-COVID-19, It Can Take Over 5 Months for Sense of Smell to Return.* Healthline. Published February 24, 2021. Consultado en junio 6, 2021. https://www.healthline.com/health-news/post-covid-19-it-can-take-over-5-months-for-sense-of-smell-to-return

45. Brewer K. Parosmia: 'Since I had COVID, food makes me want to vomit.' *BBC News.* Published January 28, 2021. Consultado en junio 7, 2021. https://www.bbc.com/news/stories-55824567

46. Li K, Chen G, Hou H, et al. Analysis of sex hormones and menstruation in COVID-19 women of child-bearing age. *Reprod Biomed Online.* 2021;42(1):260-267. doi:10.1016/j.rbmo.2020.09.020

47. Oran DP, Topol EJ. Prevalence of asymptomatic SARS-CoV-2 infection. *Ann Intern Med.* 2020;173(5):362-367. doi:10.7326/M20-3012

48. Johansson MA, Quandelacy TM, Kada S, et al. SARS-CoV-2 transmission from people without COVID-19 symptoms. *JAMA Netw Open.* 2021;4(1):e2035057. doi:10.1001/jamanetworkopen.2020.35057

49. Kasper MR, Geibe JR, Sears CL, et al. An outbreak of COVID-19 on an aircraft carrier. *N Engl J Med.* 2020;383(25):2417-2426. doi:10.1056/NEJMoa2019375

50. Hu Z, Song C, Xu C, et al. Clinical characteristics of 24 asymptomatic infections with COVID-19 screened among close contacts in Nanjing, China. *Sci China Life Sci.* 2020;63(5):706-711. doi:10.1007/s11427-020-1661-4

51. Wang Y, Liu Y, Liu L, et al. Clinical outcomes in 55 patients with severe acute respiratory syndrome coronavirus 2 who were asymptomatic at hospital admission in Shenzhen, China. *J Infect Dis.* 2020;221(11):1770-1774. doi:10.1093/infdis/jiaa119

52. Orsucci D, Trezzi M, Anichini R, et al. Increased creatine kinase may predict a worse COVID-19 outcome. *J Clin Med.* 2021;10(8):1734. doi:10.3390/jcm10081734

53. Henry BM, Aggarwal G, Wong J, et al. Lactate dehydrogenase levels predict coronavirus disease 2019 (COVID-19) severity and mortality: a pooled analysis. *Am J Emerg Med.* 2020;38(9):1722-1726. doi:10.1016/j.ajem.2020.05.073

54. Manocha KK, Kirzner J, Ying X, et al. Troponin and other biomarker levels and outcomes among patients hospitalized with COVID-19: derivation and validation of the HA2T2 COVID-19 mortality risk score. *J Am Heart Assoc.* 2021;10(6):e018477. doi:10.1161/JAHA.120.018477

55. Huang I, Pranata R. Lymphopenia in severe coronavirus disease-2019 (COVID-19): systematic review and meta-analysis. *J Intensive Care.* 2020;8:36. doi:10.1186/s40560-020-00453-4

56. Mei H, Luo L, Hu Y. Thrombocytopenia and thrombosis in hospitalized patients with COVID-19. *J Hematol Oncol.* 2020;13(1):161. doi:10.1186/s13045-020-01003-z

57. Alkhatib A. Antiviral functional foods and exercise lifestyle prevention of coronavirus. *Nutrients.* 2020;12(9):2633. doi:10.3390/nu12092633

58. Zimmer C. A pill to treat COVID-19? The U.S. is betting on it. *New York Times.* Publicado en junio 17, 2021. Consultado en junio 17, 2021. https://www.nytimes.com/2021/06/17/health/covid-pill-antiviral.html?action=click&module=Well&pgtype=Homepage&section=Health

59. U.S. Food and Drug Administration. *FDA Approves First Treatment for COVID-19.* FDA website. Publicado en octubre 22, 2020. Consultado en junio 17, 2021. https://www.fda.gov/news-events/press-announcements/fda-approves-first-treatment-covid-19

60. Basen R, D'Ambrosio A. *COVID-19 Treatments: What's in, What's Out.* Medpage Today. Actualizado en junio 3, 2021. Consultado en junio 17, 2021. https://www.medpagetoday.com/special-reports/exclusives/91680

61. Kalil AC, Patterson TF, Mehta AK, et al. Baricitinib plus remdesivir for hospitalized adults with COVID-19. *N Engl J Med.* 2021;384:795-807. doi:10.1056/NEJMoa2031994

62. U.S. Food and Drug Administration. *FDA Combatting COVID-19 with Therapeutics.* FDA website. Publicado en diciembre 2, 2020. Consultado en junio 17, 2021. https://www.fda.gov/media/136832/download

63. Taylor PC, Adams AC, Hullford MM, de la Torre I, Winthrop K, Gottlieb RL. Neutralizing monoclonal antibodies for treatment of COVID-19. *Nat Rev Immunol.* 2021;44(1):7-17. doi:10.1016/j.bj.2020.11.011

64. Walker M. Antibody cocktail cut death rate in certain severe COVID patients. *Medpage Today*. Publicado en junio 16, 2021. Consultado en junio 17, 2021. https://www. medpagetoday.com/infectiousdisease/covid19/93140

65. McNicholas C, Poydock M. *Who Are Essential Workers? A Comprehensive Look at Their Wages, Demographics, and Unionization Rates*. Economic Policy Institute. Publicado en mayo 19, 2020. Consultado en junio 8, 2021. https://www.epi.org/blog/who-are-essential-workers-a-comprehensive-look-at-their-wages-demographics-and-unionization-rates/

66. Centers for Disease Control and Prevention. *Underlying Medical Conditions Associated with High Risk for Severe COVID-19: Information for Healthcare Providers*. CDC website. Actualizado en mayo 13, 2021. Consultado en junio 8, 2021. https://www.cdc.gov/ coronavirus/2019-ncov/hcp/clinical-care/underlyingconditions.html

67. Centers for Disease Control and Prevention. *Science Brief: Evidence Used to Update the List of Underlying Medical Conditions that Increase a Person's Risk of Severe Illness from COVID-19*. CDC website. Actualizado en mayo 12, 2021. Consultado en junio 8, 2021. https://www.cdc.gov/coronavirus/2019-ncov/science/science-briefs/underlying-evidence-table.html?CDC_AA_refVal=https%3A%2F%2Fwww.cdc.gov%2Fcoronavirus%2F2019-ncov%2Fhcp%2Fclinical-care%2Funderlying-evidence-table.html

68. The Severe COVID-19 GWAS Group. Genomewide association study of severe COVID-19 with respiratory failure. *N Engl J Med*. 2020;383:1522-1534. doi:10.1056/NEJMoa2020283

69. Ray JG, Schull MJ, Vermeulen MJ, Park AL. Association between ABO and Rh blood groups and SARS-CoV-2 infection or severe COVID-19 illness: a population-based cohort study. *Ann Intern Med*. 2021;174(3):308-315. doi:10.7326/M20-4511

70. Peckham H, de Gruijter NM, Raine C, et al. Male sex identified by global COVID-19 meta-analysis as a risk factor for death and ITU admission. *Nat Commun*. 2020;11(1):6317. doi:10.1038/s41467-020-19741-6

71. Arias E, Tejada-Vera B, Ahmad F. *Provisional Life Expectancy Estimates for January through June, 2020. Vital Statistics Rapid Release; No 10*. National Center for Health Statistics; 2021. Consultado en febrero 18, 2021. doi:10.15620/cdc:100392. https://www. cdc.gov/nchs/data/vsrr/VSRR10-508.pdf

72. Kabarriti R, Brodin NP, Maron MI, et al. Association of race and ethnicity with comorbidities and survival among patients with COVID-19 at an urban medical center in New York. *JAMA Netw Open*. 2020;3(9):e2019795. doi:10.1001/ jamanetworkopen.2020.19795

73. Mendy A, Wu X, Keller JL, et al. Long-term exposure to fine particulate matter and hospitalization in COVID-19 patients. *Respir Med*. 2021;178:106313. doi:10.1016/j. rmed.2021.106313

74. Centers for Disease Control and Prevention. *Provisional COVID-19 deaths by sex and age*. Actualizado en septiembre 11, 2021. Consultado en septiembre 15, 2021. https://data.cdc. gov/NCHS/Provisional-COVID-19-Deaths-by-Sex-and-Age/9bhg-hcku/data

75. Verity R, Okell LC, Dorigatti I, et al. Estimates of the severity of coronavirus disease 2019: a model-based analysis. *Lancet Infect Dis*. 2020;20(6):669-677. doi:10.1016/ S1473-3099(20)30243-7

76. Viner RM, Ward JL, Hudson LD, et al. Systematic review of reviews of symptoms and signs of COVID-19 in children and adolescents. *Arch Dis Child*. 2020;archdischild-2020-320972. doi:10.1136/archdischild-2020-320972

77. Leeb RT, Price S, Sliwa S, et al. COVID-19 trends among school-aged children—United States, March 1-September 19, 2020. *MMWR Morb Mortal Wkly Rep*. 2020;69(39):1410-1415. doi:10.15585/mmwr.mm6939e2

78. Hoetz PJ, Ko AI. Why are so many children in Brazil dying from COVID-19? *New York Times*. Publicado en 4, 2021. Consultado en junio 6, 2021. https://www.nytimes. com/2021/06/04/opinion/Brazil-covid-children.html

79. Havers FP, Whitaker M, Self JL, et al. Hospitalization of adolescents aged 12-17 years with laboratory-confirmed COVID-19 – COVID.net, 14 states, March 1, 2020-April 24, 2021. *MMWR Morb Mortal Wkly Rep*. 2021;70(23):851-857. doi:10.15585/mmwr.mm7023e1

80. Lewis D. Why schools probably aren't COVID hotspots. *Nature*. 2020;587(7832):17. doi:10.1038/d41586-020-02973-3

81. European Lung Foundation. COVID-19 patients suffer long-term lung and heart damage but it can improve with time. *Science Daily*. Publicado en septiembre 6, 2020. Consultado en junio 12, 2021. https://www.sciencedaily.com/releases/2020/09/200906202950.htm

82. Marshall M. The lasting misery of coronavirus long-haulers. *Nature*. 2020;585:339-341. doi:10.1038/d41586-020-02598-6

83. Zhang P, Li J, Huixan L, et al. Long-term bone and lung consequences associated with hospital-acquired severe acute respiratory syndrome: a 15-year follow-up from a prospective cohort study. *Bone Res*. 2020;8:8. doi:10.1038/s41413-020-0084-5

84. Lynch KL, Whitman JD, Lacanienta NP, et al. Magnitude and kinetics of anti-severe acute respiratory syndrome coronavirus 2 antibody responses and their relationship to disease severity. *Clin Infect Dis*. 2021;72(2):301-308. doi:10.1093/cid/ciaa979

85. Turner JS, Kim W, Kalaidina E, et al. SARS-CoV-2 infection induces long-lived bone marrow plasma cells in humans. *Nature*. 2021;595:421-425. doi:10.1038/s41586-021-03647-4

86. Shreshta NK, Burke PC, Nowacki AS, Terpeluk P, Gordon SM. Necessity of COVID-19 vaccination in previously infected individuals. medRxiv. doi:10.1101/2021.06.01.21258176

87. Qureshi AI, Baskett WI, Huang W, Lobanova I, Naqvi SH, Shyu CR. Re-infection with SARS-CoV-2 in patients undergoing serial laboratory testing. *Clin Infect Dis*. 2021;ciab345. doi:10.1093/cid/ciab345

88. Cavanaugh AM, Spicer KB, Thoroughman D, Glick C, Winter K. Reduced risk of reinfection with SARS-CoV-2 after COVID-19 vaccination – Kentucky, May-June 2021. *MMWR Morb Mortal Wkly Rep*. 2021;70:1081-1083. doi:10.15585/mmwr.mm7032e1

89. Gazit S, Schlezinger R, Perez G, et al. Comparing SARS-CoV-2 natural immunity to vaccine-induced immunity: reinfections versus breakthrough infections. MedRxiv. doi:10.1101/2021.08.24.21262415

90. Leonhardt D. One in 5,000. *New York Times*. Publicado en septiembre 7, 2021. Consultado en septiembre 12, 2021. https://www.nytimes.com/2021/09/07/briefing/risk-breakthrough-infections-delta.html

4

Síntomas neuropsiquiátricos y secuelas posagudas de SARS-CoV-2: secuelas persistentes

El capítulo anterior se centró en la patología y la sintomatología correspondientes a COVID-19, pero se omitió deliberadamente mencionar muchos de los síntomas neuropsiquiátricos asociados con la enfermedad. En este capítulo se examinarán estos síntomas, así como la forma en que la neuroinflamación, la inflamación sistémica crónica y los factores psicosociales pueden converger y definir la constelación de síntomas neuropsiquiátricos que con frecuencia presentan los pacientes, entre los cuales hay desde quienes cursan con casos subagudos hasta aquellos con problemas persistentes que se cree están relacionados con su experiencia inicial con la enfermedad. Este capítulo también incluirá una descripción del síndrome de inflamación multisistémica en niños (MIS-C, *multisystem inflammation syndrome in children*) y una discusión de algunas de las teorías que se han propuesto para explicar los mecanismos de COVID persistente o de larga duración (o secuelas posagudas de SARS-CoV-2 [PASC, *postacute sequelae of SARS-CoV-2*]), un síndrome poco conocido con una sintomatología diversa que en realidad puede ser un término genérico para múltiples condiciones con etiologías heterogéneas.

COVID-19 y el sistema nervioso central

Los reportes iniciales sobre COVID-19 se centraron principalmente en los síntomas respiratorios graves de la enfermedad. Esto no debería sorprender, ya que los reportes procedentes de Wuhan en diciembre de 2019 identificaban a COVID-19 como una neumonía atípica, y algunas de las primeras noticias de los medios de comunicación que se asociaron con el brote incluían un video de 11 segundos de una tomografía computarizada (TC) que mostraba opacidades en vidrio esmerilado en los pulmones de un paciente y una imagen de un reporte que mostraba un falso positivo para SARS, ambos tomados por el Dr. Ai Fen, Jefe de Medicina de Emergencia del Hospital Central de Wuhan.[1] Incluso hoy en día, la mayoría de la gente tiende a asociar los casos de COVID-19 con complicaciones respiratorias, en especial con el síndrome de dificultad respiratoria aguda (SDRA).

Conforme ha avanzado la investigación sobre COVID-19 y su patogénesis, ha surgido evidencia que sugiere que de hecho se trata de una enfermedad multisistémica que puede causar inflamación sistemática, coagulación de la sangre, insuficiencia orgánica y sepsis a través de múltiples vías.[2] Aparte de estos efectos sistémicos, la infección por SARS-CoV-2 también tiene numerosos efectos neurológicos, aunque la etiología y la vía de infección siguen sin estar claras. Además, aún no se ha dilucidado si SARS-CoV-2 invade directamente el sistema nervioso central (SNC) o si las complicaciones neurológicas se deben a efectos secundarios o sistémicos como la hipoxemia, la disfunción inmunológica o la coagulopatía.[2]

Durante los brotes de SARS-CoV y MERS-CoV se documentó evidencia directa de infección del SNC, lo que indica que los coronavirus son capaces de infectar el SNC; además, se detectó ARN viral en el tejido cerebral durante las autopsias de personas que habían dado positivo a ambos virus.[3] SARS-CoV-2 también parece capaz de infectar el tejido neural y se ha detectado en las neuronas corticales durante la autopsia,[4] así como en el líquido cefalorraquídeo.[5] La ruta que sigue el virus para infectar el cerebro sigue siendo un misterio, pero SARS-CoV-2 puede infectar el SNC viajando por los nervios desde otras partes del cuerpo. También es posible que atraviese la barrera hematoencefálica después de que la membrana se ha debilitado debido a la respuesta inflamatoria vertiginosa y sistémica, la llamada "tormenta de citocinas" descrita antes (véase capítulo 3: *Patología: lo que sabíamos y lo que sabemos*).

Aunque parece factible la infección directa del tejido neural, solo se ha observado en contadas ocasiones en el mundo real. En las autopsias de 41 pacientes consecutivos con infecciones por SARS-CoV-2 se encontraron niveles bajos o muy bajos de ARN viral en la mayoría de los cerebros, lo que sugiere que en los casos de COVID-19 la infección neuronal no es la patología principal.[6] Por consiguiente, es factible que los síntomas neuropsiquiátricos que llegan a presentarse se deban a una combinación de respuesta inflamatoria anormal, hipoxia e isquemia. Por otro lado, un estudio que aún no ha sido revisado por pares examinó los escáneres cerebrales de 394 pacientes con COVID-19 antes y después de enfermar y encontró efectos nocivos en los sistemas corticales olfativo y gustativo que afectaban en especial el grosor y el volumen de la materia gris en la circunvolución parahipocampal izquierda, la ínsula superior (dorsal) izquierda y la corteza orbitofrontal lateral izquierda. El impacto de la enfermedad también se observó en el córtex cingulado izquierdo, la circunvolución supramarginal izquierda y el polo temporal derecho. Los 15 pacientes del grupo que fueron hospitalizados debido a COVID-19 también mostraron daños en el hipocampo y la amígdala derechos.[7]

Uno de los síntomas neurológicos más comúnmente descritos es la encefalopatía, que es más frecuente en los casos graves de COVID-19.[8] La encefalopatía se asocia con mayor morbilidad y mortalidad, independiente de la gravedad de cualquier enfermedad respiratoria relacionada con COVID-19.[9] Una serie de casos reportó que la encefalopatía estaba presente en cerca de dos tercios de los pacientes con SDRA relacionado con COVID-19,[10] mientras que otra serie de casos descubrió que 31.8% de los pacientes hospitalizados tenían encefalopatía comórbida.[9] Lo más importante es que un estudio de 817 pacientes de edad avanzada en un entorno hospitalario a los que se les diagnosticó infección por COVID-19 reportó que 226 (28%) tenían delirio en el momento de la presentación y 37% de esos pacientes no manifestó los síntomas típicos de COVID-19 (fiebre, tos, disnea, etc.). Dentro del subgrupo, 16% presentaba delirio como síntoma principal.[11] Los factores de riesgo para encefalopatía incluyen sexo masculino, edad avanzada, cáncer, antecedentes de trastornos neurológicos, enfermedades cerebrovasculares, insuficiencia cardiaca, enfermedades renales, diabetes, dislipidemia, hipertensión y tabaquismo.[9]

Se han notificado casos de ictus isquémico y hemorrágico que pueden estar influidos por un sinfín de factores, como coagulopatía, inflamación sistémica y los factores de riesgo preexistentes que suelen asociarse con ictus (hipertensión, dislipidemia, obesidad, tabaquismo, etc.).[12] A pesar de que su ocurrencia es relativamente poco frecuente, la prensa prestó mucha atención al fenómeno, en particular porque los informes de ictus relacionados con COVID-19 surgieron en el momento álgido de la primera ola de la pandemia, a finales de abril de 2020, y porque los afectados eran a menudo jóvenes, por lo demás sanos, y aparentemente estaban experimentando casos leves de COVID-19.[13] A pesar del pequeño pánico que esto desató esa primavera, estudios posteriores han encontrado que la frecuencia de los ictus está correlacionada con la gravedad de la enfermedad y que los pacientes con una enfermedad leve tienen un riesgo <1% de presentarlos, mientras que el riesgo para quienes son ingresados en unidades de cuidados intensivos puede llegar a 6%.[14]

Las convulsiones se han reportado con mucha menos frecuencia que los ictus o la encefalopatía, pero aún así se producen. Asimismo, las convulsiones subclínicas o electrográficas parecen ser bastante comunes, especialmente en pacientes críticos.[15] Mientras tanto, se ha informado de meningoencefalitis y encefalitis aguda en relación con COVID-19, y la primera parece ser más rara que la segunda.[2] En ambos casos, los pacientes pueden presentar dolor de cabeza y alteración de la conciencia, en especial confusión, con o sin síntomas respiratorios.[16,17]

Microglía y neuroinflamación

El SNC no se compone únicamente de neuronas; las células gliales desempeñan un papel de apoyo ayudando a eliminar los desechos, proporcionando apoyo estructural y sináptico a las neuronas, aislando a las neuronas entre sí, manteniendo la integridad de la barrera hematoencefálica y regulando el flujo sanguíneo. Unas células especializadas, conocidas como microglía, son las células del sistema inmunológico innato residentes en el SNC y se encargan de responder a los patógenos mediante una respuesta inflamatoria conocida como microgliosis.[18]

Si un agente patógeno consigue invadir el SNC al atravesar la barrera hematoencefálica o la barrera del líquido cefalorraquídeo y viajar a lo largo de un nervio periférico infectado, o por otros medios, también puede desencadenarse la microgliosis. En un escenario ideal, la microglía responde a estas agresiones en un proceso bien orquestado que elimina la lesión del tejido neural con el menor daño posible, liberando un equilibrio de citocinas proinflamatorias y antiinflamatorias. Sin embargo, en otros casos, la microgliosis puede producirse sin la presencia de un patógeno cuando la lesión del tejido neural es ocasionada por una lesión cerebral hipóxica o es activada por citocinas sistémicas que consiguen atravesar la barrera hematoencefálica. En otras palabras, aunque SARS-CoV-2 sea incapaz de invadir el SNC, puede provocar indirectamente una neuroinflamación (véase fig. 4-1).[18]

Como resumieron muy astutamente Gonçalves de Andrade y cols., en un artículo publicado en febrero de 2021, "En el contexto de una tormenta de citocinas o después de la exposición a un estrés psicosocial crónico, la microglía puede ver alterada su función y aumentar entonces la liberación de mediadores inflamatorios, generando efectos patógenos asociados a condiciones neurológicas y psiquiátricas".[18]

Síntomas neurológicos

Como se describe en el capítulo 3: *Patología: lo que sabíamos y lo que sabemos*, es muy común que los pacientes con COVID-19 presenten características inespecíficas de enfermedad sistémica que también pueden manifestarse como síntomas neurológicos. Un metaanálisis de 215 estudios publicados entre enero y julio de 2020, en los que participaron 105 638 pacientes, encontró que los síntomas neurológicos o neuropsiquiátricos más comunes incluían anosmia, debilidad, fatiga, disgeusia, mialgias, trastorno del sueño, depresión y dolor de cabeza (para una lista completa, véase la referencia 19). Una de las limitaciones del estudio es que representó en exceso a los pacientes con COVID-19 grave, ya que la mayoría de los participantes de los 215 estudios fueron reclutados en un entorno hospitalario. En consecuencia, algunas de las tasas de prevalencia de los síntomas individuales pueden estar sesgadas, pero el estudio sigue

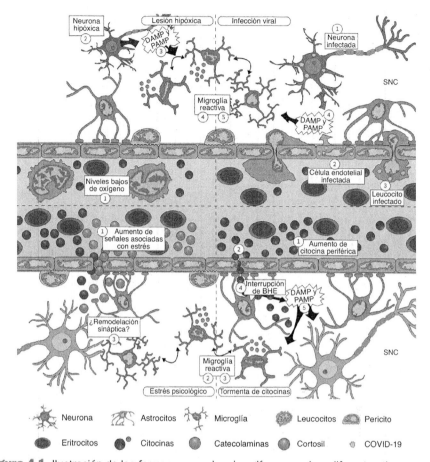

Figura 4-1 Ilustración de las formas en que la microglía responde a diferentes tipos de agresiones al sistema nervioso central (SNC), incluyendo lesión hipóxica, infección viral, estrés psicológico y tormenta de citocinas. Como se demuestra en el panel superior izquierdo, la hipoxia se produce en muchos casos de COVID-19. Cuando el SNC se ve privado de oxígeno, las neuronas sin oxígeno liberan patrones moleculares asociados a daño (DAMP, *damage-associated molecular patterns*) y patrones moleculares asociados a patógenos (PAMP, *pathogen-associated molecular patterns*) que desencadenan la microgliosis y la liberación de citocinas proinflamatorias. El panel superior derecho ilustra los efectos de la infección viral en caso de que SARS-CoV-2 atraviese la barrera hematoencefálica (BHE) a través de neuronas periféricas infectadas, células endoteliales cerebrales microvasculares o leucocitos. El tejido neural infectado puede entonces liberar DAMP y PAMP, desencadenando la microgliosis y la liberación de citocinas proinflamatorias. En el panel inferior izquierdo, los aumentos sistémicos de las señales relacionadas con el estrés, como cortisol, catecolaminas y citocinas, pueden inducir la microgliosis y la remodelación sináptica disfuncional. En el panel inferior derecho, el exceso de citocinas circulantes puede inducir una respuesta proinflamatoria en el SNC o alterar la función de la BHE, aumentando así los niveles de DAMP, PAMP y citocinas en el SNC, a la vez que se produce un aumento de la producción de citocinas debido a la microgliosis. (Ilustración cortesía de Gonçalves de Andrade E, Šimončičová E, Carrier M, Vecchiarelli HA, Robert ME, Tremblay ME. Microglia fighting for neurological and mental health: on the central nervous system frontline of COVID-19 pandemic. *Front Cell Neurosci.* 2017;15:647378.)

proporcionando una visión precisa de la diversidad de síntomas neurológicos y psiquiátricos asociados con COVID-19.

Como ya se mencionó, la encefalopatía parece ser algo común en pacientes de edad avanzada que pueden presentar delirio y agitación, pero también pueden experimentar cansancio y alteraciones en la memoria.[8] Del mismo modo, los ictus isquémicos o los ataques isquémicos transitorios relacionados con COVID-19 pueden provocar daños neuronales, y los síntomas dependerán de la región del cerebro afectada por el evento isquémico.

Anosmia

Muchos de los síntomas neurológicos y neuropsiquiátricos[19] son comunes durante el pródromo de numerosas enfermedades y no son exclusivos de COVID-19. Sin embargo, la anosmia descrita por los pacientes de COVID-19 ha sido objeto de intensos debates e investigaciones porque los pacientes no reportan haber experimentado una obstrucción nasal simultánea. Como sabe cualquiera que haya presentado una infección por rinovirus común y corriente, el sentido del olfato y del gusto se ven alterados por la congestión y la obstrucción. Cabe destacar que la mayoría de los pacientes de COVID-19 no reporta tal obstrucción, pero aun así experimenta una importante disfunción olfativa.

Al principio, los investigadores se preguntaron si esto significaría que el virus era capaz de infectar el bulbo olfativo. Más que solo una parte del cerebro que procesa la información sensorial relativa al olor, el bulbo olfativo es una de las antecámaras fisiológicas que conducen al SNC (en esta metáfora, la puerta figurada sería el neuroepitelio olfativo y el pasillo la cavidad nasal). Por lo tanto, una infección del bulbo olfativo permitiría al virus acceder al SNC y podría propiciar potencialmente la infección del tejido neural.

Las críticas a la teoría de la infección del SNC a través del sistema olfativo se han centrado en el hecho de que las neuronas receptoras olfativas no expresan receptores ECA2, los principales receptores a los que se une el virus de SARS-CoV-2 y que utiliza para invadir las células. Sin embargo, se ha observado la expresión de ECA2 en el neuroepitelio olfativo (la puerta de la metáfora anterior), lo que podría inhibir la funcionalidad de las células, interrumpir las vías olfativas y provocar la pérdida parcial o total del olfato.[20] Además, SARS-CoV-2 ha demostrado afinidad de unión con otra proteína receptora, la neuropilina-1 (NRP-1).[21] Dado que la NRP-1 se expresa en gran medida en los neuroepitelios olfatorios y en el bulbo olfatorio, es posible que la anosmia sea el resultado de la infiltración de las neuronas olfatorias facilitada por la NRP-1.[22] Además, y mucho más preocupante, es el hecho de que SARS-CoV-2 también puede ser capaz de infectar el SNC a través del sistema olfativo. Se necesita más investigación para confirmar si este es realmente el mecanismo detrás de la anosmia relacionada con COVID-19 y si la invasión del SNC, aunque sea poco común, puede ser mediada por la infección de las neuronas olfativas y los receptores NRP-1.

Síndrome de Guillain-Barré

El síndrome de Guillain-Barré (SGB) es un raro trastorno autoinmune en el que el sistema inmunológico ataca al sistema nervioso periférico del cuerpo. Los pacientes con SGB pueden experimentar una serie de síntomas diversos en función de la gravedad de la enfermedad, que van desde la sensación de debilidad hasta la parálisis y, en casos extremos, pueden necesitar ventilación mecánica. Sin embargo, en la mayoría de los casos, el SGB es una afección temporal, aunque algunos pacientes pueden experimentar sensaciones prolongadas de debilidad tras la recuperación.[23]

Varios clínicos han reportado casos concurrentes de SGB con COVID-19, lo que sugiere que la respuesta inflamatoria hiperactiva caracterizada por COVID-19 puede desencadenar el SGB. Las pruebas preliminares sugieren que esta complicación es más común en los hombres de edad avanzada, pero sigue siendo bastante rara (1 o 2 casos por cada 100 000 adultos) y lo es aún más en los niños (0.4-1.4 casos por cada 100 000).[24] Además, se ha informado que aproximadamente 100 de los 12.5 millones de estadounidenses que han recibido la vacuna Johnson & Johnson han desarrollado SGB. Hasta septiembre de 2021 se había reportado una víctima mortal.[25] De manera similar, un estudio que examinó el riesgo de recaída del SGB después de recibir Comirnaty, la vacuna de Pfizer/BioNTech, mostró que únicamente un individuo de los 702 pacientes diagnosticados antes con SGB requirió una breve atención médica por recaída del síndrome anterior y se recuperó de manera rápida.[26]

El nexo entre neuroinflamación, enfermedad crónica y COVID-19

Aunque la palabra «neuroinflamación» pueda ser preocupante, desafortunadamente es un fenómeno relativamente común. Además, la neuroinflamación se ha relacionado con enfermedades que surgen cuando el cuerpo se encuentra en un estado proinflamatorio crónico debido a elecciones de estilo de vida que incluyen una mala alimentación, falta de ejercicio, tabaquismo y consumo excesivo de alcohol. Estas elecciones se manifiestan a menudo como obesidad patológica, hipertensión, dislipidemia, resistencia a la insulina, diabetes o trombofilia, y aumentan el riesgo de los individuos de desarrollar enfermedades cardiovasculares o ictus. La investigación también ha encontrado una asociación entre estas condiciones inflamatorias crónicas, las malas elecciones de estilo de vida y la mala salud del microbioma intestinal, y la investigación sobre la asociación entre COVID-19 y el microbioma ha encontrado que hay una correlación entre mala salud del microbioma, aumento de los niveles de citocinas y peor evolución con una recuperación más lenta de COVID-19.[27,28]

La inflamación no solo conduce a problemas fisiológicos o al deterioro del sistema inmunológico. Como señalaron Gonçalves de Andrade y cols., la inflamación crónica y la neuroinflamación se han relacionado con trastornos del sueño, ansiedad, depresión y otros trastornos psiquiátricos.[18] Además, parece haber cierto grado de bidireccionalidad.[29] La neuroinflamación puede manifestarse como malestar fisiológico y psicológico —ya sea depresión, ansiedad o trastornos relacionados con trauma y estrés, como el trastorno de estrés postraumático—, que puede provocar neuroinflamación. Estas implicaciones proporcionan una teoría parcial de por qué los pacientes con afecciones como la hipertensión, la diabetes y la enfermedad de Alzheimer (de las que la neuroinflamación parece ser una patología central)[30] han sido más susceptibles de ocurrir casos graves de COVID-19 que los niños y las personas sin estas condiciones preexistentes. El mecanismo subyacente parece ser que estar en un estado proinflamatorio prepara la respuesta de las citocinas y aumenta el riesgo de tormenta de citocinas cuando se tiene COVID-19, empeorando significativamente el pronóstico. (El por qué esto ocurre con COVID-19 y no con otras infecciones virales sigue siendo una pregunta abierta.) También proporciona una explicación de por qué tantos individuos que dieron positivo en la prueba de COVID-19 informaron de síntomas de ansiedad y depresión de nueva aparición, como se describe más adelante.[31] Esto incluso puede ayudar a explicar algunos de los síntomas asociados con COVID de larga duración.

En muchos sentidos, este fenómeno parece coincidir con una observación frecuente que se ha hecho al hablar de COVID-19 y los problemas sociales que se desarrollaron a lo largo de 2020 y 2021, y es que la pandemia no creó nuevos problemas en Estados Unidos, sino que exacerbó los ya existentes. Este es un tema que se explorará más a fondo en el capítulo 5: *Impacto psicosocial y económico de COVID-19 - Una nación sitiada.*

Síntomas psiquiátricos y aspectos psicosociales de COVID-19

Los síntomas psiquiátricos más notables observados tras la infección debido a COVID-19 incluyen angustia traumática, depresión, ansiedad, problemas de sueño y alteración de la conciencia. Las encuestas realizadas por el National Center for Health Services entre la primavera de 2020 y la de 2021 encontraron que una media de 38% de los adultos reportó síntomas de ansiedad o trastornos depresivos. Esto supone un aumento del triple en comparación con los primeros 6 meses de 2019, cuando el número de adultos que experimentaban estos síntomas se mantuvo estable en aproximadamente 11%.[32]

Como ya se mencionó, estos síntomas suelen estar asociados con altos niveles de citocinas proinflamatorias sistémicas y a la neuroinflamación.[8] Sin embargo, los síntomas psiquiátricos también pueden surgir en el contexto del estrés psicosocial asociado con la pandemia. Una lista somera de tensiones incluye el confinamiento en el hogar, el miedo a la exposición al virus, el miedo a exponer a los seres queridos y a los miembros de la familia al virus si se infectan, y los mensajes incoherentes sobre las precauciones y las directivas de las figuras de autoridad y la prensa. No hay duda de que estas tensiones exacerbaron los síntomas en los pacientes con trastornos de ansiedad y del estado de ánimo preexistentes, además de provocar la aparición de nuevos síntomas, aunque es difícil determinar hasta qué punto los síntomas de los individuos se vieron influidos por los factores de estrés ambientales, la neuroinflamación o una combinación de ambos.

Como consecuencia de las órdenes de permanecer en casa y de las recomendaciones de distanciamiento social, las personas se volvieron más sedentarias al quedarse simplemente en casa siempre que era posible. Aunque esto puede haber evitado la transmisión del virus de SARS-CoV-2, también hizo que las personas hicieran menos ejercicio, se sintieran frustradas por estar encerradas y, a menudo, recurrieran a mecanismos de afrontamiento poco saludables —(p. ej., consumo excesivo de sustancias, comer en exceso, trabajar en exceso) que pueden causar estado proinflamatorio. Según una encuesta realizada en febrero de 2021 por la American Psychological Association, 23% de los adultos declaró haber bebido más para hacer frente al estrés de la pandemia de COVID-19.[33] Esto no debería sorprender, ya que las ventas de alcohol se dispararon durante gran parte de la pandemia.[34] Además, 61% de los entrevistados en la misma encuesta declaró haber experimentado cambios no deseados en el peso, con un aumento promedio de 13 kg.[33] Un número aún mayor de los encuestados, 67%, dijo haber experimentado trastornos del sueño desde el comienzo de la pandemia.[33]

Esta confluencia de causa y efecto es, en muchos sentidos, un bucle de retroalimentación positiva, que es un proceso de autoafirmación. En un bucle de retroalimentación positiva, el producto de una reacción amplifica la reacción, que a su vez amplifica el producto. En otras palabras, A produce más de B, lo que lleva a más A, lo que lleva a más B, lo que lleva a más A, y así sucesivamente.

Un ejemplo muy claro se produce durante una estampida. Si una sola vaca se alarma porque percibe una amenaza, puede responder emprendiendo la huida. La respuesta de esta vaca solitaria provoca que varias vacas entren en pánico y emprendan la huida, lo que hace que más vacas entren en pánico. El pánico se extiende con rapidez por todo el rebaño, provocando una estampida.

Un fenómeno similar ocurrió cuando el oleoducto Colonial fue cerrado debido a un ciberataque en mayo de 2021. El oleoducto suministra alrededor de la mitad de la gasolina que se suministra a la Costa Este y recorre 8 851 km desde Texas hasta Nueva Jersey. Aunque no hubo escasez de gas cuando se cerró el oleoducto, las personas empezaron a tomar precauciones contra una posible escasez de gas almacenando gasolina. Cuando otros vieron que sus vecinos tomaban estas precauciones, empezaron a tomarlas también. Por último, las gasolineras empezaron a quedarse sin gasolina. Una vez que se difundió la noticia de que las gasolineras se estaban quedando sin gasolina, esto provocó compras de pánico, lo que dio lugar a largas filas para comprar gasolina y a más cortes de suministro.[35] Como muchos de nosotros aprendimos al principio de la pandemia, esto incluye el papel higiénico.[36]

Existen claros paralelismos entre esta dinámica y la interacción entre la inflamación, la neuroinflamación, el aumento de la ansiedad y los síntomas depresivos, y los comportamientos poco saludables. Esto se ilustra en la figura 4-2, donde se puede ver el bucle de retroalimentación que involucra cuatro componentes: estados inflamatorios crónicos, neuroinflamación, aumento de ansiedad y síntomas depresivos, y comportamientos poco saludables/mecanismos de afrontamiento. Estos cuatro componentes tienden a reforzarse mutuamente, causando un deterioro de la salud a medida que el cuerpo trabaja en exceso para tratar de mantener una homeostasis saludable. Para empezar, una persona que experimenta sentimientos de ansiedad o

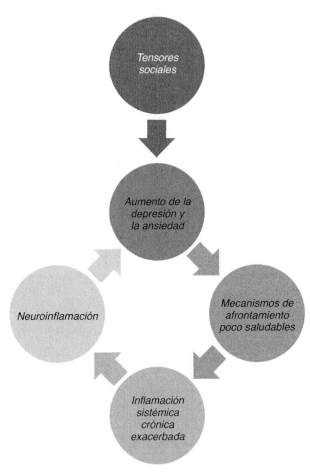

Figura 4-2 Los factores de estrés social pueden provocar ansiedad y trastornos del estado de ánimo que conducen a mecanismos de afrontamiento poco saludables, los cuales no solo causan disfunción del sistema inmunológico y neuroinflamación, sino que también refuerzan los sentimientos de depresión y ansiedad.

depresión puede sentirse angustiada, lo que puede conducir a mecanismos de afrontamiento poco saludables; eso exacerba aún más el estado inflamatorio crónico subyacente, que causa la neuroinflamación, empeorando así los sentimientos de ansiedad o depresión o ambos.

No se trata en absoluto de un modelo predeterminado, ya que los individuos pueden romper el bucle adoptando comportamientos o mecanismos de afrontamiento para lidiar con el estrés que sean más saludables. Sin embargo, es difícil incluso en las mejores circunstancias. Dada la cantidad de estrés que la pandemia supuso para las personas y el hecho de que muchas redes de apoyo no estaban disponibles para quienes luchaban contra problemas de salud mental, trastornos por consumo de sustancias o trastornos alimentarios, no debería sorprender que la evidencia anecdótica sugiera que la reincidencia estuvo muy extendida entre quienes tenían condiciones establecidas y que muchos otros pudieron haber desarrollado adicciones o comportamientos compulsivos poco saludables.

Es demasiado pronto para saber si los individuos serán capaces de rectificar estos comportamientos mientras nos adaptamos a la nueva normalidad y empezamos a retomar poco a poco rutinas similares a las de la vida antes de la pandemia. Teniendo en cuenta el impacto del estrés en nuestra psique individual, así como en la sociedad en su conjunto, los estragos de la pandemia en lo económico, y el hecho de que tengamos que lidiar con las variantes de SARS-CoV-2 en los próximos años, tal vez sea mejor moderar nuestro optimismo.

COVID persistente: PASC

A finales de la primavera de 2020, muchos pacientes que se recuperaron de una infección inicial por SARS-CoV-2 y sobrevivieron a la enfermedad de COVID-19 empezaron a reportar problemas respiratorios persistentes, síntomas musculoesqueléticos como dolor de cabeza y mialgias, y una sensación de niebla que dificultaba la concentración. Otros dijeron que presentaban de manera esporádica ataques de fatiga que les dificultaban incluso levantarse de la cama.

El síndrome se conoce ahora como COVID persistente o de larga duración o PASC (*post-acute sequelae of COVID-19*), y con él se identifica a los pacientes en los que persisten por largo tiempo algunos síntomas de la enfermedad.

A primera vista, esto no resulta especialmente sorprendente, ya que la enfermedad de COVID-19 causa numerosas complicaciones que no se resuelven de inmediato. Más aún, la evidencia de cicatrización del tejido pulmonar ha persistido durante años tras la lucha de algunos individuos con SARS-CoV y ha tenido un impacto significativo en su calidad de vida.[37] Dado que SARS-CoV-2 también causa daños importantes en los pulmones, así como en los riñones, el corazón y el sistema inmunológico, era de esperar que persistieran los síntomas asociados con la infección inicial en aquellos que se recuperaron de infecciones graves.[38]

Sin embargo, no todos los que experimentan estos síntomas persistentes tuvieron un caso grave de COVID-19. Muchos nunca fueron hospitalizados y, sin embargo, reportan síntomas nuevos, inespecíficos y extraños mucho después de recuperarse de la infección inicial. Una encuesta realizada a 3 762 personas de todo el mundo describió 205 síntomas de 10 sistemas orgánicos diferentes.[39] Mientras tanto, un estudio de seguimiento de casi 2 millones de personas que tuvieron COVID-19 encontró que 23.2% buscó tratamiento médico para al menos una nueva condición 1 mes o más después de la infección. De los que informaron de estos síntomas persistentes, 55% fueron asintomáticos mientras estaban infectados con el virus, aproximadamente 40% que tenía síntomas se recuperó en casa, y solo 5% fue hospitalizado.[40]

Síntomas de PASC

Los síntomas de PASC o COVID de larga duración pueden persistir durante semanas o meses después de un caso de COVID-19. Todavía no se sabe exactamente cuánto tiempo suelen durar los síntomas o si acaban desapareciendo. Cualquier persona que haya tenido COVID-19 puede presentar COVID persistente, aunque solo haya experimentado síntomas leves de enfermedad aguda, y aún es demasiado pronto para determinar la prevalencia. Los reportes sugieren que las mujeres se ven ligeramente más afectadas que los hombres y que las personas de entre 35 y 49 años de edad desarrollan con mayor frecuencia los síntomas de COVID persistente.[41] Las estimaciones de la prevalencia a las 4 semanas de la aparición aguda de los síntomas de COVID-19 oscilan entre 32.6 y 87.4%, mientras que al menos una estimación de la prevalencia a las 12 semanas muestra un descenso de hasta 13.7%.[41] Huang y cols., pintaron un panorama mucho menos sombrío en un artículo publicado en agosto de 2021, en el que informaron que 49% de los pacientes seguía teniendo al menos un síntoma de secuela a los 12 meses de seguimiento (frente a 68% a los 6 meses de seguimiento). El estudio de cohorte, en el que participaron 1 276 supervivientes de COVID-19, también encontró que el número de pacientes que seguían experimentando fatiga y debilidad muscular disminuyó entre los seguimientos de 6 y 12 meses (de 52 a 20%), pero que la proporción de pacientes que declaraban síntomas de ansiedad/depresión y disnea aumentó entre los seguimientos de 6 y 12 meses de 26 a 30% y de 23 a 26%, respectivamente.[42] Hay que tener en cuenta que se trata de resultados preliminares y que se obtendrá una imagen más clara de los efectos a largo plazo que se generan por COVID a medida que se disponga de más datos y se perfeccione la definición de la enfermedad.

Algunos de los síntomas más comunes entre los pacientes con COVID persistente son los siguientes:[43]

- Dolor de cabeza
- Fatiga o cansancio crónico

- Dificultad para concentrarse (niebla cerebral)
- Anosmia
- Disgeusia
- Mareos al ponerse de pie
- Palpitaciones del corazón
- Dolor de pecho
- Disnea
- Tos
- Dolor articular o muscular
- Depresión
- Ansiedad
- Fiebre

Los síntomas empeoran después de un esfuerzo físico o mental para muchos individuos y los pacientes a menudo dicen que pueden quedarse sin aliento incluso después de una actividad física leve. Un artículo que no ha sido revisado por pares hasta el momento informa que los síntomas más comunes 6 meses después de la infección inicial parecen ser la fatiga, el malestar posterior a realizar esfuerzo y la disfunción cognitiva.[39]

Etiología y escepticismo de PASC

Cuando empezaron a surgir informes sobre esta condición, al inicio muchos clínicos pensaron que el problema era puramente psiquiátrico y que estaba relacionado con el estrés de ser diagnosticado con una enfermedad potencialmente mortal, además del estrés de vivir una pandemia. Al mismo tiempo, las personas menos comprensivas se burlaron de que fuera una condición fabricada por los medios de comunicación. Un artículo de opinión del *Wall Street Journal* publicado en 2021 llegó incluso a calificarla como «en gran medida una invención de grupos activistas de pacientes que se hacen oír», en particular Body Politic, «un colectivo feminista de bienestar que fusiona lo personal y lo político». El autor tuvo la habilidad de no utilizar la frase "histeria colectiva" cuando se burlaba de los enfermos, lo que quizá sea el único mérito del artículo.[44]

Es cierto que la sugestión puede ser muy poderosa, pero la historia de la medicina, y de la psiquiatría en particular, está plagada de historias de personas a las que se les dijo efectivamente que estaban "fingiendo" o haciéndose las enfermas, solo para ser reivindicadas más tarde en la vida o por la posteridad. Esto es cierto en especial en los casos en los que faltan signos y etiologías discernibles, y los criterios de diagnóstico suelen guiarse más por la sintomatología. Un ejemplo excelente de este tipo de controversia puede observarse al examinar la historia del TEPT (véase Recuadro 4-1).

RECUADRO 4-1 Cómo la nostalgia se convirtió en TEPT

Lo que hoy conocemos como trastorno de estrés postraumático (TEPT) inicialmente se denominó «nostalgia». Acuñado por primera vez por el médico francés Johannes Hofer en 1688, describió un mal que parecía afectar a los mercenarios suizos con más frecuencia que a cualquier otro grupo.

Durante los siguientes 200 años, se reconoció que la nostalgia era una enfermedad que afectaba a personas de toda Europa, aunque siguió siendo más frecuente entre los soldados. Durante la Guerra Civil de Estado Unidos, se informó que los casos de nostalgia se produjeron a un ritmo de 2.34 por 1000 durante el primer año de la guerra y de 3.3 durante su segundo año entre los soldados blancos de la Unión.[45]

La Guerra Civil sería el último gran conflicto en el que el término se utilizaría para describir a pacientes con sintomatología que se ajusta a nuestros criterios diagnósticos de TEPT. A medida que el proceso de industrialización se aceleró en la segunda mitad del siglo xix, los accidentes industriales y las colisiones de ferrocarril se hicieron más comunes, y más médicos se familiarizaron con pacientes con síntomas que hoy justificarían un diagnóstico de TEPT. Los miembros de la comunidad médica se dieron cuenta de que existía una fuente etiológica de los fenómenos, a la que llamaron "choque" o trauma, lo que llevó a la popularización del término "neurosis traumática" después de un suceso traumático.

Durante la Primera Guerra Mundial, los casos de "neurosis de miedo" y "neurosis de guerra" crecieron de forma exponencial, mientras que el término "neurosis de guerra" se introdujo y adquirió una amplia difusión en los medios de comunicación.[46] En un manual de guerra publicado en 1915, el neurólogo Wilfred Harris observó que los síntomas declarados por los pacientes que habían resultado heridos debido al impacto de un proyectil que estallaba mientras estaban en las trincheras eran a menudo indistintos de los de aquellos que habían escapado al daño corporal. Algunos de los síntomas que observó fueron "sudoración profusa", trastornos del sueño, falta de concentración, manos temblorosas, taquicardia, sueños sobre el suceso traumático y "nerviosismo excesivo relacionado con los incidentes reales de la lesión original".[47]

Los términos "neurosis de miedo" y "neurosis de guerra" seguirían utilizándose, al igual que el término más amplio de "neurosis traumática", durante y después de la Segunda Guerra Mundial, pero la categoría de diagnóstico se quedó en el camino y no se mencionó ningún trastorno relacionado con el estrés o el trauma en el DSM II (DSM, son las siglas en inglés de Manual Diagnóstico y Estadístico, en relación con los trastornos mentales), que se publicó en 1968. Los grupos de defensa de los derechos de los veteranos argumentaron que la omisión era más política que científica y exigieron que se reconociera esta afección. Durante la década de 1970 se les unieron otros movimientos sociales en Estados Unidos,

---

RECUADRO 4-1 Cómo la nostalgia se convirtió en TEPT (*continuación*)

en particular grupos feministas que argumentaban que las personas que habían sobrevivido a agresiones sexuales y a la violencia sexual experimentaban síntomas similares a los declarados por los soldados mucho tiempo después de sus experiencias traumáticas.

Con la publicación del DSM III en 1980 se crearon los criterios diagnósticos para el TEPT, y cualquier paciente que presentara síntomas persistentes de reexperimentación del suceso, evitación, estado de ánimo negativo e hiperactividad tras cualquier forma de trauma, ya fuera relacionado con el combate o derivado de abusos o agresiones sexuales en la infancia, podía ser diagnosticado con este trastorno. Desde entonces, nuestra comprensión del TEPT y del trauma ha evolucionado y la edición más reciente del DSM (DSM-5) incluye ahora una sección sobre los trastornos relacionados con el trauma y el estrés, de los cuales el TEPT es sólo uno. Desde entonces, los avances en la tecnología de neuroimagen de los últimos 20 años han revelado que existe una clara correlación neuronal entre las regiones motoras bilaterales, las cortezas prefrontales dorsolaterales, la corteza prefrontal medial, el hipocampo y la amígdala.[48-50]

Al momento de escribir este texto, no está claro cuál es la causa de los casos de COVID persistente. Esto no es un gran consuelo para quienes experimentan los síntomas en la actualidad y simplemente no saben cuándo mejorará su condición o si en algún momento lo hará. Lo que sí parece probable es que el término "COVID persistente" englobe varios trastornos con diferentes etiologías. Las causas pueden estar relacionadas con el daño tisular que se tuvo durante la infección aguda inicial (como se estudió en el capítulo 3: *Patología: lo que sabíamos y lo que sabemos*), fragmentos virales persistentes o un trastorno autoinmune que se manifiesta tras la infección viral inicial y continúa a pesar de la ausencia de un patógeno.

En estos dos últimos casos, los mecanismos que causan COVID de larga duración pueden no ser particularmente diferentes de las "enfermedades misteriosas" como el síndrome de la enfermedad de Lyme postratamiento, la fibromialgia y la encefalomielitis miálgica/síndrome de fatiga crónica.[51,52] La teoría de los fragmentos persistentes postula que un pequeño número de patógenos puede conseguir evitar la destrucción completa por parte del sistema inmunológico y sobrevivir en santuarios anatómicos. Aunque los patógenos permanezcan de algún modo protegidos del sistema inmunológico del huésped, se sigue detectando la presencia de antígenos virales, lo que provoca una inmunorrespuesta persistente y una inflamación crónica.[53] La teoría autoinmune sugiere que una respuesta neuroinflamatoria sostenida después de la infección inicial puede ser la causa fundamental de dichos síntomas.[54] Hasta este momento, solo son teorías.

Los reportes de que algunos pacientes experimentan una mejora de los síntomas luego de la vacunación se generalizaron en la primavera de 2021, pero los datos sugieren que la respuesta fue más variada de lo que estas historias hacían parecer. Una encuesta realizada a 900 personas con COVID persistente después de que los participantes recibieran las vacunas reveló que 56.7% informó de una mejora de los síntomas. Desafortunadamente, 6.7% dijo que todos los síntomas se deterioraron más o que algunos síntomas se deterioraron mientras otros permanecieron igual.[55] Además, la investigación sobre la eficacia de la vacuna en la prevención de los casos de COVID persistente está en curso, y no es claro si los individuos vacunados tienen el mismo riesgo de desarrollar dicha condición en caso de experimentar una recaída de la infección.

Síndrome de inflamación multisistémica en niños

En su mayoría, los niños pequeños han salido mucho mejor parados que los individuos mayores durante la pandemia. Para hacer una generalización muy amplia, los individuos más jóvenes o más sanos suelen experimentar síntomas leves, mientras que los individuos de más edad, que a menudo tienen trastornos inflamatorios comórbidos, parecen tener síntomas más graves y se enfrentan a un riesgo mucho mayor de mortalidad.

Una de las excepciones ha sido el MIS-C (también conocido como síndrome de inflamación multisistémica en niños), que parece brotar entre 4 y 6 semanas después de que los niños experimentan un caso leve de COVID-19. Al igual que la enfermedad de Kawasaki, el MIS-C es una afección en la que se inflaman múltiples órganos y puede incluir los riñones, el corazón, los pulmones, el bazo, los ojos, el tracto gastrointestinal (GI), la piel y el cerebro. Los síntomas incluyen fiebre, vómito, diarrea, náusea, dolor abdominal, dolor de cuello, erupción cutánea, ojos inyectados en sangre y somnolencia.[56] Los pacientes presentan por lo común síntomas GI, pero pueden desarrollar miocarditis, disfunción cardiaca y dilatación de las arterias coronarias. Estas tres complicaciones se produjeron en aproximadamente 30% de los pacientes.[57]

Aunque es poco frecuente (se produce en 2.1 de cada 100 000 personas menores de 21 años en Estados Unidos), se estima que 60% de las personas que desarrollan MIS-C son ingresadas en unidades de cuidados intensivos.[57] Hasta el 14 de septiembre de 2021, se habían notificado un total de 4 661 casos en Estados Unidos y 41 (0.9%) habían resultado mortales.[58] Los niños muy pequeños de 0 a 4 años presentaron menos complicaciones y menos ingresos en cuidados intensivos, mientras que los pacientes del grupo de edad de 18 a 20 años con infección reciente de COVID-19 tenían más probabilidades de presentar miocarditis, SDRA o neumonía.[57] La edad media de los pacientes con MIS-C en Estados Unidos es de 9 años, mientras que la mitad de los casos reportados han sido niños de entre 5 y 13 años y 60% de los pacientes notificados han sido varones.[59]

Al igual que sucedió con COVID-19, el MIS-C afectó de manera desproporcionada a los niños negros e hispanos: 30 y 32% de los casos, respectivamente.[59,60] Los determinantes sociales de la salud, en particular bajos recursos, la vivienda y la dinámica del empleo, así como la situación del seguro, han hecho que tanto los hispanos como los negros corran un mayor riesgo de contraer la infección por COVID-19 y de desarrollar complicaciones graves, incluido el MIS-C.[57]

Conclusión

COVID-19 es mucho más que una enfermedad respiratoria, ya que se vincula con condiciones neurológicas, neuropsiquiátricas, psicológicas, psicosociales e inmunológicas y se asocia con una amplia gama de síntomas neurológicos claros o neuropsiquiátricos mixtos. Estos síntomas pueden estar mediados por la neuroinflamación y pueden estar influidos por las respuestas individuales de los pacientes a los efectos psicosociales de la pandemia, los efectos fisiológicos del virus, así como por la salud mental y física subyacente de cada quien. La inflamación sistémica desempeña un papel importante en las patologías de COVID-19, COVID persistente y MIS-C, y aprender a controlar y mitigar mejor la inflamación crónica, así como la neuroinflamación, será clave para comprender las conexiones entre estas tres enfermedades, así como para tratarlas sin que queden secuelas prolongadas.

REFERENCIAS

1. Lawrence SV. *COVID-19 and China: A Chronology of Events (December 2019-January 2020)*. Congressional Research Service. Actualizado en mayo 13, 2020. Publicado en mayo 21, 2021. https://crsreports.congress.gov/product/pdf/r/r46354
2. Norouzi M, Miar P, Norouzi S, Nikpour P. Nervous system involvement in COVID-19: a review of the current knowledge. *Mol Neurobiol*. 2021;58(7):3561-3574. doi:10.1007/s12035-021-02347-4
3. Xu J, Zhong S, Liu J, et al. Detection of severe acute respiratory syndrome coronavirus in the brain: potential role of the chemokine mig in pathogenesis. *Clin Infect Dis*. 2005;41(8):1089-1096. doi:10.1086/444461
4. Song E, Zhang C, Israelow B, et al. Neuroinvasion of SARS-CoV-2 in human and mouse brain. *J Exp Med*. 2021;218(3):e20202135. doi:10.1084/jem.20202135
5. Yavarpour-Bali H, Ghasemi-Kasman M. Update on neurological manifestations of COVID-19. *Life Sci*. 2020;257:118063. doi:10.1016/j.lfs.2020.118063
6. Thakur KT, Miller EH, Glendinning MD, et al. COVID-19 neuropathology at Columbia University Irving Medical Center/New York Presbyterian Hospital. *Brain*. 2021;144(9):2696-2708. doi:10.1093/brain/awab148
7. Douaud G, Lee S, Alfaro-Almagro F, et al. Brain imaging before and after COVID-19 in UK Biobank. Publicado en junio 20, 2021. MedRxiv. doi:10.1101/2021.06.11.21258690
8. Fotuhi M, Mian A, Meysami S, Raji CA. Neurobiology of COVID-19. *J Alzheimers Dis*. 2020;76(1):3-19. doi:10.3233/JAD-200581
9. Liotta EM, Batra A, Clark JF, et al. Frequent neurologic manifestations and encephalopathy-associated morbidity in COVID-19 patients. *Ann Clin Transl Neurol*. 2020;7(11):2221-2230. doi:10.1002/acn3.51210
10. Helms J, Kremer S, Merdji H, et al. Neurologic features in severe SARS-CoV-2 infection. *N Engl J Med*. 2020;382:2268-2270. doi:10.1056/NEJMc2008597
11. Kennedy M, Helfand BKI, Gou RY, et al. Delirium in older patients with COVID-19 presenting to the emergency department. *JAMA Netw Open*. 2020;3(11):e2029540. doi:10.1001/jamanetworkopen.2020.29540

12. McAlpine LS, Zubair AS, Maran I, et al. Ischemic stroke, inflammation, and endotheliopathy in COVID-19 patients. *Stroke*. 2021;52(6):e233-e238. doi:10.1161/STROKEAHA.120.031971

13. Hamilton J. *Doctors Link COVID-19 to Potentially Deadly Blood Clots and Strokes*. NPR. Publicado en abril 29, 2020. Consultado en junio 9, 2021. https://www.npr.org/sections/health-shots/2020/04/29/847917017/doctors-link-covid-19-to-potentially-deadly-blood-clots-and-strokes

14. Mao L, Hin H, Wang M, et al. Neurologic manifestations of hospitalized patients with coronavirus disease 2019 in Wuhan, China. *JAMA Neurol*. 2020;77(6):683-690. doi:10.1001/jamaneurol.2020.1127

15. Lin L, Al-Faraj A, Ayub N, et al. Electroencephalographic abnormalities are common in COVID-19 and are associated with outcomes. *Ann Neurol*. 2021;89(5):872-883. doi:10.1002/ana.26060

16. Hafizi F, Kherani S, Shams M. Meningoencephalitis from SARS-CoV-2 infection. *ID Cases*. 2020;21:e00919. doi:10.1016/j.idcr.2020.e00919

17. Benameur K, Agarwal A, Auld SC, et al. Encephalopathy and encephalitis associated with cerebrospinal fluid cytokine alterations and coronavirus disease, Atlanta, Georgia, USA, 2020. *Emerg Infect Dis*. 2020;26(9):2016-2021. doi:10.3201/eid2609.202122

18. Gonçalves de Andrade E, Šimončičová E, Carrier M, Vecchiarelli HA, Robert ME, Tremblay ME. Microglia fighting for neurological and mental health: on the central nervous system frontline of COVID-19 pandemic. *Front Cell Neurosci*. 2017;15:647378. doi:10.3389/fncel.2021.647378

19. Rogers JP, Watson CJ, Badenoch J, et al. Neurology and neuropsychiatry of COVID-19: a systematic review and meta-analysis of the early literature reveals frequent CNS manifestations and key emerging narratives. *J Neurol Neurosurg Psychiatry*. 2021;92(9):932-941. doi:10.1136/jnnp-2021-326405

20. Bauers S. *Penn Researcher Explains Why COVID-19 Affects Our Sense of Smell | 5 Questions*. Philadelphia Inquirer. Publicado en mayo 19, 2021. Consultado en junio 9, 2021. https://www.inquirer.com/health/coronavirus/covid-loss-of-smell-test-penn-20210519.html

21. Kyrou I, Randeva HS, Spandidos DA, Karteris E. Not only ACE2—the quest for additional host cell mediators of SARS-CoV-2 infection: neuropilin-1 (NPR1) as a novel SARS-CoV-2 host cell mediator implicated in COVID-19. *Signal Transduct Target Ther*. 2021;6(1):21. doi:10.1038/s41392-020-00460-9

22. Mayi BS, Leibowitz JA, Woods AT, Ammon KA, Liu AE, Raja A. The role of neuropilin-1 in COVID-19. *PLoS Pathog*. 2021;17(1):e1009153. doi:10.1371/journal.ppat.1009153

23. Guillian-Barré syndrome fact sheet. *National Institute of Neurological Disorders and Stroke*. Publicado en junio 2018. Consultado en junio 9, 2021. https://www.ninds.nih.gov/disorders/patient-caregiver-education/fact-sheets/Guillain-barr%C3%A9-syndrome-fact-sheet

24. Rahimi K. Guillian-Barre syndrome during COVID-19 pandemic: an overview of the reports. *Neurol Sci*. 2020;41(11):3149-3156. doi:10.1007/s10072-020-04693-y

25. FDA News Release. *Coronavirus (COVID-19) Update: July 13, 2021*. U.S. Food and Drug Administration. Publicado en julio 13, 2021. Consultado en agosto 20, 2021. https://www.fda.gov/news-events/press-announcements/coronavirus-covid-19-update-july-13-2021

26. Shapiro Ben David S, Potasman I, Rahamin-Cohen D. Rate of recurrent Guillain-Barré syndrome after mRNA COVID-19 vaccine BNT162b2. *JAMA Neurol*. 2021. doi:10.1001/jamaneurol.2021.3287

27. Zuo T, Zhang F, Lui GCY, et al. Alterations in gut microbiota of patients with COVID-19 during time of hospitalization. *Gastroenterology*. 2020;15(3):944-955. doi:10.1053/j.gastro.2020.05.048

28. Yeoh YK, Zuo T, Lui GCY, et al. Gut microbiota composition reflects disease severity and dysfunctional immune response in patients with COVID-19. *Gut*. 2021;70(4):698-706. doi:10.1136/gutjnl-2020-323020

29. Pierce GL, Kalil GZ, Ajibewa T, et al. Anxiety independently contributes to elevated inflammation in humans with obesity. *Obesity (Silver Spring)*. 2017;25(2):286-289. doi:10.1002/oby.21698

30. Kinney JW, Bemiller SM, Murtishaw AS, Leisgang AM, Salazar AM, Lamb BT. Inflammation as a central mechanism in Alzheimer's disease. *Alzheimers Dement (N Y)*. 2018;4:575-590. doi:10.1016/j.trci.2018.06.014

31. Hurissi E, Abu-jabir E, Mohammed A, et al. Assessment of new-onset depression and anxiety associated with COVID-19. *Middle East Curr Psychiatry*. 2021;28(1):33. doi:10.1186/s43045-021-00112-w

32. Panchal N, Kamal R, Cox C, Garfield R. *The Implications of COVID-19 for Mental Health and Substance Use*. KFF website. Publicado en febrero 10, 2021. Consultado en abril 5, 2021. https://www.kff.org/coronavirus-covid-19/issue-brief/the-implications-of-covid-19-for-mental-health-and-substance-use/

33. American Psychological Association. *Stress in America: One Year Later, a New Wave of Pandemic Health Concerns*. Consultado en junio 6, 2021. https://www.apa.org/news/press/releases/stress/2021/sia-pandemic-report.pdf

34. Mann B. *Hangover from Alcohol Boom Could Last Long after Pandemic Ends*. NPR. Publicado en septiembre 11, 2020. Consultado en abril 5, 2021. https://www.npr.org/2020/09/11/908773533/hangover-from-alcohol-boom-could-last-long-after-pandemic-ends#:~:text=According%20to%20Nielsen's%20market%20data,27%25%20increase%20over%20last%20year

35. Englund W, Nakashima E. Panic buying strikes Southeastern United States as shuttered pipeline resumes operations. *Washington Post*. Publicado en mayo 12, 2021. Consultado en junio 12, 2021. https://www.washingtonpost.com/business/2021/05/12/gas-shortage-colonial-pipeline-live-updates/

36. Shih WC. Global supply chains in a post-pandemic world: companies need to make their networks more resilient. Here's how. *Harv Bus Rev*. Publicado en septiembre-octubre 2020. Consultado en junio 12, 2021. https://hbr.org/2020/09/global-supply-chains-in-a-post-pandemic-world

37. Zhang P, Li J, Huixan L, et al. Long-term bone and lung consequences associated with hospital-acquired severe acute respiratory syndrome: a 15-year follow-up from a prospective cohort study. *Bone Res*. 2020;8:8. doi:10.1038/s41413-020-0084-5

38. Marshall M. The lasting misery of coronavirus long-haulers. *Nature*. 2020;585:339-341. doi:10.1038/d41586-020-02598-6

39. Davis HE, Assaf GS, McCorkell LM, et al. Characterizing long COVID in an international cohort: 7 months of symptoms and their impact. 2021. MedRxiv. doi:10.1101/2020.12.24.20248802

40. FAIR Health. *A Detailed Study of Patients with Long-Haul COVID: An Analysis of Private Healthcare Claims*. Publicado en junio 15, 2021. Consultado en junio 20, 2021. https://s3.amazonaws.com/media2.fairhealth.org/whitepaper/asset/A%20Detailed%20Study%20of%20Patients%20with%20Long-Haul%20COVID--An%20Analysis%20of%20Private%20Healthcare%20Claims--A%20FAIR%20Health%20White%20Paper.pdf

41. Marshall M. The four most urgent questions about long COVID. *Nature*. 2021;594(7862):168-170. doi:10.1038/d41586-021-01511-z

42. Huang L, Yao Q, Gu X, et al. 1-year outcomes in hospital survivors with COVID-19: a longitudinal cohort study. *Lancet*. 2021;398(10302):747-758. doi:10.1016/S0140-67369(21)01755-4

43. Centers for Disease Control and Prevention. *Post-COVID Conditions*. Actualizado en abril 8, 2021. Consultado en junio 12, 2021. https://www.cdc.gov/coronavirus/2019-ncov/long-term-effects.html

44. Devine J. The dubious origins of long COVID. *Wall St J*. Publicado en marzo 22, 2021. Consultado en junio 4, 2021. https://www.wsj.com/articles/the-dubious-origins-of-long-covid-11616452583

45. Ellis PS. The origins of the war neuroses (Part I). *J Roy Nav Med Serv*. 1984;70:168-177. Consultado en junio 22, 2020. https://archive.org/details/JRNMSVOL70Images/page/n185/mode/2up

46. Ellis PS. The origins of the war neuroses (Part II). *J Roy Nav Med Serv*. 1985;71:32-44. Consultado en junio 4, 2021. https://archive.org/details/JRNMSVOL71Images/page/n43/mode/2up

47. Harris W. *Nerve Injuries and Shock*. Oxford University Press; 1915. Consultado en junio 4, 2021. https://archive.org/stream/nerveinjuriessho00harruoft?ref=ol#page/100/mode/2up

48. Bremner JD. Neuroimaging in posttraumatic stress disorder and other stress-related disorders. *Neuroimaging Clin N Am*. 2007;17(4):523-538. ix. doi:10.1016/j.nic.2007.07.003

49. Badura-Brack AS, Heinrichs-Graham E, McDermott TJ, et al. Resting-state neurophysiological abnormalities in posttraumatic stress disorder: a magnetoencephalography study. *Front Neurosci*. 2017;11:205. doi:10.3389/fnhum.2017.00205

50. Xiong K, Zhang Y, Qiu M, et al. Negative emotion regulation in patients with posttraumatic stress disorder. *PLoS One*. 2013;8(12):e81957. doi:10.1371/journal.pone.0081957

51. Bäckryd E, Tanum L, Lind AL, Larsson A, Gordh T. Evidence of both system inflammation and neuroinflammation in fibromyalgia patients, as assessed by a multiplex protein panel applied to the cerebrospinal fluid and to plasma. *J Pain Res*. 2017;10:515-525. doi:10.2147/JPR.S128508

52. VanElzakker MB, Brumfield SA, Lara Mejia PS. Neuroinflammation and cytokines in myalgic encephalomyelitis/chronic fatigue syndrome (ME/CFS): a critical review of research methods. *Front Neurol*. 2019;9:1033. doi:10.3389/fneur.2018.01033. eCollection 2018.

53. Cox D. What COVID-19's long tail is revealing about disease. *BBC*. Publicado en junio 9, 2021. Consultado en junio 13, 2021. https://www.bbc.com/future/article/20210609-how-long-will-long-covid-last

54. Coughlin JM, Yang T, Rebman AW, et al. Image glial activation in patients with post-treatment Lyme disease symptoms: a pilot study using [11C]DPA-713 PET. *J Neuroinflammation*. 2018;15(1):346. doi:10.1186/s12974-018-1381-4

55. Sherwood O, Strain WD, Rossman J. *The Impact of COVID Vaccinations on Symptoms of Long COVID. An International Survey of 900 People with Lived Experience*. LongCovidSOS. Publicado en mayo 2021. Consultado en junio 12, 2021. https://3ca26cd7-266e-4609-b25f-6f3d1497c4cf.filesusr.com/ugd/8bd4fe_a338597f76bf4279a851a7a4cb0e0a74.pdf

56. *Multisystem Inflammatory Syndrome (MIS-C)*. Centers for Disease Control and Prevention. Actualizado en febrero 25, 2021. Consultado en junio 10, 2021. https://www.cdc.gov/mis-c/

57. Belay ED, Abrams J, Oster ME. Trends in geographic and temporal distribution of US children with multisystem inflammatory syndrome during the COVID-19 pandemic. *JAMA Pediatr*. 2021;175:837-845. doi:10.1001/jamapediatrics.2021.0630

58. Centers for Disease Control and Prevention. *Health Department – Reported Cases of Multisystem Inflammatory Syndrome in Children (MIS-C) in the United States*. Actualizado en agosto 27, 2021. Consultado en septiembre 14, 2021. https://www.cdc.gov/mis-c/cases/index.html

59. Centers for Disease Control and Prevention. *Health Department – Reported Cases of Multisystem Inflammatory Syndrome in Children (MIS-C) in the United States*. Actualizado en junio 2, 2021. Consultado en junio 13, 2021. https://www.cdc.gov/mis-c/cases/index.html

60. Frey WH. *Less than Half of US Children under 15 Are white, Census Shows*. Brookings Institute. Actualizado en julio 17, 2019. Consultado en junio 13, 2019. https://www.brookings.edu/research/less-than-half-of-us-children-under-15-are-white-census-shows/

PARTE
II

La comprensión del impacto total de la pandemia será probablemente objeto de debate durante años, en gran parte porque hay muchas métricas diferentes y a menudo subjetivas que podemos utilizar para medir sus efectos. Si bien la comprensión del valor R_0 de un virus o el recuento del número de casos o muertes puede comenzar a esbozar la gravedad de una cepa particular de un virus desde la perspectiva de un epidemiólogo, no ilustra por completo lo que es tener la enfermedad. No explica del todo por qué los pacientes reportan síntomas asociados con trastornos graves de depresión, ansiedad, adaptación y estrés postraumático después de la recuperación. Asimismo, no explica lo que supone vivir bajo la amenaza de contraer el virus cuando prácticamente no se sabe nada de él o preocuparse por lo que ocurre si un ser querido enferma. La empatía simplemente no tiene un papel en este tipo de cálculos.

Del mismo modo, los datos sobre los puestos de trabajo perdidos, los negocios arruinados y los escaparates cerrados pueden empezar a dar una idea de lo profundo que ha sido el impacto económico de la pandemia, pero una vez más hay un vacío de empatía. Los datos no toman en cuenta el efecto psicológico de perder un trabajo, perder un negocio o incluso caminar por el pueblo o la ciudad que uno ha conocido durante años y ver sus avenidas de comercio vacías. Ninguna extracción de datos podrá ofrecer una visión panorámica del dolor y la destrucción causados por la pandemia.

Otra razón por la que no podemos comprender la magnitud total del evento es porque todavía está ocurriendo y quizá continuará durante años; aun así, las características definitorias de la fase aguda de la pandemia —hospitales sobrecargados, medidas de distanciamiento social estrictamente aplicadas, órdenes de permanecer en casa y uso generalizado de mascarillas— se están convirtiendo en gran medida en algo del pasado, al menos en las partes de Estados Unidos donde las tasas de vacunación han sido altas.

Si se continua definiendo el tiempo anterior a la pandemia como normal, nunca saldremos de la Era COVID. Debemos reconocer que muchas de las características que en la actualidad identificamos como exclusivas de 2020 y 2021 serán asimiladas consciente o inconscientemente por una parte importante de la población mucho después de que la mayoría haya procesado los traumas de la pandemia y haya seguido adelante. Es probable que algunas personas continúen usando mascarillas cuando se enfermen, incluso cuando se trate de enfermedades menores; habrá quienes seguirán usando regularmente desinfectante de manos después de tocar superficies desconocidas, y a otros tantos les resultará excepcionalmente difícil salir de sus casas.

Algunos pueden argumentar que se trata de manifestaciones de una característica común de los traumas psicológicos. Como ha observado Bessel van der Kolk en hermosas obras como *The Body Keeps the Score* (El cuerpo lleva la cuenta), el trauma ancla a las personas a un momento en el tiempo y les impide avanzar plenamente.[1] El trauma llega entonces a definirlas, y puede acabar devorándolas. Sin embargo, también puede ocurrir que estos comportamientos, en especial el uso de una mascarilla cuando se está enfermo, se conviertan en normas culturales en varios países. De nuevo, *si seguimos definiendo la normalidad como la vuelta a la vida anterior a la pandemia, es muy probable que nunca volvamos a tener una sensación de normalidad.* Tenemos que asimilar las experiencias de los últimos 2 años, aprender de ellas y crear una nueva normalidad si queremos ser adultos sanos y funcionales, especialmente si el virus de SARS-CoV-2 se convierte en endémico.

Gran parte de nuestra vida cotidiana se ha visto afectada por la enfermedad de COVID-19. Es difícil incluso entenderlo como un fenómeno único, ya que la pandemia introdujo nuevos factores de estrés, exacerbó los existentes y produjo una amplia gama de efectos secundarios y terciarios que se manifestaron en forma simultánea. Por ejemplo, al mismo tiempo que algunas personas luchaban contra la ansiedad provocada por la repentina aparición de un virus desconocido, también perdían sus empleos, el acceso a sus lugares de culto y, a menudo, el contacto físico con sus familiares y amigos.

Las investigaciones sobre los trastornos relacionados con el trauma y el estrés, en particular el trastorno de estrés postraumático, han revelado que la mayoría de las personas experimenta un acontecimiento traumático en su vida.[2] Las personas procedentes de comunidades desfavorecidas parecen correr un riesgo aún mayor, con tasas de incidencia de acontecimientos traumáticos tan altas como 90% en zonas con altos índices de pobreza, desempleo y diversas cargas ambientales.[3] A pesar de la desafortunada alta frecuencia de acontecimientos traumáticos, la mayoría de las personas no desarrolla un trastorno relacionado con el trauma o el estrés.[4]

¿Por qué no?

A lo largo de sus años de investigación, el autor ha comprobado que las personas que cuentan con fuertes redes de apoyo social o un sentido de propósito son más resilientes y están mejor preparadas para afrontar los factores de estrés y los traumas que las que no los tienen.[5] Y plantea esto no sólo en función de su trabajo como médico que ejerce en la ciudad de Nueva York, sino en respuesta a su experiencia como parte de un equipo que investiga la resiliencia en aldeas y pueblos remotos de la Provincia Fronteriza del Noroeste de Pakistán tras el terremoto del 8 de octubre de 2005, que causó aproximadamente un cuarto de millón de víctimas y dejó a unos 3.5 millones de personas sin hogar.[6] Se cree que es el terremoto más mortífero que se ha producido en la zona. Incluso en este escenario tan devastador, los que más resistieron tras el suceso fueron los que tenían fuertes vínculos sociales. Se podría decir casi con toda seguridad que el hecho de que estos lazos sociales fueran arrancados precisamente cuando más se necesitaban, hizo que los individuos tuvieran más dificultad para soportar las experiencias traumáticas. Todavía se están esperando datos para ver cómo influyó el aislamiento social en los índices de resiliencia.

Por supuesto, no todo el estrés causado por el contagio de COVID fue tan cataclísmico. Para cientos de millones de personas en todo el mundo, la pandemia ha sido más bien una fuente de estrés constante y de bajo nivel que se ha ido acumulando con el tiempo. Nuestro mundo realmente empezó a girar en torno al virus, y esto fue así incluso para quienes no se vieron directamente perjudicados por él. Para quienes tienen predisposición a desarrollar trastornos de ansiedad o depresivos, verse obligados a encerrarse mientras veían cómo el mundo se desmoronaba a su alrededor tuvo un efecto debilitante. Para las personas con enfermedades mentales graves y persistentes, como esquizofrenia o trastorno bipolar, la combinación de estos factores de estrés y las interrupciones en los servicios de salud mental han sido algo catastrófico.

Incluso para aquellos que no estaban luchando con una enfermedad mental o que nunca se infectaron o que nunca perdieron a nadie cercano a ellos o que lograron mantener su trabajo y permanecer en una situación de vida relativamente saludable, no es que hayan escapado necesariamente ilesos. Es cierto que les fue mucho mejor que a otros, pero el estrés de estar encerrado en una casa solo o con otros pocos adultos o con niños muy pequeños también fue muy difícil para personas de todos los grupos de edad y de todo tipo de orígenes. Si a esto se añade la incertidumbre de cómo o cuándo se reanudará la actividad normal ante el desarrollo de nuevas variantes como la Delta, queda claro por qué los signos de aumento del estrés y la ansiedad han sido omnipresentes.

Salvo raras excepciones, las tensiones de la pandemia de COVID-19 han sido percibidas por todo el mundo en cierta medida, y el *status quo* que había sido aceptado por miles de millones de personas como el estado natural o normal de las cosas se evaporó prácticamente de la noche a la mañana. Esto dio pie a un cierto tipo de cuestionamiento existencial al considerar qué tipo de mundo debería reemplazar al anterior. Las reflexiones sobre la felicidad y el sentido de la vida, que tal vez eran comunes en la juventud, pero que habían sido reprimidas por la necesidad de ganarse la vida, volvieron a surgir. Mientras tanto, surgieron fervientes llamamientos al cambio social en todo el mundo, en especial en Estados Unidos, donde esto se manifestó de una forma que no se había visto desde los albores de la Primavera Árabe en países como Egipto, Libia, Túnez, Yemen y Siria o en Occidente desde las revueltas estudiantiles de 1968.

Cuando George Floyd fue asesinado por el ex agente de la policía Derek Chauvin en Minneapolis el 25 de mayo de 2020, el hecho sirvió como un detonante que finalmente condujo a un verano de protestas contra la brutalidad policial y el racismo. Si la gente no hubiera estado encerrada durante varios meses y buscando un sentido, y si la crueldad excesiva de Chauvin no se hubiera documentado de forma tan clara, sería imposible saber si las protestas habrían estallado con el mismo fervor y el mismo nivel de participación. Lo que está claro es que hubo una sensación de transformación, ya sea bienvenida o temida, que impregnó el verano y el otoño de 2020 en Estados Unidos a medida que los activistas salieron a las calles, las elecciones presidenciales de 2020 se pusieron en marcha, la pandemia continuó haciendo estragos, y las consecuencias económicas y sociales de la primera ola de la pandemia siguieron resonando en todo el mundo. El año 2021 no ofreció más que acaso una pequeña tregua a esta sensación de crisis, ya que comenzó con el caos en el Capitolio, el aumento de la variante Delta, una economía tambaleante y crisis políticas casi semanales en EUA y demás países.

Basta con decir que la enfermedad de COVID-19 ha alterado en forma radical nuestra cultura; ha cambiado de manera fundamental la forma en que vivimos nuestras vidas; y tendrá efectos dramáticos en la forma en que pensamos, nos comportamos, socializamos y recibimos atención médica, tanto si se convierte o no en una enfermedad endémica. Seguramente repercutirá en la forma en que los gobiernos abordan las cuestiones de salud pública, en particular la salud mental. Por consecuencia, no cabe duda de que se situará entre el 11 de septiembre, la caída del Muro de Berlín y el lanzamiento de la primera bomba atómica en cuanto a importancia histórica, porque el cambio de paradigma tan violento que se ha vivido ha creado una brecha insalvable entre el antes y el después. Esto puede parecer un poco hiperbólico al principio, pero la vida en la Era COVID-19 ha llegado a parecerse a la vida durante una época de guerra en el sentido de que la destrucción y la angustia que ha causado el virus no están ligadas a un acontecimiento singular, sino a una tragedia prolongada. Además, uno ha tenido que acostumbrarse a sobrevivir, aunque al mismo tiempo es imposible ignorar que el problema sigue ahí porque no ha pasado un día durante casi 2 años sin que varias culturas de todo el mundo se obsesionen con los últimos acontecimientos relacionados con el virus, y cuenten el número de enfermos y de muertos.

Los siete capítulos siguientes tratarán de evaluar cómo nos han afectado todas estas fuerzas convergentes y, con suerte, comenzarán a arrojar luz sobre parte del trabajo que tendremos que emprender en última instancia para reclamar un nuevo sentido de normalidad luego de esta calamidad.

REFERENCIAS

1. van der Kolk BA. *The Body Keeps the Score: Brain, Mind, and Body in the Healing of Trauma*. Penguin Books; 2014.
2. Benjet C, Bromet E, Karam EG, et al. The epidemiology of traumatic event exposure worldwide: results from the World Mental Health Survey Consortium. *Psychol Med*. 2016;46(2):327-343. doi:10.1017/S0033291715001981
3. Gillikin C, Habib L, Evces M, Bradley B, Ressler KJ, Sanders J. Trauma exposure and PTSD symptoms associate with violence in inner city civilians. *J Psychiatr Res*. 2016;83:1-7. doi:10.1016/j.jpsychires.2016.07.027
4. Korte KJ, Jiang T, Koenen KC, Gradus J. Trauma and PTSD: epidemiology, comorbidity, and clinical presentation in adults. In: Forbes D, Bisson JI, Monson CM, Berliner L, eds. *Effective Treatments for PTSD: Practical Guidelines From the International Society for Traumatic Stress Studies*. The Guilford Press; 2020:13-29.
5. Feder A, Ahmad S, Lee EJ, et al. Coping and PTSD symptoms in Pakistani earthquake survivors: purpose in life, religious coping and social support. *J Affect Disord*. 2013;147(1-3):156-163. doi:10.1016/j.jad.2012.10.027
6. Ahmad S, Feder A, Lee EJ, et al. Earthquake impact in a remote South Asian population: psychosocial factors and posttraumatic symptoms. *J Trauma Stress*. 2010;23(3):408-412. doi:10.1002/jts.20535

5

Impacto psicosocial y económico de COVID-19: una nación sitiada

El SARS-CoV-2 ha transformado de manera radical nuestra sociedad, no solo por los contagios generalizados en todo el mundo, sino también por su profundo impacto social y económico. Juntos, estos dos factores exacerbaron los niveles de estrés experimentados no solo por las personas con infección por el SRAS-CoV-2 sino también por aquellas cuyas vidas cambiaron de manera irremediable por los efectos directos e indirectos de la pandemia. Este capítulo examina algunos de los efectos psicológicos, económicos, ambientales y psicosociales específicos de la pandemia, así como la forma en que las respuestas al estrés de los individuos pueden afectar en forma negativa a su salud mental y bienestar. Mientras que SARS-CoV-2 es una enfermedad viral con una patología específica, la pandemia de COVID-19 ha demostrado ser una enfermedad psicosocial con consecuencias sociales, económicas y psicológicas realmente devastadoras.

Entender COVID-19 como una enfermedad psicosocial

En algunos círculos existe la creencia popular de que la naturaleza humana se define casi exclusivamente por la experiencia. En términos más básicos, quienes defienden esta opinión creen que la mente humana es en gran medida una pizarra en blanco (o *tabula rasa*) en la etapa de la infancia, la cual con el tiempo se rellena con la experiencia. De forma similar, existe la creencia de que los humanos son casi infinitamente adaptables y que somos capaces de prosperar en un número casi infinito de condiciones sociales siempre que el entorno físico en el que nos coloquen no sea demasiado hostil. En otras palabras, mientras tengamos cubiertas las necesidades más básicas para la supervivencia (agua, comida, aire, etc.), seremos capaces de aguantar y posiblemente incluso de prosperar.

¿Aguantar? Sí. ¿Prosperar? Difícilmente.

Como escribió el psicoanalista Erich Fromm hace más de 60 años, "La afirmación de que el hombre puede vivir bajo casi cualquier condición es solo una verdad a medias; debe completarse con la otra afirmación, que si este vive bajo condiciones que son contrarias a su naturaleza y a los requisitos básicos para el crecimiento y la cordura humanos, no puede evitar reaccionar".[1] Como humanos, tenemos nuestros límites físicos, sociales y psicológicos, y todos ellos están interconectados. No somos infinitamente maleables. Podemos adaptarnos y aguantar mucho, pero, finalmente, llegamos a un punto de ruptura. En consecuencia, hay condiciones a las que no podemos adaptarnos.

Durante cientos de miles de años hemos perseverado y prosperado en tribus y clanes. La supervivencia solo era posible si trabajábamos juntos para superar los peligros del entorno y alejar los ataques de otros animales (y otros humanos). Con el tiempo, este proceso de colaboración dio paso al lenguaje y a culturas muy sofisticadas y arraigó aún más la necesidad de interacción social en nuestro ADN psicológico. El ser humano es un animal social, lo que le obliga a interactuar con otros seres humanos. En consecuencia, cuando nos aislamos, nos deterioramos psicológica y físicamente, y ambos tienen un efecto recíproco: el deterioro psicológico acelera el deterioro físico y viceversa (más adelante se habla de esto). Después de todo, si no fuéramos criaturas sociales, el aislamiento no se consideraría una forma de tortura.

Uno de los elementos fundamentales de la naturaleza humana es la necesidad de interactuar físicamente con otros seres humanos, y no solo por teléfono o mediante *Zoom*. El sentido del olfato y del tacto es una parte esencial del ser humano. La pandemia y el distanciamiento social nos privaron de poder estar físicamente cerca de los demás y nos quitaron estos elementos esenciales de nuestra existencia. Necesitamos sentir la presencia de otras personas, compartir el espacio con ellas y tocarlas e incluso olerlas. Las reuniones virtuales pueden haber sido una solución aceptable a corto plazo y permitirnos cumplir con ciertas obligaciones profesionales, pero se hizo evidente con relativa rapidez que estas interacciones virtuales son calvarios planos y alienantes que no pueden sustituir a las interacciones sociales auténticas. Sencillamente, no satisfacen nuestra necesidad de compromiso social, y muchos de nosotros hemos aprendido durante la pandemia que esta falta de interacción humana real puede causar un deterioro de la salud mental, aunque no desarrollemos una enfermedad mental diagnosticable.

La interacción social y el compromiso social nos proporcionan dos fuentes vitales de confort. Por un lado, nos dan un sentido de pertenencia, de que formamos parte de un grupo, y nos hacen sentir aceptados y aprobados. Por otro, nos hacen sentir a salvo y nos dan una sensación de seguridad, que es otro requisito básico para que los seres humanos prosperen. Esto no quiere decir que necesitemos que nos mimen o nos cuiden o que nos mantengan meticulosamente alejados del peligro. En definitiva necesitamos que nos desafíen para aprender y crecer. Sin embargo, cuando estos retos son constantes y uno siente que tiene que permanecer hipervigilante y teme por su vida, eso pasa factura a la salud mental. Esta fue la realidad de muchos trabajadores esenciales durante la primera fase de la pandemia, que no tenían un manto de seguridad, ni protección mediante la inmunidad natural o la vacunación, y a menudo contaban solo con suministros limitados. Se vieron obligados a enfrentarse a la persistente amenaza de infección y a la posibilidad de que pudieran incluso contagiar el virus a otras personas, incluidos sus seres queridos, en un momento en el que se sabía muy poco sobre los efectos agudos o a largo plazo del virus.

La raza humana no evolucionó para someterse a este tipo de estrés solitario y persistente, ya sea por el aislamiento social o por el temor a un agente patógeno durante meses sin descanso. Evolucionamos específicamente para evitar este tipo de problemas formando fuertes redes sociales y trabajando juntos, dándonos así la oportunidad de descansar. La pandemia provocó la desintegración de nuestro tejido social, que en circunstancias normales nos proporciona una sensación de tranquilidad y calma interior. Como resultado de la cuarentena, de estar aislados de nuestros apoyos sociales que funcionan como sustento emocional y psicológico, así como de un aluvión de factores de estrés psicosocial en medio de un telón de fondo de extrema polarización política, retórica violenta, protestas masivas y una cabalgata de noticias económicas y geopolíticas aterradoras, parecía que el orden social que habíamos llegado a reconocer como el cimiento de nuestra existencia cotidiana comenzaba a resquebrajarse y a desmoronarse.

Este entorno ha sido nocivo y solo ha propiciado el cultivo de la angustia psicológica, por lo que muchas personas sin condiciones preexistentes o predisposiciones genéticas o un historial de enfermedades mentales han informado que han tenido problemas con su salud mental. A lo largo de la pandemia, casi todo el mundo ha manifestado algún síntoma de trastorno afectivo, ansiedad o abuso de sustancias. Tener estas condiciones no significa que uno sea un enfermo mental, un adicto, o de alguna manera débil. Más bien sugiere que uno no podría prosperar en condiciones contrarias a las necesidades de los seres humanos. En todo caso, es una prueba de nuestra humanidad, un recordatorio para practicar la humildad y una razón para que cada uno de nosotros muestre su empatía.

Lo que es tranquilizador es que la gran mayoría de los que se vieron obligados a pasar largos periodos de aislamiento social o de miedo perpetuo durante la pandemia acabará recuperándose. Los seres humanos somos excepcionalmente resilientes.

A pesar de ello, muchas personas no tendrán tanta suerte, por lo que es importante entender por qué debemos examinar lo que es COVID-19, no solo a través de la lente de una enfermedad que produce síntomas físicos específicos, sino también como un fenómeno social que produjo tanto efectos psicosociales directos como efectos indirectos que exacerbaron muchos de los problemas de salud preexistentes de manera común en Estados Unidos. Sin duda, la mayor tragedia durante esta pandemia ha sido la muerte de millones de personas en todo el mundo, incluidos cientos de miles de estadounidenses. Sin embargo, a pesar de ese horrendo número de muertes, no se pueden minimizar las cicatrices físicas y psicológicas que perdurarán entre los enfermos que sobrevivieron, pero que tuvieron que ser hospitalizados y siguen luchando contra el embate de los síntomas persistentes asociados con COVID de larga duración. Además de los que enfermaron, hay millones de personas que experimentarán algún grado de tragedia secundaria y terciaria, que podrían prolongarse durante años. Un número inconmensurable de personas de todo Estados Unidos y del mundo se vio invadida por el estrés —luchando con sus condiciones de vida, su situación laboral o el hecho de que ellos o sus seres queridos pudieran enfermar— así como el miedo y el estrés de contraer COVID-19 o por la falta de apoyo económico o social, lo cual han sido la causa fundamental de que se agoten sus reservas psicológicas y su capacidad de resiliencia.

Asimismo, los aspectos biológicos y psicosociales relacionados con COVID-19 se han entrelazado de tal manera que la patología de COVID-19 y numerosos aspectos sociales de la pandemia condujeron a efectos perniciosos en la salud del individuo y, en particular, en la salud mental. Como se describe en el capítulo 3: *Patología: lo que sabíamos y lo que sabemos*, incluso los casos leves de COVID-19 pueden provocar una respuesta inmunológica errante y una inflamación sistémica. Además, como se explora en el capítulo 4: *Síntomas neuropsiquiátricos y secuelas posagudas de SARS-CoV-2: secuelas persistentes*, la inflamación sistémica puede llevar a una neuroinflamación que puede contribuir o exacerbar los síntomas de ansiedad y depresión. No es necesario decir tiene que cuando se añaden los factores de estrés social a esta mezcla, se amplifican aún más estos síntomas y puede empeorar la salud mental de la persona.

Ahora están empezando a surgir pruebas contundentes sobre el colosal impacto de la pandemia de COVID-19 en la salud mental de las personas, y estamos descubriendo que quienes eran más vulnerables antes de la pandemia y ya estaban luchando contra múltiples factores de estrés —en particular los relacionados con las dificultades socioeconómicas (inseguridad alimentaria, inestabilidad de vivienda, precariedad del transporte, violencia interpersonal, etc.)— parecen haber sufrido más.[2] Como se observó en múltiples ocasiones en las primeras fases de la pandemia, la mayoría de estos problemas no eran nuevos, simplemente se exacerbaron.

Teniendo en cuenta los hechos mencionados, un abordaje psicosocial de estas cuestiones no debería ser en absoluto controvertido. Los factores de estrés social parecen haber desempeñado un papel directo y significativo en la patología de COVID-19 y también han repercutido en la salud mental de millones de personas que nunca fueron infectadas por el nuevo coronavirus. Para entender y describir por completo cada componente social que ha contribuido potencialmente a la ansiedad o la depresión relacionadas con COVID se necesitaría una amplia crónica de la Era COVID, algo que está fuera del alcance de este libro. Sin embargo, hay componentes sociales cruciales en la historia de COVID-19 que deben ser tocados antes de pasar a discutir el tema más amplio del estrés y algunas de las manifestaciones específicas del mismo.

Efectos económicos y sociales de COVID-19

Lo que sigue no es en absoluto una lista exhaustiva de los efectos económicos y sociales de COVID-19. Se trata más bien de las puntas del iceberg que, o bien provocaron un aumento de la tensión, o bien fueron el resultado de las tensiones que presentaron los individuos que se vieron privados de manera repentina de sus redes de apoyo familiares y, a menudo, incapaces de moverse libremente, trabajar, socializar o participar en las actividades que le habían dado sentido a su vida.

COVID-19 desencadenó o contribuyó a múltiples efectos dominó que parecieron colisionar de forma espectacular a principios de 2020. El resultado fue un caos generalizado, el colapso de las cadenas de suministro y de las economías locales, la escasez de productos básicos y despidos sin precedentes en prácticamente todos los sectores de la economía, de los que todavía nos estamos recuperando. Se calcula que en Estados Unidos desaparecieron 22 millones de puestos de trabajo en las 4 semanas posteriores a la declaración de emergencia nacional del 13 de marzo de 2020. Una cifra récord de 6.9 millones de personas solicitó el subsidio de desempleo solo en la semana que terminó el 28 de marzo de 2020.[3] No se puede subestimar el impacto colosal de esta pérdida económica que detuvo la vida de millones de personas y causó caos, confusión, ansiedad sobre el futuro y, en muchos casos, una profunda sensación de miedo y depresión.

Abuso doméstico

En abril de 2020, 95% de la población estadounidense vivía en una zona en la que la gente tenía instrucciones de permanecer en su casa, lo que significaba que la mayoría de los individuos que perdían su trabajo no iban a poder encontrar uno nuevo rápido.[4] Esto, en combinación con las pérdidas de empleo generalizadas y otros factores de estrés descritos antes, parece haber obligado a muchos individuos a vivir en situaciones que habrían sido insostenibles en circunstancias menos graves. A pesar de la abominable situación doméstica, muchas de estas personas, que a menudo eran mujeres con hijos, optaron por permanecer en el lugar, y soportar el maltrato, ya que entendían que abandonar sus hogares podría significar vivir en la calle y exponerse potencialmente al virus, entre muchos otros peligros asociados con la falta de vivienda. De hecho, el maltrato doméstico fue incluso descrito en la revista *Time* como "una pandemia dentro de la pandemia de COVID-19".[5]

Los estudios que han analizado los tipos de lesiones reportadas en las visitas a los servicios de urgencias desde el comienzo de la pandemia han encontrado pruebas que sugieren que la incidencia de la violencia en la pareja y el maltrato infantil aumentó a medida que más víctimas se vieron obligadas a elegir entre el maltrato y la calle.[6] Una revisión sistemática y un metaanálisis de la violencia doméstica reportada oficialmente en múltiples países mostraron resultados similares.[7]

Desafortunadamente, por el momento no se dispone de una imagen precisa del grado de penetración del maltrato doméstico durante la pandemia. Los estudios preliminares y los relatos anecdóticos indican que las tasas de incidencia han aumentado y que esto será una fuente duradera de trauma para innumerables individuos que pueden llegar a desarrollar trastornos relacionados con el trauma y el estrés o con trastornos disociativos. Estos últimos pueden ser en especial comunes entre las víctimas de abuso infantil que se enfrentaron a graves maltratos por parte de un pariente o amigo de la familia que recibió refugio durante la pandemia.[8]

Despoblación de los centros urbanos

En los últimos 30 años, un número cada vez mayor de jóvenes profesionales y oficinistas "creativos" de todo el mundo se han trasladado a un puñado de lo que el teórico de los estudios urbanos Richard Florida denominó "ciudades superestrella" en su obra de 2017, *The New Urban Crisis*.[9] Esto ha provocado un aumento de la gentrificación de los barrios de las ciudades que originalmente albergaban comunidades de clase media baja y de clase trabajadora, mientras que la escasez simultánea de proyectos de vivienda asequible ha hecho que sea cada vez más difícil para las comunidades afectadas permanecer en sus ciudades de origen. En pocas palabras, estas personas de clase trabajadora y de clase media baja que trabajan en sectores de la economía como el comercio minorista, la hotelería, la industria manufacturera, la construcción y la educación están siendo expulsadas, y los profesionales, que suelen trabajar en oficinas, se están trasladando a esos lugares.

Cuando comenzó la pandemia, se les dijo a muchos profesionales que se les permitiría trabajar a distancia en el futuro inmediato y, en consecuencia, muchos salieron de sus hogares en las zonas urbanas. Los que tenían casas de campo se instalaron allí. Otros iniciaron una loca carrera para comprar casas en zonas suburbanas y exurbanas.[10] Algunos incluso se trasladaron a las llamadas "ciudades *Zoom*" en zonas más rurales.[11] Mientras tanto, muchos jóvenes volvieron a vivir con sus padres. En septiembre de 2020, por primera vez desde la época conocida como la Gran Depresión, la mayoría de los adultos jóvenes de entre 18 y 29 años vivían con al menos uno de sus padres.[12] Mientras que los jóvenes profesionales en esta situación podían trabajar a distancia, los no profesionales solían tener dificultades para encontrar trabajo y ejercer su independencia económica.

Los efectos de este éxodo masivo fueron inmediatos. Los centros urbanos que habían atraído a la gente durante generaciones parecían desiertos de la noche a la mañana. En pocas semanas, la cacofonía de algunas de las ciudades globales más ilustres se redujo a un murmullo. El volumen de tráfico peatonal que había justificado los alquileres estratosféricos en las áreas de los distritos comerciales centrales se desplomó a medida que se decía a los trabajadores de las oficinas que hicieran su trabajo a distancia y se daban órdenes de quedarse en casa. Millones de trabajadores de la construcción, la industria manufacturera, la hotelería y el comercio minorista perdieron posteriormente sus puestos de trabajo, lo que significa que no solo quedaron desempleados, sino que se vieron obligados a quedarse en casa y no pudieron buscar un empleo. Aunque muchos trabajadores del comercio minorista y de la hotelería siguen enfrentándose a importantes vientos en contra para encontrar trabajos comparables que paguen más del salario mínimo, el cuerno de la abundancia de bares, restaurantes y tiendas minoristas de los principales distritos comerciales simplemente no puede volver a la normalidad sin el poder adquisitivo de una clase profesional que se ha trasladado a las zonas suburbanas y ya no necesita aventurarse en las zonas del centro.

Si el virus se convierte en endémico, lo que parece muy probable, es probable que tenga repercusiones duraderas en los centros urbanos, ya que la gente modificará su estilo de vida para tener en cuenta los mayores riesgos que plantea el virus. En este momento, es demasiado pronto para saber cómo serán estas repercusiones.

Consumo de sustancias

Con la repentina recesión económica y el desempleo de millones de personas, el resultado natural fue el aburrimiento, las fricciones familiares, el aumento de la violencia doméstica y el incremento del consumo de sustancias, en especial de alcohol. Los estudios han revelado que ningún consumo de alcohol es saludable, pero los efectos negativos para la salud de un consumo limitado y ocasional son relativamente menores siempre que la persona que bebe no esté embarazada, no tenga comorbilidades médicas importantes, no esté tomando determinados medicamentos o no tenga previsto manejar maquinaria pesada o conducir un coche. Si se consume en exceso, el alcohol puede provocar una serie de problemas de salud que afectan al hígado, el corazón, el tracto gastrointestinal (GI) y el cerebro. El consumo excesivo de alcohol también puede causar estragos en la vida familiar, social y laboral.

La evidencia anecdótica sugiere que la gente empezó a beber más para hacer frente al estrés de la pandemia, y las encuestas han descubierto que el consumo de alcohol se multiplicó por mucho en comparación con los niveles anteriores a esta circunstancia. Al menos, una encuesta llevada a cabo por la

American Psychological Association descubrió que 23% de los adultos declaró haber bebido más.[13] Mientras tanto, las ventas de alcohol al por menor se han disparado porque la gente ha consumido más alcohol en casa, pero esto lleva a preguntarnos: ¿se bebe más en casa o se consume más alcohol que antes?

Lo que esta pregunta soslaya es la importancia cultural del alcohol en muchas sociedades, incluida la estadounidense. Como observó Kate Julian en un artículo muy bien escrito publicado en el número de julio/agosto de 2021 de *The Atlantic*, los seres humanos han consumido alcohol socialmente durante milenios y hacerlo con los amigos y la familia tiene beneficios sociales porque refuerza los vínculos sociales.[14] El alcohol se vuelve problemático cuando se empieza a beber sin los amigos y la familia o en cantidades excesivas, que es precisamente lo que ocurrió durante la pandemia de COVID-19.

Mientras tanto, las personas con antecedentes de trastorno por consumo de sustancias se enfrentaron a interrupciones en el acceso al tratamiento y a los programas sociales diseñados para ayudar a los más necesitados. Las redes como Alcohólicos Anónimos y Narcóticos Anónimos se construyen en torno al intercambio de historias personales y la participación en el trabajo de grupo. La pandemia imposibilitó este tipo de reuniones en persona, a la vez que provocó la suspensión temporal de los programas de divulgación y el cierre de instalaciones para ayudar a personas en situación de calle y a los enfermos mentales, muchos de los cuales, desafortunadamente, tienen trastornos comórbidos por consumo de sustancias. Conforme hemos aprendido a adaptarnos a vivir con el virus, muchos de estos programas han vuelto a funcionar.

Sin embargo, estas interrupciones en el servicio, junto con las preocupaciones más generales asociadas con la pandemia, alimentaron casi con toda seguridad una oleada de recaídas, en especial en los primeros meses de la pandemia.[15] Los casos de sobredosis de opioides también se dispararon en los primeros meses de la pandemia y no han vuelto del todo a los niveles anteriores a este suceso. Los datos sugieren que la crisis de los opioides, que ya estaba costando hasta 60 000 vidas al año, siguió encendida de forma inadvertida hasta el año 2020 como el fuego de una mina.[16] En 2020 se registraron aproximadamente 93 000 muertes por sobredosis en todo Estados Unidos.[17] El número exacto de sobredosis accidentales comparado con el suicidio por envenenamiento no está claro.[18]

Pánico colectivo

Otro ejemplo desafortunadamente destacado sobre cómo la tríada psicológica, social y económica puede converger es cuando se produce el pánico colectivo. Como se mencionó antes en el caso de la estampida y cómo las compras de pánico durante la percepción de escasez de gasolina crean un bucle de retroalimentación positiva, la pandemia causó inicialmente compras de pánico en los supermercados (especialmente con el papel higiénico) y fue uno de los momentos culturales definitorios de principios de 2020. Fue impactante ver en todo Estados Unidos, la tierra de la abundancia, estantes vacíos en las tiendas por donde se mirara.

Incluso antes de que se emitiera la primera orden de permanecer en casa, la propagación del virus provocó compras de pánico a los supermercados y compras frenéticas en línea. Como China todavía estaba en medio de su estricto bloqueo, y dado que muchas de nuestras cadenas de suministro dependen de la fabricación china, se empezó a informar de la escasez justo cuando las cadenas de suministro al por menor estaban llegando al límite de sus existencias.[19] El aumento de la demanda, combinado con las interrupciones en la producción y la distribución, dio lugar a estantes vacíos en las tiendas de autoservicio, lo que solo fomentó un comportamiento de acaparamiento más frenético a lo largo de la primavera de 2020, ya que la gente almacenó cosas como harina, levadura y, por supuesto, papel higiénico.

Mientras tanto, los agricultores que tenían contratos con restaurantes y escuelas que habían cerrado de manera repentina no pudieron acomodar este cambio en la demanda con rapidez.[20] En el transcurso de décadas, habían desarrollado y fabricado productos que satisfacían en específico las demandas de estos puntos de venta, y como resultado de la pandemia, no pudieron alterar de modo repentino la producción, la distribución y la cadena de suministro, lo que supuso una tremenda presión en sus finanzas. Incluso los bancos de alimentos locales no estaban preparados para el aumento de la oferta y no podían dar cabida a todos los productos frescos y lácteos.[21]

El resultado final fue una cruel yuxtaposición: estantes vacíos en las tiendas de la ciudad y agricultores abrumados con millones de kilos de frutas y verduras podridas que no podían vender. Los brotes de COVID-19 en las plantas empacadoras de carne también obligaron a los procesadores a reducir o, en algunos casos, a cerrar temporalmente para evitar ver su fuerza de trabajo diezmada por la enfermedad.[22]

No se trataba solo de artículos de alimentación. El personal sanitario se enfrentó a una grave escasez de equipos de protección personal, ya que las cadenas de suministro fallaron y los hospitales acabaron compitiendo entre sí y con el público por artículos como las mascarillas N95. Los suministros de muchos medicamentos, en particular analgésicos, sedantes y paralizantes, también se vieron afectados.[23] Estos medicamentos son necesarios para los pacientes que necesitan someterse a ventilación mecánica invasiva, que se utiliza de manera habitual para tratar el síndrome de dificultad respiratoria aguda,[24] una de las complicaciones más comunes y peligrosas asociadas a COVID-19.[25] Esta escasez resultó ser especialmente estresante para el personal médico que estaba en la primera línea de la lucha contra COVID-19 y, sin duda, contribuyó a los mayores niveles de trastorno de estrés postraumático (TEPT) registrados entre el personal sanitario.[26]

Crimen

Los delitos denunciados parecieron disminuir durante los primeros días de la pandemia, ya que los estados cerraron y la gente permaneció en el interior. Los índices de criminalidad se mantuvieron bajos durante varias semanas.[27] Sin embargo, tras un breve respiro, estos índices comenzaron a aumentar de nuevo.

En Estados Unidos comenzó un aumento muy pronunciado de la violencia con armas de fuego en la primavera de 2020 y continuó hasta bien entrado el año 2021.[28] Precisamente, no está claro cuál es la causa, pero es otro factor social que puede contribuir al estrés, en especial entre los individuos pertenecientes a las grandes áreas urbanas, donde las tasas de homicidio han sido en particular altas.[29] A medida que el verano de 2021 llegaba a su fin, parecía que el aumento de los asesinatos se estaba desacelerando y que otros delitos violentos habían disminuido en comparación con los niveles correspondientes en 2020, aunque es demasiado pronto para situar esto de manera adecuada en un contexto más amplio sobre las tendencias de delincuencia.[30]

Estrés

El estrés es una palabra omnipresente en la sociedad moderna y una parte normal de la vida cotidiana. Cualquiera que lea esto está familiarizado con la sensación, y normalmente la asociamos con la sensación de estar sobrecargado o cuando las circunstancias no salen como queremos. Físicamente, puede parecer que se ha cerrado una válvula en alguna parte de nuestro cuerpo y que hay una presión que se acumula en nuestro interior. Esto se refleja en nuestros modismos sobre el estrés, y nos quejamos de sentirnos "bajo presión", o "a punto de estallar", "a punto de quebrarnos" o "en el límite".

De manera algo más formal, el estrés puede definirse como cualquier tipo de cambio que cause tensión física, emocional o psicológica.

En algunos casos, el estrés puede ser algo bueno. Por ejemplo, el ejercicio es una forma de estrés. Pone en tensión los músculos, pero esta tensión es relativamente breve y controlada. Del mismo modo, el miedo es a menudo algo bueno. Por muy desagradable que sea, es clave para nuestra vida emocional y nuestra propia supervivencia. De hecho, se podría pensar que nuestra respuesta al miedo no es diferente de la respuesta a la amenaza. Esa sensación de estrés, pavor, terror o agresión se precipita por las amenazas percibidas, y pone en marcha una cascada de señales neuroquímicas que preparan nuestro cuerpo para ser más capaz de responder a las amenazas.[31] Esta reacción fisiológica se conoce como respuesta de estrés agudo; también es famosa como respuesta de lucha o huida.

La ciencia de la respuesta al estrés

En el centro de esta respuesta se encuentran dos pequeñas regiones con forma de almendra, situadas en los lados izquierdo y derecho del cerebro, conocidas colectivamente como amígdala (véase fig. 5-1). Además de desempeñar un papel en el desencadenamiento de la respuesta al estrés del cuerpo, la amígdala también tiene un papel importante en el miedo, la memoria y la agresión. Al igual que un detector de humo que funciona correctamente, la amígdala entra en acción cuando se observan estímulos que representan una amenaza potencial. El detector de humo está programado para responder al humo; cuando hay humo,

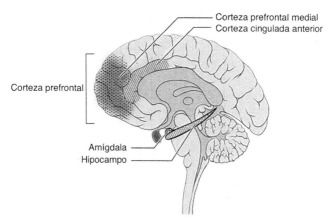

Figura 5-1 Partes centrales del cerebro para la respuesta al miedo: amígdala, hipocampo, corteza prefrontal, corteza prefrontal medial y corteza cingulada anterior. (Ilustración cortesía de Patrick J. Lynch, ilustrador médico y C. Carl Jaffe, MD, cardiólogo.)

hay fuego. Del mismo modo, la amígdala solo envía señales de auxilio cuando se observan estímulos específicos que podrían significar una amenaza.

Lo sorprendente es que la amígdala forma parte de nuestra respuesta al miedo. Para ilustrar este punto, consideremos el caso de una mujer de Kentucky conocida solo como S.M., cuya amígdala fue destruida por una rara condición genética conocida como enfermedad de Urbach-Wiethe. Apodada *"la mujer sin miedo"* por varios medios de comunicación, simplemente no experimenta ningún tipo de respuesta de lucha o huida, ya sea viendo una película de miedo, paseando por una instalación supuestamente embrujada, sosteniendo una tarántula o incluso siendo robada a punta de pistola, y situaciones por el estilo que suelen ocurrirle porque le cuesta reconocer cuando está en una situación amenazante.[32] Reconoce que debería sentir miedo a nivel intelectual, pero la sensación real de miedo simplemente no se le ocurre.

La conclusión de esto es que, aunque no vivir con miedo puede parecer una experiencia liberadora, en realidad puede ser bastante peligrosa. Es un poco como desenchufar un detector de humo excesivamente reactivo en la cocina porque tiende a sonar cada vez que se asa algo en el horno. Si bien puede significar que puedes cocinar sin ser ensordecido por el ulular de la alarma, también significa que podrías dormir durante un incendio real y solo despertarte cuando las llamas se hayan salido de control.

La amígdala también desempeña un papel en el aprendizaje de la diferencia entre los estímulos inocuos y los potencialmente peligrosos, y lo hace trabajando en conjunto con el hipocampo, que es la parte del cerebro responsable de registrar y rememorar los recuerdos episódicos. La mayoría de los recuerdos no son solo colecciones de percepciones sensoriales —vistas, sonidos, sensaciones físicas o, como observó el famoso novelista francés Marcel

Proust, olores y sabores. Los recuerdos suelen incluir también información emocional, y recordamos cómo nos sentimos en momentos concretos porque la amígdala y el hipocampo actúan en conjunto para codificar los recuerdos con emoción. Esto nos condiciona a participar de manera repetida en actividades ligadas a emociones positivas. También ocasiona lo que se conoce como condicionamiento del miedo: nuestra tendencia a evitar las actividades vinculadas a las emociones negativas.[33] Esto puede revertirse mediante lo que se conoce como extinción del miedo, que es cuando participamos en ese tipo de actividades a las que antes temíamos sin las emociones negativas concomitantes. Las investigaciones han demostrado una correlación entre el deterioro de los circuitos de extinción del miedo y los trastornos relacionados con el trauma, en especial el TEPT.[34]

Para ilustrar el funcionamiento de este sistema, pensemos en un individuo que consigue escapar de una situación peligrosa. Puede condicionarse a evitar no solo la situación en sí, sino también las actividades o los estímulos asociados con esa situación. Este miedo no se basa en el instinto, sino en la memoria. Como ejemplo extremo, si uno casi se ahoga en el océano a una edad temprana, esto puede crear un miedo no nada más al océano sino también a cualquier cuerpo de agua. Aunque esta interacción entre la emoción y la memoria puede ocasionar diversas fobias que pueden perturbar la vida normal de una persona, la conexión es fundamental para la supervivencia. Sin ella, no seríamos capaces de recordar posibles amenazas o actividades peligrosas. Vivir con el miedo a contraer COVID-19 ha provocado una respuesta de estrés prolongada, que tiene numerosas consecuencias biológicas y psicológicas. La siguiente discusión sobre el papel de varias regiones del cerebro, los neurotransmisores y la regulación hormonal es clave para entender el sistema de respuesta al estrés, así como para aprender a manejar mejor los síntomas asociados.

Este sistema de alarma no se rige únicamente por la emoción y la memoria. La corteza prefrontal medial, una región del cerebro que es crucial para la función ejecutiva y que incluye la circunvolución cingular, la circunvolución subcallosa y la corteza orbitofrontal, atenúa la respuesta de miedo mediada por la amígdala.[35] La corteza prefrontal medial es, literalmente, la voz de la razón que le dice a la amígdala que mantenga la calma. La amígdala es como un amigo demasiado dramático y la corteza prefrontal medial es el que puede calmarlo y evitar que reaccione de forma exagerada y meta al resto del grupo en un problema.

Estas tres regiones del cerebro unen la emoción, la razón y la memoria para garantizar que tomemos decisiones prudentes y solo respondamos a las verdaderas amenazas.

Cuando la amígdala reconoce una amenaza auténtica, envía señales de angustia a lo que se conoce como el eje hipotálamo-hipófisis-suprarrenal (HHS). La señal activa primero el hipotálamo, que a su vez envía mensajes químicos a la hipófisis y a las glándulas suprarrenales, que liberan epinefrina (adrenalina) en el torrente sanguíneo. Este aumento de adrenalina activa lo que se conoce como sistema nervioso simpático (SNS), al que nos referiremos en breve. La excreción adicional de la hormona liberadora de corticotropina y de la arginina vasopresina desde el hipotálamo induce a la glándula pituitaria a liberar la hormona adrenocorticotrópica (ACTH). A continuación, la ACTH envía una señal a las glándulas suprarrenales para que produzcan cortisol, que mantiene activado el SNS. Por esta razón, el cortisol se conoce a menudo como la "hormona del estrés".

Por supuesto, la respuesta al miedo no se produce únicamente en nuestro cerebro. El hipotálamo no solo interactúa con la glándula pituitaria; también puede considerarse el centro de control del cuerpo porque regula gran parte del sistema nervioso autónomo, que es responsable de controlar las funciones corporales vitales en las que no tenemos que pensar (véase fig. 5-2). Algunas de estas funciones son la respiración, la presión arterial, la temperatura corporal y el ritmo cardiaco, por nombrar algunas. Cuando el eje HHS se activa por la respuesta al estrés, el hipotálamo inicia una respuesta de lucha o huida en todo el cuerpo que implica al SNS. Cuando el SNS se activa, sentimos ese familiar subidón de adrenalina y nos preparamos para la acción, ya que se libera glucosa para darnos una explosión extra de energía, nuestras vías respiratorias se dilatan para llevar más oxígeno a la sangre y nuestro ritmo cardiaco aumenta para empujar más sangre a los músculos esqueléticos a fin de obtener más fuerza y resistencia. El reflejo del SNS es el sistema nervioso parasimpático (SNP), conocido por el descanso y la digestión. Cuando el SNP se activa, nuestro ritmo cardiaco disminuye, la producción de saliva aumenta y el flujo sanguíneo se dirige al tracto GI para facilitar la digestión.

Una forma muy simplificada de imaginar las funciones del SNS y el SNP es pensar en un coche. El SNS es el acelerador y el SNP es el freno.

Estrés patológico

En condiciones normales, el SNS y el SNP son complementarios y nos ayudan a mantener el equilibrio. Cuando digo que "nos ayudan", me refiero a todos los mamíferos. Estos sistemas son extremadamente antiguos y aparecieron millones de años antes que nuestra especie. Fueron diseñados para ayudar a los animales a navegar por las tensiones del mundo prehistórico y a sobrevivir en un entorno que estaba lleno de otros animales que intentaban matarlos y comérselos. La amígdala y el eje HHS no evolucionaron para tener en cuenta muchos matices o tipos de estrés de la vida moderna, que son mucho menos dramáticos, pero mucho más persistentes y crónicos.

Este es un punto crucial para entender la distinción entre el estrés normal y el patológico. La amígdala, el eje HHS y el SNS mayor han evolucionado para responder a situaciones inmediatas y potencialmente letales que nos impulsan a actuar, aunque en nuestra vida normal no nos encontramos con estas situaciones muy a menudo. Un buen ejemplo es la necesidad de dar un volantazo para evitar chocar con otro vehículo mientras conducimos o cuando

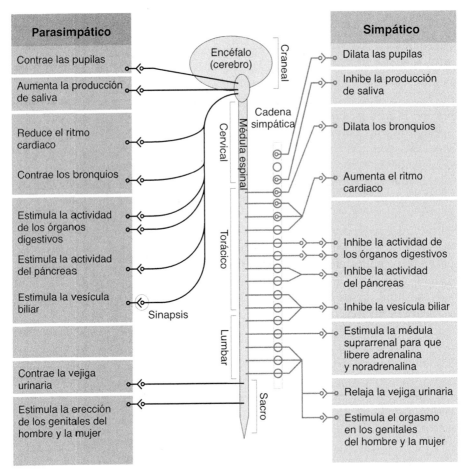

Figura 5-2 A la izquierda, los cambios fisiológicos que se producen luego de la activación del sistema nervioso parasimpático. A la derecha, los cambios fisiológicos que se producen después de la activación del sistema nervioso simpático.

tenemos un altercado con otra persona. Aunque es cierto que este tipo de incidentes ocurren, son excepcionales raros. La mayor parte del estrés que experimentamos es de naturaleza persistente y de grado bajo o medio. Nuestro estrés se manifiesta en forma de plazos, preocupaciones por los compromisos sociales, inseguridades financieras y, más recientemente, el miedo a que un amigo, un ser querido o uno mismo se enferme de COVID-19. Por supuesto, este miedo se ha visto amplificado por las redes sociales, la televisión, los periódicos y las noticias. Desde la primavera de 2020 hasta al menos el otoño de 2021, todos los medios de comunicación importantes de EUA han publicado noticias de última hora sobre el coronavirus o sobre alguna forma novedosa y aterradora en la que puede perjudicarnos. Puede que sea cierto, pero la forma alarmante y dramática en la que se emite las 24 h del día no solo pretende informar, sino que pretende secuestrar nuestra atención manipulando nuestras respuestas primarias a los estímulos temerosos.

Este perpetuo bombardeo de malas noticias y de titulares que provocan ansiedad puede hacer que nos sintamos, por utilizar la frase favorita de la terminología del difunto Bruce S. McEwan, "estresados".[36] Se trata de un estrés patológico.

Cuando experimentamos un estrés sostenido y patológico, significa que nuestro SNS permanece activado durante largos lapsos de tiempo y, al final, terminamos con niveles notablemente más altos de hormonas del estrés, en particular de cortisol, en nuestra sangre. Esto provoca una cascada de cambios fisiológicos que se traducen en mayor frecuencia cardiaca, presión arterial elevada, digestión inadecuada, sueño interrumpido, músculos tensos, trastornos de ansiedad, trastornos afectivos y desequilibrios en las citocinas, que, volviendo a los capítulos anteriores, son vitales para la mensajería intercelular y para el correcto funcionamiento de nuestro sistema inmunológico. A largo plazo, esto puede causar niveles más altos de lípidos, desequilibrios de glucosa en sangre (que predisponen a diabetes), obesidad, arritmias cardiacas, daño renal y aumento de los marcadores inflamatorios —precisamente los tipos de condiciones preexistentes que pueden impactar de manera negativa el pronóstico de COVID-19 y exactamente los tipos de condiciones que parecen venir después de las infecciones agudas de SARS-CoV-2. Un estudio en el que participaron aproximadamente 2 millones de pacientes a los que se les diagnosticó COVID-19 encontró que 23.2% tuvo al menos un nuevo trastorno después de la recuperación. Se ha descubierto que las condiciones posteriores a COVID afectan a 50% de los individuos que fueron hospitalizados, 27.5% de los que eran sintomáticos, pero no fueron hospitalizados y 19% de los que permanecieron asintomáticos durante la infección. Las cinco nuevas afecciones más comunes experimentadas 30 días o más después del primer diagnóstico de COVID-19 incluyen dolor, dificultades respiratorias, hiperlipidemia, malestar y fatiga e hipertensión. La ansiedad y la depresión ocuparon el sexto y decimocuarto lugar, de manera respectiva.[37]

Para volver a la figura vista en el capítulo anterior (véase fig. 5-3), el punto central de todo esto es que la activación persistente del sistema de respuesta al estrés agudo puede iniciar un círculo vicioso que nos hace sentir más estresados, más susceptibles a condiciones de salud crónicas (incluidas la ansiedad y la depresión) y más propensos a desarrollar COVID-19 grave. Aunque parece plausible que las afecciones inflamatorias crónicas puedan aumentar la probabilidad de desarrollar secuelas posagudas de SARS-CoV-2, no hay suficientes pruebas disponibles en este momento para apoyar esa hipótesis.[38] Lo que está claro, sin embargo, es que COVID-19 puede considerarse una enfermedad psicosocial, ya que el estrés físico afecta a nuestro bienestar psicológico y viceversa.

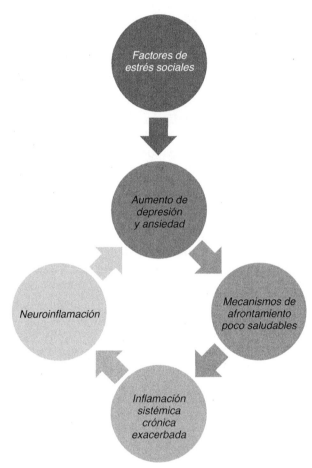

Figura 5-3 Los factores de estrés sociales pueden provocar ansiedad y trastornos del estado de ánimo que conducen a mecanismos de afrontamiento poco saludables, los cuales no solo causan disfunción del sistema inmunológico y neuroinflamación, sino que refuerzan los sentimientos de depresión y ansiedad.

Trauma entre los pacientes y el personal sanitario

La angustia traumática se ha dejado sentir en todo el mundo y ha sido especialmente frecuente en quienes fueron hospitalizados por COVID-19. Un estudio transversal de 381 pacientes de este tipo que se habían recuperado tras la hospitalización encontró que más de 30% de ellos cumplía los criterios de TEPT.[39] Esto parece coincidir con un metaanálisis en el que se incluyeron pacientes que fueron ingresados en la unidad de cuidados intensivos (UCI) durante los brotes del síndrome respiratorio agudo grave (SARS) y del síndrome respiratorio de Oriente Medio (MERS). Seis meses después de recibir el alta, 39% cumplía los criterios de TEPT, 33% estaba con diagnóstico clínico de depresión y 30% había desarrollado un trastorno de ansiedad.[40] Queda por ver cuántos individuos de todo el mundo que han experimentado un trauma asociado directa o indirectamente con COVID-19 después serán diagnosticados con TEPT. Los datos sugieren que, además de los que tuvieron COVID-19 grave, los grupos que tenían mayor riesgo de desarrollar TEPT relacionado con la pandemia parecen ser los familiares de pacientes con infecciones graves o que murieron, así como los trabajadores sanitarios de primera línea.[41]

Sin duda, los trabajadores sanitarios han estado expuestos a un estrés traumático de una manera única. Además de enfrentarse a un alto nivel de riesgo mientras están en la primera línea de la lucha contra el virus, también han estado expuestos a un tremendo grado de muerte y sufrimiento humano. Ninguna experiencia médica puede preparar a una persona para semejante avalancha de tragedia y muerte. Los trabajadores de los hospitales en diversas ocasiones han comparado los peores meses de la pandemia con el trabajo en una zona de guerra.

Un metaanálisis del personal sanitario encargado de trabajar en la gestión de un nuevo brote viral, incluyendo el MERS y el SARS, descubrió que los niveles de angustia persistieron hasta 3 años después de cada uno de los brotes y que el personal tenía casi el doble de probabilidades de experimentar estrés agudo o postraumático en comparación con los controles en un entorno sanitario típico.[42] Dado el mayor alcance y magnitud de la actual pandemia, parece como mínimo razonable suponer que su impacto psicosocial persistirá durante mucho más tiempo entre los trabajadores sanitarios y que un gran número de personal hospitalario luchará contra los síntomas del TEPT, y queda por ver cuántos se recuperarán. Una encuesta publicada a principios de este año reveló que más de 60% de los trabajadores de la salud afirman que su salud mental se ha visto afectada por la pandemia.[43] Una encuesta realizada entre febrero y marzo de 2021 en la que participaron 1 327 trabajadores de la salud reveló que 29% de los trabajadores de la salud ha considerado la posibilidad de abandonar la profesión.[44] Mientras tanto, un metaanálisis de 65 estudios en los que participaron más de 97 000 trabajadores de la salud de 21 países reveló que las tasas de depresión, ansiedad y TEPT eran de 21.7, 22.1 y 21.5%, en forma respectiva.[26]

Los residentes y los trabajadores de los centros de cuidados de larga duración y de las residencias de adultos mayores se han enfrentado a un trauma similar, ya que se han visto en especial afectados por la pandemia y también han sufrido la soledad y la ansiedad ligadas a los sentimientos de incertidumbre, impotencia y agotamiento.[45] A finales de mayo de 2021, se habían confirmado 655 110 casos de COVID-19 en residencias de adultos mayores de todo Estados Unidos, de los cuales 132 608, alrededor de 1 de cada 5, resultaron mortales (véase fig. 5-4A y B). El número total de casos confirmados entre el personal de las residencias de adultos mayores fue de 583 756 (véase fig. 5-5A y B). La cantidad de 1 931, alrededor de 1 de cada 330, perdieron la vida.[46] En la actualidad no existen datos concretos que comparen las tasas de ansiedad y los síntomas depresivos actuales con las medias históricas, pero cabe esperar un aumento significativo de estas afecciones.

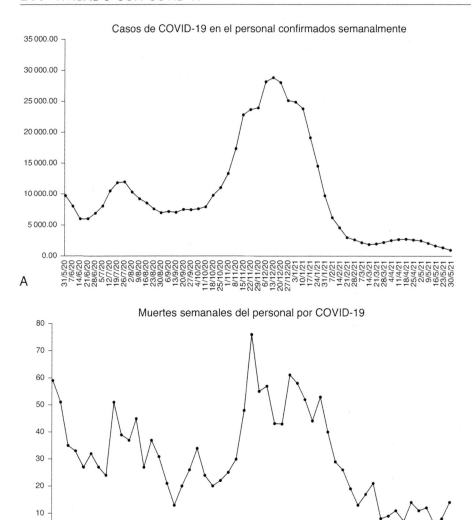

Figura 5-4 Número de empleados de residencias de adultos mayores que dieron positivo en la prueba de COVID-19 (A) y que murieron de COVID-19 (B).

Factores de estrés ambiental y dietético

Independientemente de COVID-19, los fenómenos ambientales también pueden representar factores de estrés o estar asociados con enfermedades crónicas específicas e incluso a daños cerebrales. Investigadores de Corea del Sur descubrieron una relación entre la enfermedad de Parkinson y el dióxido

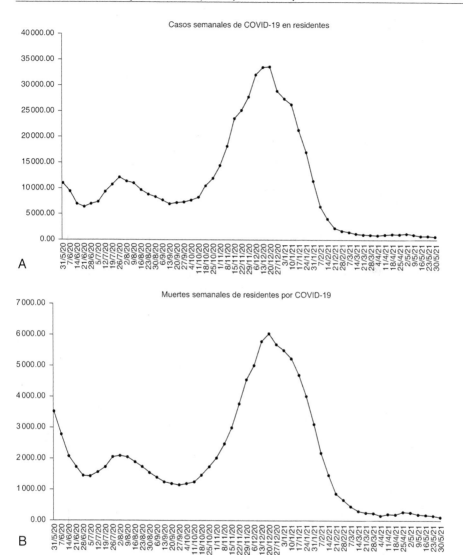

Figura 5-5 Número de residentes de asilos de adultos mayores que dieron positivo en la prueba de COVID-19 (A) y que murieron de COVID-19 (B).

de nitrógeno (NO_2), un contaminante atmosférico común.[47] Por otra parte, el aumento de la exposición a las partículas finas (en particular, las que miden 2.5 micras o menos de diámetro y que suelen abreviarse como PM 2.5) se ha asociado con el deterioro de la memoria episódica y puede aumentar el riesgo de desarrollar enfermedad de Alzheimer.[48] Por último, el plomo se ha asociado con daños cerebrales y a una serie de otros problemas, razón por lo cual ya no se encuentra en la pintura o la gasolina, y por lo que las crisis del agua en lugares como Flint, Michigan, causan tanta alarma e indignación entre el público.[49]

Por supuesto, la exposición a las toxinas ambientales no es igual en todos los grupos. Los niveles más altos de toxinas ambientales afectan más a las comunidades marginadas que a las personas de sectores más acomodados. Esta es otra razón por la que las afecciones crónicas son más frecuentes entre los individuos de entornos menos privilegiados y por la que se ha hecho un llamamiento creciente a lo que se conoce como justicia medioambiental.[50] Se basa en la creencia de que ningún individuo o grupo de individuos debe ser relegado a una zona en la que sus hogares se inunden de materiales tóxicos, que llevan a presentar condiciones inflamatorias crónicas.

Como complemento a esta idea, todas las personas deberían tener acceso a alimentos saludables y ricos en nutrientes, ya que una dieta inadecuada, al igual que las toxinas ambientales, puede desempeñar un papel en el desarrollo de la inflamación sistémica. Existen asociaciones bien establecidas entre las malas elecciones dietéticas y la hipertensión, la resistencia a la insulina, la dislipidemia y la inflamación crónica, como lo demuestran los aumentos de los marcadores proinflamatorios, como la proteína C reactiva, el factor de necrosis tumoral alfa y la interleucina 6. Esta asociación también se extiende a trastornos psiquiátricos como la ansiedad y la depresión.[51]

Además, las investigaciones han descubierto que los casos de alimentación por estrés se correlacionan con aumentos de cortisol y que las personas tienden a tomar decisiones dietéticas deficientes cuando comen por estrés. Esto vuelve a girar en torno a la idea del bucle de retroalimentación positiva: una dieta con alto contenido en grasas saturadas y azúcares procesados puede provocar inflamación neuronal, lo que causa ansiedad, que a su vez provoca aumento de los niveles de cortisol, lo que lleva a "comer por estrés" más alimentos ricos en grasas saturadas y azúcares procesados.[52]

Lo que todo esto sugiere es que los individuos que están expuestos a altos niveles de factores de estrés ambientales y que tienen una dieta deficiente son más propensos a presentar un estado proinflamatorio, lo que podría desempeñar un papel crucial en la regulación de las respuestas inmunes innatas y adaptativas y, por consecuencia, en el pronóstico de COVID-19 . Es razonable suponer que el pronóstico mejora cuando estos factores de estrés están ausentes y la evidencia preliminar apoya esta hipótesis. Un estudio de control de casos de COVID-19 en el que participaron 2 884 trabajadores sanitarios de primera línea de seis países (Francia, Alemania, Italia, España, Reino Unido y Estados Unidos) encontró que los individuos que consumían dietas con más cantidad de verduras, legumbres y frutos secos y menos en carnes procesadas, carnes rojas y aves de corral presentaban menos casos de COVID-19 de moderados a graves.[53] Mientras tanto, un estudio de observación que aún no ha sido revisado por pares y que utilizó datos de 592 571 participantes en Estados Unidos y el Reino Unido vía teléfono, encontró resultados similares y concluyó que una dieta caracterizada por alimentos saludables a base de verduras se asoció con una disminución del riesgo de infección por COVID-19 y de la gravedad de los síntomas.[54]

La soledad

Recientemente, un colega del autor perteneciente a la New York University presentó una ponencia sobre la neurociencia de la soledad. Para sorpresa de varios de los colegas, el cerebro solitario no se ve tan diferente del cerebro estresado porque los cerebros solitarios muestran el tipo de actividad del eje HHS aumentada que es la tarjeta de presentación del estrés crónico. Para aquellos que pasaron la mayor parte de la pandemia solos, esto significó que experimentaron el estrés de la Era COVID —el ciclo de noticias, la agitación política, la preocupación de infectarse o de que un ser querido se infectara— junto con el estrés de la soledad. El aislamiento social y la soledad también se han asociado con las enfermedades cardiovasculares y a los ictus, la demencia y otros problemas cognitivos, la depresión y la ansiedad, las enfermedades crónicas, y las ideas suicidas.[55]

Se hablará más a profundidad de la soledad y el aislamiento social en el capítulo 8: *Impacto social ampliado*. Sin embargo, es importante señalar aquí que tal vez este problema afecta a muchas más personas de las que nos damos cuenta. Un ejemplo reciente es el programa *Making Caring Common* de la Harvard University, que realizó una encuesta a finales de octubre de 2020 en la que participaron 950 personas en Estados Unidos. Aunque todavía están en las fases preliminares del análisis de los datos, encontraron que 36% de los encuestados dijeron que experimentaban una "soledad grave", mientras que 61% de los individuos de entre 18 y 25 años reportaron "grados miserables de soledad".[56]

Muchas personas de edad avanzada han experimentado largos periodos de aislamiento para mantener los protocolos de distanciamiento social. En algunos casos, dicho aislamiento no era más que una versión más extrema de un estilo de vida ya solitario, ya que se calcula que 24% de los estadounidenses mayores de 65 años que viven dentro de una comunidad se consideran socialmente aislados.[55] En tanto que 27% de los adultos mayores de 60 años vivía solo antes de la pandemia, un porcentaje mayor que en cualquier otra parte del mundo.[57] La soledad parece ser más pronunciada entre los mayores de menor nivel socioeconómico.[58]

El duelo conyugal en las personas mayores

No es solo la soledad lo que afecta a las personas mayores; este grupo demográfico ha sido el más afectado por la pandemia. Cerca de 8 de cada 10 muertes causadas por COVID-19 se han producido en adultos mayores de 65 años.[59] Si se profundiza un poco más, se descubre que la enfermedad también es más letal para los hombres. El número total de casos letales entre los hombres es de 362 187 en comparación con 296 567 mujeres.[60] Esto sugiere que un número relativamente grande de mujeres mayores tendrá que tolerar la muerte de un cónyuge.

Independientemente de la edad o la causa de la defunción, la muerte de un cónyuge es un acontecimiento muy traumático. Puede dejar a los afectados sintiéndose sin rumbo y desamparados. Aunque no debería sorprender que los efectos perturbadores de la muerte de un cónyuge puedan tener efectos negativos en la salud mental, el impacto parece contribuir a un aumento significativo de la tasa de mortalidad. Según algunos informes, el riesgo de que un cónyuge en duelo desarrolle una nueva enfermedad o permita que una existente empeore dentro de los primeros 2 meses posteriores a su pérdida puede multiplicarse por 40.[61] Asimismo, se informa con frecuencia de síntomas similares a los de la depresión, que pueden llevar al cónyuge en duelo a adoptar comportamientos que ponen en peligro su salud o a descuidar las actividades que la promueven, en especial durante los primeros 6 meses después de la muerte. Dados los factores de estrés adicionales asociados con la pandemia, parece como mínimo probable que una persona que haya enviudado recientemente pueda abusar del alcohol o de otras drogas, hacer cambios desfavorables a su dieta, no cumplir con los regímenes médicos, o abandonar el mantenimiento de su hogar porque estas responsabilidades habían sido del dominio del cónyuge recientemente finado.[62]

Síntomas y comportamientos asociados con estrés y factores psicosociales adversos

Como se ha mostrado en este capítulo, una amplia variedad de factores de estrés relacionados con COVID-19 desempeña un papel en el desarrollo de la inflamación sistémica y potencialmente de la neuroinflamación. Esto a su vez puede afectar al estado de ánimo y a la cognición o causar aumento de los niveles de ansiedad y depresión. El estrés persistente también puede desarrollar problemas que ya se han mencionado, incluyendo las malas elecciones dietéticas y los trastornos por consumo de sustancias, así como otras cuestiones que se abordarán aquí: ansiedad, depresión, problemas de sueño y suicidio.

Ansiedad y depresión

Una encuesta realizada por el National Center for Health Services encontró que la proporción media de adultos que informan de síntomas de ansiedad o trastornos depresivos se mantuvo estable en torno a 11% durante los primeros 6 meses de 2019, con 8.2% de adultos que describiendo haber experimentado síntomas de solo un trastorno de ansiedad, mientras que 6.6% describió síntomas de solo un trastorno depresivo. Lamentablemente, esto parece coincidir con los promedios históricos.[63,64] Desde finales de la primavera de 2020, el promedio ha estado más cerca de 38%, con un mínimo de 33.9% y un máximo de 42.6% después de las elecciones en EUA. En marzo de 2021, 36.8% de los participantes declaró haber experimentado estos síntomas. Esto supone un aumento de más del triple respecto a los niveles prepandémicos.[65]

Hay muchas razones por las que experimentamos ansiedad o depresión. Como ya se mencionó, una de las vías es a través de la neuroinflamación y la inflamación sistémica crónica. Además, como se ha descrito antes, el estrés traumático y la reflexión excesiva también contribuyen a estas condiciones.[66]

Sin duda, fue difícil evitar la reflexión durante la pandemia. Después de todo, el año 2020 fue efectivamente un sueño febril prolongado que parecía alternar entre eventos que eran en absoluto aterradores, horripilantes y casi cómicamente surrealistas (¿recuerdan los avispones asesinos?). Era difícil no pensar con frecuencia en estas cosas y en la posibilidad de que todo estuviera a punto de derrumbarse, sobre todo porque mucha gente tenía de repente mucho tiempo libre y parecía que todo estaba realmente a punto de derrumbarse. Las estructuras, las responsabilidades y las obligaciones que durante años habían determinado cómo pasábamos nuestro tiempo habían desaparecido.

Cuando llegó la pandemia, muchas de las cosas que eran fundamentales en nuestra vida social o profesional se apagaron de repente. Nuestras prioridades cambiaron de manera radical, y lo que nos quedó en los albores de la pandemia fue un lienzo en blanco. Muchos experimentaron esto con una sensación de temor.

Durante años, varios de los pacientes del autor le han confiado que su ansiedad es peor cuando se meten en la cama. El ruido y las distracciones de la vida contemporánea se desvanecen, dejándoles a solas con la oscuridad y sus pensamientos. Algunos pueden disfrutarlo como un momento de introspección, pero estos pacientes lo vieron como la apertura del libro de la inquietud.

En muchos aspectos, los periodos de cuarentena que hemos tenido que soportar han sido una especie de noche prolongada, y es probable que muchos hayan experimentado periodos prolongados de introspección forzada que les han llevado a reflexionar y, en consecuencia, a tener sentimientos de ansiedad, al reevaluar sus carreras y sus vidas sociales y, posiblemente, empezar a inquietarse por algunas de las decisiones que les han llevado a este punto de sus vidas: sus amigos, sus amantes, sus hábitos, su elección de ciudad, su carrera. Dada la gravedad de la pandemia, muchos quizá se dieron cuenta de que no habían tomado una trayectoria profesional que les inspirara de verdad o que les permitiera hacer cosas monumentales.

En *The House of the Dead*, la novela semiautobiográfica de Dostoievski sobre su encarcelamiento en Siberia, el famoso escritor protoexistencialista reflexionó: "Una vez se me ocurrió que si uno quisiera aplastar y destruir a un hombre por completo, imponerle el más terrible de los castigos, uno ante el cual temblaría el más temible de los asesinos, encogiéndose anticipadamente, todo lo que tendría que hacer sería obligarle a realizar un trabajo total y absolutamente carente de utilidad y significado".[67] No es una cita edificante ni mucho menos, pero sí habla de la necesidad que tiene el ser humano de sentir que sus acciones están impregnadas de sentido, y de la sensación de abatimiento, ansiedad e incluso depresión que puede invadir a alguien que se ha visto incapaz de ver el propósito al seguir una rutina que parece más cíclica que lineal. Este tipo de reflexión, junto con cualquiera de las innumerables tensiones descritas a lo largo de este capítulo, sin duda llevó a muchos a sentirse con ansiedad, depresión y a tener dificultades para dormir.

Privación de sueño

Las alteraciones del sueño han sido ampliamente reportadas y un reciente metaanálisis encontró que, durante la pandemia, los problemas de sueño han afectado aproximadamente a un tercio de la población general y los trabajadores de la salud reportaron un poco más de alteraciones (36%).[68] Esto es problemático en muchos niveles. La duración del sueño de 4 horas o menos por noche se asocia con ansiedad, dificultad para concentrarse, presión arterial más alta, aumento de los niveles de cortisol e insulina, apetito más fuerte, aumento de las tasas de obesidad y trastornos del estado de ánimo y del comportamiento, en particular con respecto a la agresión.[69] Como cualquiera que haya pasado la noche en vela sabe, los trastornos del sueño también están fuertemente asociados con la reducción del rendimiento cognitivo y la función ejecutiva. La falta de sueño persistente puede provocar fatiga o agotamiento, y por esa razón, en muchas profesiones se limita el número de horas que se puede trabajar. Uno no querría que un piloto exhausto pilotara su avión ni nadie querría someterse a una intervención realizada por un cirujano que no ha dormido en 24 horas.[i]

La falta de sueño también está asociada con los trastornos depresivos. En un artículo de 2008, David Nutt y cols., resumieron este punto de forma bastante sucinta cuando escribieron: "El vínculo entre ambos es tan fundamental que algunos investigadores han sugerido que el diagnóstico de depresión en ausencia de quejas de sueño debe hacerse con precaución".[70]

Para algunos, los problemas de sueño significan una baja eficiencia del sueño, que se define como el hecho de pasar menos de 85% del tiempo en la cama dormido. Para otros, significa una latencia de inicio del sueño (el tiempo que se tarda alguien en dormirse) prolongada, que idealmente debería de ser entre 15 y 20 minutos. Para otros, puede significar una cantidad reducida de sueño de ondas lentas y de movimiento ocular rápido. Estas dos etapas del sueño son vitales para la consolidación de la memoria y cumplen una función reparadora para el cuerpo y el cerebro.

Suicidio

A pesar de lo traumática que ha sido la experiencia de la pandemia de COVID-19 y a pesar del aumento de las tasas de depresión y ansiedad, además del probable

---

[i] El estado de Nueva York, por ejemplo, impide a los residentes trabajar más de 80 h a la semana o 24 h consecutivas debido al infame caso de Libby Zion. En 1984, dos residentes que operaban con muy pocas horas de sueño cometieron varios errores críticos que acabaron provocando la muerte de Zion.

aumento de los casos de abuso de sustancias, en 2020 hubo menos suicidios en general que en 2019 en Estados Unidos. De hecho, el número de suicidios se redujo en 5%: de 47 511 a 44 834.[71]

Este descenso se produjo en medio de importantes fluctuaciones en las tasas de suicidio. Según los datos publicados por el National Center for Health Statistics National Vital Statistics System, los suicidios disminuyeron en los primeros días de la pandemia antes de repuntar más adelante. Es posible que el descenso inicial se produjera porque había un sentido de propósito común de derrotar al virus y esto le daba a los individuos algo por lo cual vivir. Sin embargo, a medida que la pandemia se prolongó hasta los últimos meses de 2020, las tasas de suicidio aumentaron. Es poco probable que se sepa si esto está relacionado con la ansiedad, la depresión, el estrés financiero, la angustia existencial u otros factores de estrés. Asimismo, al momento de escribir este artículo sigue siendo una incógnita la forma en que la persistencia de la pandemia hasta 2021 y más allá afectará las tasas de suicidio.

Parece haber cierta evidencia de que hubo un aumento de los suicidios entre los jóvenes no blancos, en particular entre los jóvenes negros, ya que en particular las comunidades negras se han visto afectadas por la pandemia. Es posible que las numerosas tensiones articuladas en este capítulo hayan sido todas factores que han provocado este aumento de los suicidios, pero es demasiado pronto para hacer afirmaciones concluyentes al respecto.[18] Es necesario dedicar más recursos a la comprensión de lo que está ocurriendo para poder resolver la crisis.

Conclusión

Los factores psicosociales y económicos han desempeñado un enorme papel en la amplificación de las tensiones que las personas experimentaron durante la pandemia, y esto ha contribuido a un importante deterioro del bienestar mental. A medida que empezamos a sanar y a abordar la crisis de salud mental que ha dejado la pandemia de COVID-19, sería negligente no tener en cuenta también el papel que desempeñan los factores psicosociales en la salud total de los pacientes y, por lo tanto, tratar de mejorar algunos de estos factores en la medida de nuestras posibilidades.

REFERENCIAS

1. Fromm E. *The Sane Society*. Fawcett Publications, Inc; 1955:27.
2. Lindau ST, Makelarski JA, Body K, et al. Change in health-related socioeconomic risk factors and mental health during the early phase of the COVID-19 pandemic: a national survey of U.S. women. *J Womens Health (Larchmt)*. 2021;30(4):502-513. doi:10.1089/jwh.2020.8879
3. Long H. U.S. now has 22 million unemployed, wiping out a decade of job gains. *Washington Post*. Publicado en abril 16, 2020. Consultado en junio 16, 2021. https://www.washingtonpost.com/business/2020/04/16/unemployment-claims-coronavirus/

4. Mervosh S, Lu D, Swales V. See which states and cities have told residents to stay home. *New York Times*. Actualizado en abril 20, 2020. Consultado en mayo 25, 2021. https://www.nytimes.com/interactive/2020/us/coronavirus-stay-at-home-order.html

5. Kluger J. Domestic violence is a pandemic within the COVID-19 pandemic. *Time*. Publicado en febrero 3, 2021. Consultado en abril 1, 2021. https://time.com/5928539/domestic-violence-covid-19/

6. Holland KM, Jones C, Vivolo-Kantor AM, et al. Trends in US emergency department visits for mental health, overdose, and violence outcomes before and during the COVID-19 pandemic. *JAMA Psychiatry*. 2021;78(4):372-379. doi:10.1001/jamapsychiatry.2020.4402

7. Piquero AR, Jennings WG, Jemison E, Kaukinen C, Knaul FM. Domestic violence during the COVID-19 pandemic—evidence from a systematic review and meta-analysis. *J Crim Justice*. 2021;74:101806. doi:10.1016/j.crimjus.2021.101806

8. Loewenstein RJ. Dissociation debates: everything you know is wrong. *Dialogues Clin Neurosci*. 2018;20(3):229-242. doi:10.31887/DCNS.2018.20.3/rloewenstein

9. Florida R. *The New Urban Crisis: How Our Cities Are Increasing Inequality, Deepening Segregation, and Failing the Middle Class—And what We Can Do about it*. Basic Books; 2018.

10. Frey WH. *America's Largest Cities Saw the Sharpest Population Losses during the Pandemic, New Census Data Shows*. The Brookings Institution; Publicado en junio 8, 2021. Consultado en junio 16, 2021. https://www.brookings.edu/research/the-largest-cities-saw-the-sharpest-population-losses-during-the-pandemic-new-census-data-shows/

11. Johanson M. The 'Zoom towns' Luring Remote Workers to Rural Enclaves. *BBC*. Publicado en junio 8, 2021. Consultado en junio 16, 2021. https://www.bbc.com/worklife/article/20210604-the-zoom-towns-luring-remote-workers-to-rural-enclaves

12. Fry R, Passel JS, Cohn D. *A Majority of Young Adults in the U.S. Live with Their Parents for the First Time since the Great Depression*. Pew Research Center; Publicado en septiembre 4, 2020. Consultado en junio 16, 2021. https://www.pewresearch.org/fact-tank/2020/09/04/a-majority-of-young-adults-in-the-u-s-live-with-their-parents-for-the-first-time-since-the-great-depression/

13. American Psychological Association. *Stress in America: One Year Later, a New Wave of Pandemic Health Concerns*. Consultado en junio 6, 2021. https://www.apa.org/news/press/releases/stress/2021/sia-pandemic-report.pdf

14. Julian K. America has a drinking problem. *The Atlantic*. Publicado en junio 1, 2021. Consultado en junio 4, 2021. https://www.theatlantic.com/magazine/archive/2021/07/america-drinking-alone-problem/619017/

15. Alfonso FIII. *The Pandemic Is Triggering Opioid Relapses across Appalachia*. CNN; Publicado en mayo 14, 2020. Consultado en abril 5, 2021. https://www.cnn.com/2020/05/14/health/opioids-addiction-appalachia-coronavirus-trnd/index.html

16. *Overdosing Deaths Accelerating During COVID-19*. CDC website; Publicado en diciembre 17, 2020. Consultado en abril 5, 2021. https://www.cdc.gov/media/releases/2020/p1218-overdose-deaths-covid-19.html

17. Ahmad FB, Rossen LM, Sutton P. *Provisional Drug Overdose Death Counts*. National Center for Health Statistics; Actualizado en agosto 11, 2021. Consultado en septiembre 1, 2021. https://www.cdc.gov/nchs/nvss/vsrr/drug-overdose-data.htm

18. Rabin RC. U.S. suicides declined over all in 2020 but may have risen among people of color. *New York Times*. Publicado en abril 15, 2021. Consultado en junio 17, 2021. https://www.washingtonpost.com/health/2021/04/22/health-workers-covid-quit/

19. Shih WC. Global supply chains in a post-pandemic world: companies need to make their networks more resilient. Here's how. *Harvard Business Review*. Publicado en septiembre-octubre 2020. Consultado en febrero 18, 2021. https://hbr.org/2020/09/global-supply-chains-in-a-post-pandemic-world

20. Mulvany L, Patton L, Hirtzer M. Farmers dump milk in latest blow to battered U.S. dairy. *Bloomberg*. Publicado en abril 2, 2020. Actualizado en abril 3, 2020. Consultado en febrero 18, 2021. https://www.bloomberg.com/news/articles/2020-04-02/farmers-are-dumping-milk-in-latest-blow-to-battered-u-s-dairy

21. Yaffe-Bellany D, Corkery M. Dumped milk, smashed eggs, plowed vegetables: food waste of the pandemic. *New York Times*. Publicado en abril 11, 2020. Consultado en febrero 18, 2021. https://www.nytimes.com/2020/04/11/business/coronavirus-destroying-food.html

22. Balagtas J, Cooper J. *The Impact of Coronavirus COVID-19 on U.S. Meat and Livestock Markets*. U.S. Department of Agriculture, Office of the Chief Economist; March 2021. Consultado en junio 17, 2021. https://www.usda.gov/sites/default/files/documents/covid-impact-livestock-markets.pdf

23. Berg S. *COVID-19 Exacerbates Drug Shortages. AMA Details Next Steps*. AMA Website. Publicado en noviembre 17, 2020. Consultado en febrero 18, 2021. https://www.ama-assn.org/delivering-care/public-health/covid-19-exacerbates-drug-shortages-ama-details-next-steps

24. Lepper PM, Muellenbach RM. Mechanical ventilation in early COVID-19 ARDS. *EClinicalMedicine*. 2020;28:100616. doi:10.1016/j.eclinm.2020.100616

25. Gibson PG, Qin L, Puah SH. COVID-19 acute respiratory distress syndrome (ARDS): clinical features and differences from typical pre-COVID-19 ARDS. *Med J Aust*. 2020;213(2):54-56.e1. doi:10.5694/mja2.50674

26. Li Y, Scherer N, Felix L, Kuper H. Prevalence of depression, anxiety and post-traumatic stress disorder in health care workers during the COVID-19 pandemic: a systematic review and meta-analysis. *PLoS One*. 2021;16(3):e0246454. doi:10.1371/journal.pone.0246454. eCollection 2021.

27. Nivette AE, Zahnow R, Aguilar R, et al. A global analysis of the impact of COVID-19 stay-at-home restrictions on crime. *Nat Hum Behav*. 2021;5:868-877. Consultado en junio 16, 2021. doi:10.1038/s41562-021-01139-z

28. Thebault R, Fox J, Tran AB. 2020 was the deadliest gun violence year in decades. So far, 2021 is worse. *Washington Post*. Publicado en junio 14, 2021. Consultado en junio 15, 2021. https://www.washingtonpost.com/nation/2021/06/14/2021-gun-violence/?itid=hp-top-table-main

29. MacFarquhar N With homicides rising, cities brace for a violent summer. *New York Times*. Publicado en junio 1, 2021. Consultado en junio 17, 2021. https://www.nytimes.com/2021/06/01/us/shootings-in-us.html

30. Bates J. Report: homicides continue to rise slowly in the U.S., while other violent crime rates decline. *Time Magazine*. Publicado en agosto 4, 2021. Consultado en septiembre 14, 2021. https://time.com/6086558/us-homicides-violent-crime-rates/

31. Ganzel BL, Morris PA, Wethington E. Allostasis and the human brain: integrating models of stress from the social and life sciences. *Psychol Rev*. 2010;117(1):134-174. doi:10.1037/a0017773

32. Yong E. Meet the woman without fear. *Discover*. Publicado en diciembre 16, 2010. Consultado en abril 5, 2021. https://www.discovermagazine.com/mind/meet-the-woman-without-fear

33. Shalev AY, Marmar CR. Posttraumatic stress disorder. In: Sadock BJ, Sadock VA, Ruiz P, eds. *Kaplan & Sadock's Comprehensive Textbook of Psychiatry*. 10th ed. Vol 1. Wolters Kluwer; 2017:1812-1826.

34. Wicking M, Steiger F, Nees F, et al. Deficient fear extinction memory in posttraumatic stress disorder. *Neurobiol Learn Mem*. 2016;136:116-126. doi:10.1016/j.nlm.2016.09.016

35. Bremner JD. Neuroimaging in posttraumatic stress disorder and other stress-related disorders. *Neuroimaging Clin N Am*. 2007;17(4):523-538, ix. doi:10.1016/j.nic.2007.07.003

36. McEwen BS. Stressed or stressed out: what is the difference? *J Psychiatry Neurosci*. 2005;30(5):315-318. PMID: 16151535.

37. FAIR Health. *A Detailed Study of Patients with Long-Haul COVID: An Analysis of Private Healthcare Claims*. Publicado en junio 15, 2021. Consultado en junio 15, 2021. https://s3.amazonaws.com/media2.fairhealth.org/whitepaper/asset/A%20Detailed%20Study%20of%20Patients%20with%20Long-Haul%20COVID--An%20Analysis%20of%20Private%20Healthcare%20Claims--A%20FAIR%20Health%20White%20Paper.pdf

38. Cañas CA. The triggering of post-COVID-19 autoimmunity phenomena could be associated with both transient immunosuppression and an inappropriate form of immune reconstitution in susceptible individuals. *Med Hypotheses*. 2020;145:110345. doi:10.1016/j.mehy.2020.110345

39. Janiri D, Carfì A, Kotzalidis GD, et al. Posttraumatic stress disorder in patients after severe COVID-19 infection. *JAMA Psychiatry*. 2021;75(5):567-569. doi:10.1001/jamapsychiatry.2021.0109

40. Ahmed H, Patel K, Greenwood DC, et al. Long-term clinical outcomes in survivors of severe acute respiratory syndrome and Middle East respiratory syndrome coronavirus outbreaks after hospitalization or ICU admission: a systematic review and meta-analysis. *J Rehabil Med*. 2020;52(5):jrm00063. doi:10.2340/16501977-2694

41. Sekowski M, Gambin M, Hansen K, et al. Risk of developing post-traumatic stress disorder in severe COVID-19 survivors, their families and frontline workers: what should mental health specialists prepare for? *Front Psychiatry*. 2021;12:562899. doi:10.3389/fpsyt.2021.562899

42. Kisley S, Warren N, McMahon L, Dalais C, Henry I, Siskind D. Occurrence, prevention, and management of the psychological effects of emerging virus outbreaks on healthcare workers: rapid review and meta-analysis. *Br Med J*. 2020;369:m1642. doi:10.1136/bmj.m1642

43. Clement S, Pascual C, Ulmanu M. Stress on the front lines of COVID-19. *Washington Post*. Publicado en abril 6, 2021. Consultado en abril 6, 2021. washingtonpost.com/health/2021/04/06/stress-front-lines-health-care-workers-share-hardest-parts-working-during-pandemic/?itid=hp_alert

44. Wan W. Burned out by the pandemic, 3 in 10 health-care workers consider leaving the profession. *Washington Post*. Publicado en abril 22, 2021. Consultado en junio 12, 2021. https://www.washingtonpost.com/health/2021/04/22/health-workers-covid-quit/

45. Mo S, Shi J. The psychological consequences of the COVID-19 on residents and staff in nursing homes. *Work Aging Retire*. 2020;6(4):254-259. doi:10.1093/worker/waaa021

46. Centers for Medicine & Medicaid Services. *COVID-19 Nursing Home Data*. Actualizado en mayo 30, 2021. Consultado en junio 12, 2021. https://data.cms.gov/stories/s/COVID-19-Nursing-Home-Data/bkwz-xpvg/

47. Jo S, Kim YJ, Park WK, et al. Association of NO_2 and other air pollution exposures with risk of Parkinson disease. *JAMA Neurol*. 2021;78(7):800-808. Consultado en junio 16, 2021. doi:10.1001/jamaneurol.2021.1335

48. Younan D, Petkus AJ, Widaman KF, et al. Particulate matter and episodic memory decline mediated by early neuroanatomic biomarkers of Alzheimer's disease. *Brain*. 2020;143(1):289-302. doi:10.1093/brain/awaa007

49. Arnold C. The man who warned the world about lead. *NOVA*. Publicado en mayo 31, 2017. Consultado en junio 16, 2021. https://www.pbs.org/wgbh/nova/article/herbert-needleman/

50. Borunda A. The origins of environmental justice—and why it's finally getting the attention it deserves. *National Geographic*. Publicado en febrero 24, 2021. Consultado en junio 16, 2021. https://www.nationalgeographic.com/environment/article/environmental-justice-origins-why-finally-getting-the-attention-it-deserves?loggedin=true

51. Phillips CM, Perry IJ. Depressive symptoms, anxiety, and well-being among metabolic health obese subtypes. *Psychoneuroendocrinology*. 2015;62:47-53. doi:10.1016/j.psyneuen.2015.07.168

52. Duong M, Cohen JI, Convit A. High cortisol levels are associated with low quality food choice in Type 2 Diabetes. *Endocrine*. 2012;41(1):76-81. doi:10.1007/s12020-011-9527-5

53. Kim H, Rebholz CM, Hegde S, et al. Plant-based diets, pescatarian diets and COVID-19 severity: a population-based case-control study in six countries. *BMJ Nutr Prev Health*. 2021;4(1):bmjnph-2021-000272. doi:10.1136/bmjnph-2021-000272

54. Merino J, Joshi AD, Nguyen LG, et al. Diet quality and risk and severity of COVID-19: a prospective cohort study. Preprint. Posted online June 25, 2021. MedRxiv 06.04.21259283. doi:10.1101/2021.06.24.21259283

55. The National Academies of Sciences, Engineering, and Medicine. *Social Isolation and Loneliness in Older Adults: Opportunities for the Health Care System*. The National Academies Press; 2020.

56. Weissbourd R, Batanova M, Lovison V, Torres E. *Loneliness in America: how The Pandemic Has Deepened an Endemic of Loneliness and What We Can Do About It*. Making Caring Common Project. Consultado en junio 17, 2021. https://static1.squarespace. com/static/5b7c56e255b02c683659fe43/t/6021776bdd04957c4557c212/1612805995893/ Loneliness+in+America+2021_02_08_FINAL.pdf
57. Ausubel J. *Older People Are More Likely to Live Alone in the U.S. Than Elsewhere in the World*. Pew Research Center; Publicado en marzo 10, 2020. Consultado en junio 17, 2021. https://www.pewresearch.org/fact-tank/2020/03/10/ older-people-are-more-likely-to-live-alone-in-the-u-s-than-elsewhere-in-the-world/
58. Kahlon MK, Aksan N, Aubrey R, et al. Effect of layperson-delivered, empathy-focused program of telephone calls on loneliness, depression, and anxiety among adults during the COVID-19 pandemic. *JAMA Psychiatry*. Publicado en línea en febrero 23, 2021;78(6):616-622. doi:10.1001/jamapsychiatry.2021.0113
59. *Provisional COVID-19 Deaths by Sex and Age*. Centers for Disease Control and Prevention; Actualizado en junio 2, 2021. Consultado en junio 6, 2021. https://data.cdc.gov/NCHS/ Provisional-COVID-19-Deaths-by-Sex-and-Age/9bhg-hcku/data
60. *Provisional COVID-19 Deaths by Sex and Age*. Centers for Disease Control and Prevention; Actualizado en septiembre 11, 2021. Consultado en septiembre 15, 2021. https://data.cdc. gov/NCHS/Provisional-COVID-19-Deaths-by-Sex-and-Age/9bhg-hcku/data
61. Thompson LW, Breckenridge JN, Gallagher D, Peterson J. Effects of bereavement on self-perceptions of physical health in elderly widows and widowers. *J Gerontol*. 1984;39(3):309-314. doi:10.1093/geronj/39.3.309
62. Feld S, George LK. Moderating effects of prior social resources on the hospitalizations of elders who become widowed. *J Aging Health*. 1994;6(3):275-295. doi:10.1177/089826439400600301
63. Weinberger AH, Gbedemah M, Martinez AM, Nash D, Galea S, Goodwin RD. Trends in depression prevalence in the USA from 2005 to 2015: widening disparities in vulnerable groups. *Psychol Med*. 2018;48(8):1308-1315. doi:10.1017/S0033291717002781
64. American Psychiatric Association. *Diagnostic and Statistical Manual on Mental Disorders*. 5th ed. The American Psychiatric Association; 2013.
65. Panchal N, Kamal R, Cox C, Garfield R. *The Implications of COVID-19 for Mental Health and Substance Use*. KFF website; Publicado en febrero 10, 2021. Consultado en abril 5, 2021. https://www.kff.org/coronavirus-covid-19/issue-brief/ the-implications-of-covid-19-for-mental-health-and-substance-use/
66. Michl LC, McLaughlin KA, Shepherd K, Nolen-Hoeksema S. Rumination as a mechanism linking stressful events to symptoms of depression and anxiety: longitudinal evidence in early adolescents and adults. *J Abnorm Psychol*. 2013;122(2):339-352. doi:10.1037/ a0031994
67. Dostoyevsky F. *The House of the Dead. Trans. McDuff D*. Penguin Books; 1985:43.
68. Jamrami H, BaHammam AS, Bragazzi NL, et al. Sleep problems during the COVID-19 pandemic by population: a systematic review and meta-analysis. *J Clin Sleep Med*. 2021;17(2):299-313. doi:10.5664/jcsm.8930
69. McEwen BS. Protective and damaging effects of stress mediators: central role of the brain. *Dialogues Clin Neurosci*. 2006;8(4):367-381. doi:10.31887/DCNS.2006.8.4/bmcewen
70. Nutt D, Wilson S, Peterson L. Sleep disorders as core symptoms of depression. *Dialogues Clin Neurosci*. 2008;10(3):329-336. doi:10.31887/DCNS.2008.10.3/dnutt
71. Ahmad FB, Anderson RN. The leading causes of death in the US for 2020. *J Am Med Assoc*. 2021;325(18):1829-1830. doi:10.1001/jama.2021.5469

6

Impacto psicológico de COVID-19 en niños, adultos jóvenes y cuidadores

Estados Unidos (EUA) ha sido un faro para el mundo cuando se trata de su protección, y su sociedad siempre se ha enorgullecido de defender el bienestar de los niños. En dicho país existen normas y leyes bien definidas para proteger a los niños de cualquier daño, ya sea físico, sexual, mental o cualquier otra forma de trauma. Los estadounidenses se esfuerzan mucho por educar a los profesores, así como a otros numerosos proveedores de servicios médicos y de salud mental, y han implementado cursos obligatorios para reconocer y prevenir el abuso infantil. Por lo tanto, no debería sorprender que el tema del bienestar infantil se aborde en el contexto de las peligrosas enfermedades transmisibles. Todos los niños están obligados a recibir vacunas después del nacimiento y antes de asistir a la escuela. Estos mandatos de vacunación se han establecido no solo para el individuo, sino también para la seguridad y el bienestar de los demás en la sociedad estadounidense. Ha habido numerosos casos en los que algunos grupos han desafiado estas normas y, debido a ello, ha habido ocasiones en que se ha negado la entrada a niños a la escuela o se han cerrado las escuelas. Aparte de un pequeño segmento de la sociedad que siempre ha cuestionado la conveniencia de las vacunas, la mayoría de los padres se han adherido a las guías de vacunación sin pensarlo mucho ni debatirlo. Desafortunadamente, la politización de los lineamientos relacionados con COVID-19, incluidos los relativos a la vacunación, ha llevado a muchos a desafiar el tipo de enfoque científico que cabría esperar cuando se trata de un virus mortal del que se desconoce tanto.

Además de la preocupación por contraer el virus o contagiarlo, los niños también han tenido que enfrentarse a muchos de los mismos factores de estrés psicosocial que han afectado a los adultos. Esto incluye el aislamiento social, un sinfín de posibles dificultades familiares a menudo derivadas del estrés de los padres o tutores, la suspensión indefinida de las actividades programadas en forma regular (en especial la escuela) y el duelo por la muerte de familiares o amigos. Este capítulo pretende ayudar a navegar por el laberinto de consecuencias médicas y de salud mental de COVID-19 entre los niños y ayudar a los cuidadores a tener una mejor comprensión de cómo tomar una decisión informada para el bienestar de su hijo.

Patología de COVID-19 en niños

Los adolescentes con infección de SARS-CoV-2 suelen experimentar brotes menos graves de COVID-19 que los adultos, con raras excepciones. La razón de esto sigue sin estar clara en este momento, pero se han postulado varias hipótesis para explicar el fenómeno. Los adultos pueden ser en especial propensos a la enfermedad debido a los daños presentados por las células endoteliales a lo largo de su vida, al aumento de la expresión de la enzima convertidora de la angiotensina 2 o de la proteasa transmembrana serina, a los mayores niveles de inflamación o a los bajos niveles de nutrientes vitales. También es posible que los niños tengan una mayor inmunidad debido a una exposición más reciente a coronavirus comunes que no causan enfermedades graves (HCoV-229E, HCoV-HKU1, HCoV-NL63 o HCoV-OC43), a una microbiota más sana o a una respuesta del sistema inmunológico más fuerte y hasta ahora identificada a amenazas virales específicas.[1] En septiembre de 2021 los investigadores aún no tenían respuestas definitivas.

Lo que se sabe es que COVID-19 se presenta como una enfermedad respiratoria relativamente menor en la mayoría de los casos pediátricos.[2] Los síntomas comunes en los pacientes pediátricos incluyen fiebre, escalofríos, tos y fatiga.[3] Alrededor de la mitad de los pacientes pediátricos con COVID-19 experimenta, si acaso, síntomas leves, y solo una pequeña parte de los niños desarrolla síntomas lo suficientemente graves como para justificar el ingreso en la unidad de cuidados intensivos (UCI) o la hospitalización. Preston y cols., examinaron los datos de alta de 869 centros médicos entre el 1 de marzo y el 31 de octubre de 2020, y encontraron que solo 3.65% (756) del total de pacientes pediátricos (20 714) que dio positivo en la prueba de COVID-19 fue hospitalizado con formas graves de la enfermedad, que un número similar, 3.61% (747), fue ingresado en la UCI, y que solo 0.83% (172) enfermó lo suficiente como para justificar el uso de ventilación mecánica. Al igual que los adultos, los niños con enfermedades crónicas subyacentes presentaron un mayor riesgo de desarrollar COVID-19 grave.[4]

Leeb y cols., por su parte, encontraron que incluso menos niños fueron hospitalizados. Su estudio, en el que participaron más de 277 000 estudiantes de 47 estados de EUA que dieron positivo en la prueba de COVID-19 entre marzo y septiembre de 2020, encontró que solo 1.2% (3 240) de los estudiantes fue hospitalizado, que 0.1% (404) fue ingresado en la UCI y que solo 0.02% (51) murió. Además, sus resultados revelaron que los niños más pequeños (de 5 a 11 años) eran menos propensos a experimentar síntomas graves que los mayores (de 12 a 17 años). Aproximadamente, 1.0% (1 021) del primer grupo (n = 101 503) fue hospitalizado, 0.14% (145) fue ingresado en la UCI y 0.0197% (20) murió. En el grupo de mayor edad (n = 175 782), 1.26% (2 219) fue hospitalizado, 0.15% (259) ingresó en la UCI y 0.0176% (31) murió.[5]

Los niños parecen tener menos riesgo de desarrollar COVID persistente, aunque los datos al respecto aún son escasos. Zimmermann y cols., realizaron una revisión que incluía 14 estudios internacionales con 19 426 niños y encontraron que, en la mayoría de los estudios, los síntomas no solían persistir durante más de 12 semanas en quienes habían contraído infección por SARS-CoV-2. A pesar de esta conclusión aparentemente positiva, los autores señalaron múltiples limitaciones en su estudio y sugirieron encarecidamente la realización de más estudios sobre COVID persistente y sus posibles efectos en los niños para determinar con precisión el nivel de riesgo para ellos e implementar las estrategias más acertadas.[6]

Aunque existe riesgo reducido de COVID persistente entre los individuos menores de 18 años, los niños y los adultos muy jóvenes tienen mayor riesgo de desarrollar síndrome inflamatorio multisistémico en niños (MIS-C, *multisystem inflammatory syndrome in children*) (también conocido como síndrome inflamatorio multisistémico pediátrico), una condición en la que múltiples órganos se inflaman después de la infección. Los órganos afectados pueden ser los riñones, el corazón, los pulmones, el bazo, los ojos, el tracto gastrointestinal (GI), la piel e incluso el cerebro.[7] Los síntomas incluyen fiebre, vómito, diarrea, náusea, dolor abdominal, dolor de cuello, erupción cutánea, ojos inyectados en sangre y somnolencia.[8] Los pacientes suelen presentar síntomas GI, pero pueden desarrollar miocarditis, disfunción cardiaca y dilatación de las arterias coronarias. Aunque es poco frecuente (se produce en 2.1 de cada 100 000 personas menores de 21 años en EUA), se estima que 60% de las personas que desarrollan MIS-C ingresan a UCI y la mayoría se recuperan con apoyo de cuidados intensivos.[9] La mortalidad estimada es de 2 a 4%.[10] Hasta el 14 de septiembre de 2021, se habían notificado un total de 4 661 casos en EUA y 41 (0.9%) resultaron letales.[11]

La edad parece afectar al pronóstico. Los niños de entre 0 y 4 años suelen tener menos complicaciones y menos ingresos a cuidados intensivos, mientras que los pacientes de entre 18 y 20 años con una infección reciente de COVID-19 han sido más propensos a presentar miocarditis, síndrome de dificultad respiratoria aguda o neumonía.[9] La edad media del MIS-C es de 9 años y 60% de los pacientes reportados ha sido masculino.[11] Al igual que COVID-19, el MIS-C ha afectado de manera desproporcionada a los niños negros e hispanos

—30 y 32% de los casos, respectivamente.[11,12] Los determinantes sociales de la salud, en particular los bajos recursos, la dinámica de la vivienda y el empleo dentro de sus familias, y el estatus de cobertura médica, han colocado a los individuos hispanos y negros en mayor riesgo de infección por COVID-19, así como de complicaciones graves, incluido el MIS-C.[9]

Transmisión de SARS-CoV-2 en niños

Aunque no parece haber duda de que los niños sanos sin afecciones preexistentes corren menos riesgo de desarrollar síntomas graves de COVID-19 en comparación con los adultos (en especial adultos mayores) o los niños de comunidades necesitadas, el riesgo de infección incluso en comunidades con recursos aún es bastante alto, sobre todo dada la mayor transmisibilidad de la variante Delta. En el condado de Marin, California, un profesor no vacunado leyó en voz alta a un aula de 24 alumnos 2 días después de desarrollar los síntomas en mayo de 2021. El profesor optó por leer sin usar una mascarilla, a pesar de que la escuela tenía estipulado como requisito su uso en interiores. En consecuencia, 12 de los 24 alumnos del aula —todos ellos demasiado jóvenes para ser vacunados— dieron positivo en la prueba de COVID-19. Ocho de los 10 alumnos de las dos filas más cercanas a la mesa del profesor dieron positivo (tasa de ataque = 80%), mientras que 4 de los 14 de las tres filas posteriores dieron positivo (tasa de ataque = 28%). Pudieron rastrearse hasta la clase 14 infecciones adicionales, elevando el total a 27 (26 individuos además del profesor). De los 27 individuos, 3 tenían completa su vacunación y 22 (81%) declararon síntomas.[13]

Aunque los niños tienen riesgo de infectarse, el papel que desempeñan en la transmisión comunitaria y doméstica aún está mal definido. Zhu y cols., realizaron un metaanálisis en el que examinaron 213 grupos de transmisión de SARS-CoV-2 en los hogares y descubrieron que solo 8 (3.8%) incluían un caso pediátrico, y que las tasas de ataques secundarios en los hogares con un caso pediátrico confirmado eran significativamente menores que las tasas de ataques secundarios en los hogares con casos de adultos confirmados.[14] Por supuesto, este estudio tuvo numerosas limitaciones, siendo la principal el hecho de que no estaba claro qué papel desempeñaban los casos pediátricos asintomáticos, si es que lo tenían, en las tasas de ataques secundarios en los hogares.

Mucho más sorprendente es el hecho de que un estudio realizado en Ontario, en el que participaron más de 6 000 hogares, encontró que los niños más pequeños (de 13 años o menos) son en realidad más propensos a propagar el SARS-CoV-2 dentro de un hogar que aquellos de mayor edad (entre 14 y 17 años), incluso si los de más edad tenían mayor probabilidad de ser el caso principal del hogar.[15] Además, los niños de 0 a 3 años tenían más probabilidades de transmitir la infección por el SARS-CoV-2 que los otros tres grupos de edad del estudio (de 4 a 8 años, de 9 a 13 años y de 14 a 17 años).[15] Aunque esto parece contradictorio a primera vista, podría explicarse por varios factores. Algunos han planteado la hipótesis de que los niños más pequeños llevan una mayor carga viral que los niños mayores o los adultos. Otros han señalado que los niños más pequeños tienen más probabilidades de ser asintomáticos que cualquier otro grupo de edad y otro punto importante es que los niños más pequeños son incapaces de autoaislarse aunque sean sintomáticos. Además, como puede decir cualquiera que haya tenido un adolescente o recuerde haberlo sido, los niños mayores tienden a exigir más su propio espacio personal que los niños más pequeños.

El impacto de la pandemia en los niños

Aunque los niños con infección por COVID-19 pueden tener un pronóstico favorable en comparación con los adultos, no se puede decir lo mismo de su salud mental. A lo largo de la pandemia, los niños se han enfrentado a los mismos tipos de estrés que los adultos, y también se han sentido atrapados, aburridos, ansiosos o asustados. Los datos han demostrado que han respondido de forma muy parecida a los adultos a estos factores de estrés. Sin embargo, los niños también se han enfrentado a dificultades únicas que los clínicos deben apreciar si quieren actuar con empatía y comprender plenamente las circunstancias específicas que los niños han sobrellevado a lo largo de la Era COVID.

Ansiedad, depresión y rebeldía

La Era COVID-19 simplemente no es sostenible para la salud mental de nadie, incluidos los niños. Como se señaló en el capítulo 5, *Impacto psicosocial y económico de COVID-19: una nación sitiada*, los seres humanos no son páginas en blanco, y su capacidad de adaptación solo puede llegar hasta que su salud física y mental comienza a sentir dolor. Los niños no son diferentes y los elevados índices de síntomas asociados con problemas de salud mental respaldan esta posición.

Un metaanálisis de la University of Calgary examinó 29 estudios individuales de todo el mundo que incluían a 80 879 niños y encontró que los síntomas de depresión y ansiedad se habían duplicado respecto a los promedios prepandémicos entre cohortes similares: de 12.9 y 11.6% a 25.2 y 20.5%, respectivamente. Esto significa que alrededor de 1 de cada 4 niños en todo el mundo experimenta síntomas de depresión, mientras que 1 de cada 5 reporta síntomas de ansiedad clínicamente elevados.[16] Un estudio noruego en el que participaron 2 536 adolescentes —1 621 de los cuales fueron encuestados antes de la pandemia y 915 de los cuales fueron encuestados durante la pandemia— mostró que sí hay una conexión fuerte entre la alta ansiedad pandémica y los síntomas de depresión, pero que estas también se encuentran relacionadas con una mala salud física. De los 915 adolescentes encuestados durante la pandemia, 158 (17.3%) experimentaron una elevada ansiedad ante la pandemia y tenían una probabilidad significativamente mayor de haber experimentado síntomas depresivos y una mala salud física.[17]

Esto concuerda con los bucles de retroalimentación positiva discutidos en capítulos anteriores. Aunque esto no proporcione pruebas de direccionalidad, sugiere que los síntomas de COVID-19, ansiedad y depresión, así como la mala salud física, pueden reforzarse mutuamente. Todo ello puede verse agravado por los bajos recursos, la precariedad de la vivienda, la inseguridad alimentaria y otros factores comunes entre los hogares de bajo nivel socioeconómico. Lo que es importante recordar, sin embargo, es que estos estudios sugieren que la ansiedad provocada por COVID-19 puede ser relativamente común entre los niños, pero está lejos de ser universal. La mayoría de los niños demostrará ser resiliente al enfrentar el estrés derivado de todo lo que involucra el tema de COVID-19, y los padres y tutores pueden aumentar la probabilidad de que sus hijos procesen la experiencia de forma adecuada fomentando un entorno de amor y apoyo.

Deben adoptarse enfoques similares con los niños que han desarrollado el trastorno negativista desafiante. Empieza a surgir evidencia de que cada vez hay más niños desafiantes y agresivos durante la pandemia, sobre todo entre los más pequeños. Un estudio en el que participaron 5 823 niños de tres grupos de edad (de 1 a 6 años, de 7 a 10 años y de 11 a 19 años) en Alemania, Austria, Liechtenstein y Suiza reveló que el grupo de edad más joven fue el que registró el aumento más notable de comportamientos desafiantes (43% del grupo), el grupo de edad media mostró un aumento moderado de los problemas emocionales y de comportamiento, mientras que el grupo de mayor edad reportó tasas más altas de ansiedad que el grupo de edad media (pero más bajas que el de los más jóvenes) y refirió "estar demasiado cansado, poco activo y nervioso".[18]

Otro estudio canadiense que encuestó a 587 niños de entre 5 y 18 años con trastorno por déficit de atención e hiperactividad también descubrió niveles moderadamente más altos de ansiedad y depresión (14.1 y 17.4%, respectivamente) entre los participantes, pero que 38.6% de los participantes mostraba comportamientos indicativos del trastorno negativista desafiante.[19] Dado que se calcula que dicho trastorno tiene una tasa de prevalencia de entre 1 y 11%, y que el DSM-V estima que la prevalencia media es de 3.3%, esto parece una observación preocupante que justifica más estudios.[20]

Existen numerosas razones potenciales para este tipo de fenómenos. Si bien es cierto que existe la posibilidad de que la vida del niño se haya deteriorado por el hecho de vivir con un cuidador o un pariente que sea negligente, que tenga problemas de abuso de sustancias o que sea abusivo, no todos los problemas de salud mental pediátricos pueden atribuirse al maltrato. De la misma forma que muchos adultos, algunos niños pueden sentirse aislados en el ámbito social porque su capacidad de ver a personas ajenas a su hogar se ha visto gravemente alterada. Otros pueden no sentirse cómodos debido a la falta de estabilidad en su vida o al hecho de que tienen una nueva conciencia de su propia mortalidad, posiblemente provocada por la muerte de alguien cercano a ellos. Y otros pueden simplemente sentirse sobrecargados por las múltiples tensiones de la pandemia.

Es probable que muchos niños mayores y adolescentes también sientan que se han perdido etapas importantes de la vida y momentos que podrían experimentar con la mayoría de edad debido a las restricciones de la pandemia. También pueden sentirse frustrados por el hecho de no poder estar físicamente con sus compañeros para compartir la amistad y recibir apoyo, o porque la pandemia también ha reducido en gran medida las oportunidades de intimidad. Las relaciones platónicas y románticas son parte integral de la separación-individualización de la unidad familiar, y la creación de lazos sociales dentro de los grupos de pares a menudo suplanta a la unidad familiar como la principal fuente de apoyo social del individuo. Como la pandemia ha detenido este proceso, tal vez esto haya provocado sentimientos de angustia o de depresión, así como importantes fricciones entre los niños que intentan afirmar su independencia y los padres que procuran mantener su autoridad en un momento en el que no pueden esperar ni consistencia ni previsibilidad del mundo fuera de sus hogares. Mientras tanto, los que se encuentran entrando a la edad adulta, pero no han podido abandonar el proverbial nido debido a las restricciones de COVID-19 pueden experimentar un sentimiento de indignación y resentimiento aún mayor. Aquellos obsesionados con estas injusticias percibidas quizá se encontrarán buscando un culpable de su situación y pueden ser vulnerables en especial a los demagogos y a las campañas en los medios sociales diseñadas para explotar esta necesidad de asignar culpa.[21]

Es difícil especular cuánto tiempo persistirá este tipo de emociones negativas e incluso la conjetura más educada sobre cuánto tiempo permanecerán elevadas las tasas de ansiedad y depresión entre los niños y los adolescentes mayores no puede tener en cuenta variables imprevistas. Además, se carece de datos sobre cómo las epidemias o pandemias han afectado históricamente al crecimiento y desarrollo de los niños o cómo el enmascaramiento generalizado y el aislamiento social afectarán a los diferentes grupos de edad. Por ejemplo, algunos han especulado que el enmascaramiento generalizado puede interferir en el desarrollo del habla y del lenguaje no verbal entre los niños pequeños, pero no hay datos suficientes para apoyar esta afirmación o refutarla por completo.[22]

Lo que hay que tener en cuenta es que la historia de la humanidad está plagada de largos periodos de plagas, guerras y desastres naturales, pero la gran mayoría de los individuos perseveró. Los niños que resistieron estos periodos difíciles se convirtieron en adultos bien adaptados. Además, aunque no ha sido fácil para las familias pasar juntas por largos periodos de cuarentena, no siempre ha sido una experiencia tortuosa. Hay evidencia que sugiere que muchos padres están adoptando un papel más activo en la vida de sus hijos, ya que un informe encontró que 43% de los padres encuestados (n = 534) ha descubierto nuevos intereses compartidos con sus hijos; 50% dice que está compartiendo más sus sentimientos con sus hijos; y 53% manifiesta que sus hijos están más abiertos a compartir sus sentimientos con ellos.[23]

Obesidad y aumento del índice de masa corporal

Como muchos adultos aprendieron durante las fases más restrictivas de la pandemia, puede ser difícil mantenerse sano y activo cuando se tiene un acceso limitado a los gimnasios y se desaconsejan muchos tipos de actividades fuera de casa. Además, muchos adultos aprendieron que este tipo de estilo de vida sedentario puede provocar un aumento de peso acelerado. Asimismo, muchas personas experimentaron aumento del estrés, trastornos del sueño, horarios de alimentación irregulares y cambios en los hábitos alimentarios, que a menudo empeoraron.[24] En especial durante los primeros días de la pandemia, era mucho más común cocinar de la despensa cada día en lugar de hacer paradas regulares en las tiendas o en su mercado local, lo que necesariamente significaba menos frutas y verduras frescas y más alimentos procesados en las mesas de las familias de todo el mundo.

No es de extrañar que el aumento de peso acelerado registrado entre los adultos parezca haber afectado también a los niños.[25] Como se reportó en un estudio de cohorte de 432 302 individuos de 2 a 19 años, los niños también presentaron un aumento acelerado en el índice de masa corporal (IMC) y las tasas de obesidad se volvieron notablemente más altas en los primeros meses de la pandemia.[26] Según el informe, el porcentaje estimado de niños con obesidad aumentó de 19.3 a 22.4% entre agosto de 2019 y agosto de 2020, ya que la tasa de aumento del IMC se duplicó en alrededor de 0.052 a 0.100 kg/m^2/mes. Además, los autores encontraron que los individuos que ya tenían sobrepeso u obesidad fueron más propensos a experimentar tasas aceleradas de aumento del IMC durante los meses más restrictivos de la pandemia.[26]

Trauma y abuso

Aunque las tensiones de la pandemia pueden haber afectado tanto a los adultos como a los niños, sin duda los efectos psicosociales de la pandemia han impactado en los dos grupos de forma diferente. Más de 22 millones de puestos de trabajo en EUA simplemente desaparecieron en las 4 semanas siguientes a la declaración de emergencia nacional el 13 de marzo de 2020.[27] Para aquellos que basan su valor en su capacidad para mantener a sus familias, esto debe haber sido un tremendo golpe para su autoestima, así como una fuente constante de ansiedad por mantener el papel de proveedor. Este estrés se vio a menudo agravado por otros factores psicosociales relacionados con la pandemia, como el aumento de los índices de delincuencia, las interrupciones en las cadenas de suministro y los temores asociados con el virus, y luego se agravó aún más por el abuso de sustancias.

En los niños y en muchos adultos, este tipo de estrés puede provocar ansiedad y depresión. Desafortunadamente, esta mezcla tóxica también perturba situaciones de vida que de otro modo serían estables y provoca un aumento vertiginoso de las tasas de maltrato doméstico a mujeres y niños. Como dijo Jacky Mulveen, directora de proyectos de Women's Empowerment and Recovery Educators (WE:ARE) en Birmingham (Inglaterra), a Jeffrey Kluger, de la revista *Time*, la circunstancia generada por la enfermedad de COVID-19 no convierte de manera repentina a los individuos en maltratadores, sino que «les da más herramientas, más posibilidades de controlarte. El maltratador dice: 'No puedes salir; no vas a ir a ninguna parte', y el gobierno también dice: 'Tienes que quedarte dentro'».[28]

El aumento no es solo anecdótico. La policía local de la provincia china de Hubei informó de un aumento de 300% en las denuncias de violencia doméstica en febrero de 2020 en comparación con febrero de 2019. Entre tanto, las denuncias de violencia doméstica durante los cierres iniciales de marzo de 2020 en Francia y Argentina aumentaron 30 y 25%, respectivamente; asimismo, el número de llamadas a teléfonos de ayuda relacionadas con violencia doméstica en Singapur y Chipre aumentó 33 y 30%, respectivamente. Picos similares se produjeron en todo EUA; Portland, Oregón, reportó un aumento de 22% en las detenciones por violencia doméstica en las semanas siguientes a las órdenes de permanencia en el hogar en comparación con las semanas anteriores. Mientras tanto, entre marzo de 2020 y marzo de 2021, el Departamento de Policía de San Antonio observó un aumento de 18% en las llamadas relacionadas con violencia en el hogar; la Oficina del Sheriff del condado de Jefferson, Alabama, informó un aumento de 27% en las llamadas relativas a violencia doméstica, y el Departamento de Policía de Nueva York registró un aumento de 10% en las denuncias de violencia doméstica.[29] Los datos preliminares de las salas de urgencias muestran un panorama igualmente sombrío, aunque incompleto.[30,31]

Lo más inquietante de todo es que las denuncias de maltrato infantil parecen haber caído en picada. Un análisis de Associated Press (AP) encontró que hubo 400 000 problemas de bienestar infantil menos y 200 000 investigaciones y evaluaciones de abuso y negligencia infantil menos desde principios de marzo hasta finales de noviembre de 2020 que durante el mismo periodo de 9 meses en 2019. Esto constituye una disminución de 18% en ambos. El informe de AP también señaló que, si bien hubo muchos factores que contribuyeron a la disminución de las investigaciones y los reportes, el más importante fue que muchos niños pasaron meses fuera del ojo público debido al cierre de las escuelas. Los profesores, administradores, consejeros, enfermeros, entrenadores y demás personal escolar reciben formación para identificar las señales de advertencia de abuso o negligencia y están obligados por ley a informar de cualquier posible caso. Son los principales denunciantes de los abusos a los niños. Una vez que EUA pasó a la enseñanza virtual, las denuncias de abuso y negligencia de origen escolar disminuyeron 59%.[32]

Esto sugiere que el abuso infantil ha sido dramáticamente subestimado. Desafortunadamente, es probable que no tengamos una comprensión completa del alcance del problema hasta que haya pasado lo peor de la pandemia, ni tampoco comprenderemos de manera plena cómo la vida en un hogar desestructurado ha repercutido en el desarrollo de los niños y adolescentes hasta dentro de unos años. Un estudio relativamente pequeño en el que participaron 398 padres de toda América del Norte tras el brote de H1N1 en 2009 encontró que casi un tercio de los niños que experimentaron aislamiento debido a la cuarentena o a los esfuerzos de distanciamiento social cumplían los criterios del trastorno de estrés postraumático (TEPT), y que había una correlación muy clara entre los niños que tenían niveles clínicamente significativos de síntomas de TEPT y los padres que tenían síntomas similares, lo que sugiere que las respuestas de los padres a las experiencias traumáticas pueden influir en la forma en que sus hijos procesan estas experiencias. Casi 86% de los padres que experimentaron síntomas de TEPT tenían hijos que también los manifestaron.[33] Una vez más, esto resalta la importancia de proporcionar un entorno cariñoso y enriquecedor para los niños, en especial durante los momentos turbulentos.

Peligros del uso de las redes sociales

Del mismo modo que los adultos, los niños mayores y los adolescentes con seguridad también han buscado salidas para su estrés y sus frustraciones, lo que les ha llevado a adoptar comportamientos poco saludables, incluido el uso excesivo de las redes sociales.[34] Algunos han encontrado refugio en entornos en línea que ignoran la la miseria y la desolación en el mundo exterior, mientras que otros se han adentrado en una auténtica casa de la diversión en la que la desinformación corre a raudales y la realidad se distorsiona para explotar los prejuicios o las inseguridades de las personas, a menudo con fines comerciales. Los datos sugieren que las plataformas de los medios sociales, cuando se utilizan en exceso, tienen un impacto negativo en las personas (en especial en los niños) que pueden tener problemas de imagen corporal, y los investigadores han descubierto que el uso excesivo se asocia con comparaciones relacionadas con la apariencia y preocupación por la dismorfia.[35] De hecho, algunas de las propias investigaciones de las empresas de medios sociales han descubierto que el uso de dicha tecnología empeora los problemas de imagen corporal de 1 de cada 3 mujeres adolescentes.[36] Debido a que muchos niños (y adultos) han experimentado aumentos en el IMC y han pasado mucho tiempo utilizando las redes sociales a lo largo de la pandemia, es lógico que el problema no haya hecho más que empeorar. Un fenómeno similar, conocido como "dismorfia de Zoom", también ha sido reportado por aquellos que se ven a sí mismos en cámara durante algunas horas al día.[37]

Numerosas plataformas de medios sociales también han distorsionado las percepciones del mundo al permitir a los usuarios crear entornos sociales herméticos en los que las visiones del mundo compartidas encuentran poca o ninguna oposición. Esta cámara de eco crea una falsa sensación de certeza sobre las propias opiniones, aunque estén basadas en información errónea. Ante el hecho de que los investigadores han descubierto que los editores individuales que utilizan canales de medios sociales específicos para difundir información errónea son recompensados por el algoritmo de la plataforma, esto significa que los niños que carecen de suficiente conocimiento de los acontecimientos mundiales pueden llegar a alinear sus creencias con narrativas falsas que los adultos más versados en el conocimiento histórico no encontrarían persuasivas.[38] Esto no nada más alimenta el pensamiento extremista, sino también la creencia en falsedades sobre la pandemia, el SARS-CoV-2 y los funcionarios de salud pública, frustrando así los intentos de garantizar el cumplimiento de las guías de salud pública. Mientras tanto, las plataformas de video, que han sido acusadas de promover teorías conspirativas y contenidos extremistas a través de su algoritmo de recomendación de videos durante varios años, han albergado videos que contienen información engañosa sobre COVID-19.[39] Li y cols., encontraron que 27.5% de los videos más vistos sobre COVID-19 (con más de 62 millones de visualizaciones) contenían información engañosa.[39]

Duelo

En todo el mundo, niños pequeños han perdido a más de un millón de padres a causa de la enfermedad de COVID-19.[40] Es demasiado pronto para saber cómo afectará esto a la nueva generación. La preocupación de que la muerte de padres relativamente jóvenes a causa de COVID provoque que más niños desarrollen trastornos por duelo parece una preocupación justificada, pero esta postura aún es prematura en este momento. Si bien no se han realizado estudios que respalden la implantación de políticas específicas, parece más prudente encontrar la forma de ofrecer servicios relacionados con el duelo a los niños que los necesitaran en algún momento.

Impacto en los cuidadores

Es difícil cuantificar con exactitud lo difícil que ha sido la pandemia de COVID-19 para los cuidadores que tienen que compaginar sus carreras con las obligaciones de crianza en un momento en que los mercados laborales se están viendo afectados y las escuelas y estancias infantiles están cerrando sus puertas. Sin duda, ha sido de lo más duro para los padres solteros de clase trabajadora (la mayoría de los cuales son mujeres), que a menudo han tenido que trabajar fuera de casa y han luchado por encontrar una estancia infantil o evitar el absentismo escolar virtual, mantener las citas médicas regulares para cosas como las vacunas de rutina, realizar las tareas domésticas y proporcionar comidas bien balanceadas.[41]

Un análisis realizado por Adams y cols., sobre los niveles relativos de estrés antes y durante la pandemia ha encontrado que la mayoría de los cuidadores de todas las condiciones sociales experimentan mayor estrés, que se produce debido a una variedad de factores. El estudio, en el que participaron 433 padres con al menos un hijo de entre 5 y 18 años (95% de los cuales eran mujeres), encontró que el factor de estrés más común era el cambio en la estructura y las rutinas diarias de los niños. Esto no debería sorprender, ya que la mayoría de los niños prosperan con rutinas predecibles y se sienten más seguros cuando se les proporciona una estructura. Del mismo modo, esto permite a los padres programar su día de tal manera que quede delimitado con claridad el tiempo de trabajo y de ocio. Otros factores de estrés fueron la preocupación por la enfermedad de COVID-19, las exigencias relativas a la escolarización en línea y la insuficiencia de dinero o de alimentos.[42]

Este estudio, que encuestó a los padres en dos momentos diferentes, abril/mayo de 2020 y septiembre de 2020, también observó que los niveles de estrés disminuyeron entre mayo y septiembre de 2020, pero que siguieron siendo relativamente mayores que los valores retrospectivos, anteriores a COVID-19. Esto no debería ser una sorpresa. En la primavera de 2020, EUA seguía en gran medida en cuarentena y los padres aún intentaban ajustarse a los cambios radicales que tuvieron lugar entre la Era prepandémica y la Era COVID. En septiembre, algunos niños volvían a ir a la escuela y los adultos se habían adaptado mejor a las tensiones relacionadas con la pandemia empleando una serie de estrategias, como realizar más actividades en familia, mantenerse en contacto con amigos/familiares de forma virtual y seguir una rutina diaria.[42]

Política escolar

Uno de los debates más acalorados entre 2020 y 2021 fue lo relativo a la política escolar. Sin duda, los niños necesitan socialización y educación. La escuela proporciona ambas cosas. También ofrece a los cuidadores la posibilidad de ganarse la vida sin tener que pagar una estancia infantil privada o dejar al niño al cuidado de un familiar mayor que ya no forma parte de la población activa. Por lo tanto, la escuela primaria cumple tres funciones vitales para nuestra sociedad: enseña a los niños las habilidades básicas que necesitarán para seguir educándose; les da la oportunidad de aprender a interactuar con otros niños fuera de su unidad familiar, y proporciona a los adultos más oportunidades de seguir una carrera fuera del hogar. Sin escuelas, nuestra sociedad no puede funcionar correctamente.

Si bien las escuelas son necesarias, también es necesario proteger tanto al personal escolar como a los niños que asisten a la escuela y a las familias de esos niños. La investigación y los datos clínicos, así como todas las guías médicas, sugieren que la forma más eficaz de hacerlo es mediante una combinación de uso de mascarilla, ventilación, pruebas y vacunación.[43] Como la FDA todavía tiene que conceder la autorización de uso de emergencia de cualquier vacuna contra COVID-19 para niños menores de 12 años, muchos distritos han optado por aplicar políticas de vacunación obligatoria para el personal escolar. La vacunación obligatoria para los estudiantes también parece probable, y existe un precedente legal para esta política en EUA que se remonta al menos a 1809, cuando Massachusetts comenzó a exigir que todos los estudiantes fueran vacunados contra la viruela antes de asistir a clase.[44] Además, es una política de rutina que todos los niños en edad escolar sean vacunados contra muchas enfermedades transmisibles para asistir a la escuela y la universidad.

Al igual que las campañas de vacunación en el pasado, es probable que esto se enfrente a una gran resistencia (véase el recuadro 6-1), y sería un error etiquetar a todos los que se resisten a vacunar a sus hijos como personas que están en contra de la ciencia. No se puede suponer que quien se niega a vacunar esté en contra de la ciencia. Son padres preocupados, y su fe en las instituciones ha sido sacudida hasta el fondo en el transcurso de la pandemia. La acción apropiada debería consistir en escuchar con empatía sus temores mientras se sigue proporcionando información basada en datos con un lenguaje sencillo que sea aceptable y fácil de comprender, en lugar de etiquetarlos dentro de un grupo determinado, lo que solo los apartará aún más. En agosto de 2021, aproximadamente 1 de cada 5 encuestados que no habían vacunado a sus hijos dijo que la razón de su retraso era que querían que se realizara más investigación.[50]

RECUADRO 6-1 Breve historia de las vacunas

Edward Jenner desempeñó un papel fundamental en el desarrollo de las vacunas y en la eventual erradicación de la viruela, aunque su trabajo pionero no surgió de la nada. Desde hacía al menos 500 años, los médicos chinos sabían que podían prevenir las infecciones de viruela en niños sanos recogiendo las costras de las cicatrices de personas con infecciones de viruela relativamente leves, tratándolas y moliéndolas hasta convertirlas en polvo, y administrándolas después por insuflación nasal. Posiblemente a la par, los médicos del subcontinente indio realizaron un procedimiento similar, aunque el material atenuado de la viruela se introducía vía subcutánea.[45] Esta última técnica llegó a conocerse como variolación, corriéndose la voz de su eficacia por todo el Imperio Otomano y, finalmente, por Europa y sus colonias en el Hemisferio Occidental.[46]

A pesar de ser eficaz para prevenir la infección grave de viruela, la variolación seguía siendo un procedimiento arriesgado porque implicaba infectarse con el virus vivo de la viruela. Muchas personas presentaron inflamación alrededor del lugar de la incisión, así como los síntomas característicos de la viruela. En algunos casos, podía provocar una enfermedad grave. A pesar de ello, los peligros que la viruela suponía para la comunidad eran lo suficientemente claros como para que la variolación ganara popularidad, aunque muchos en Europa y en las colonias norteamericanas de Gran Bretaña rechazaran rotundamente la práctica en un principio. Incluso hubo un atentado bien documentado

RECUADRO 6-1   Breve historia de las vacunas   (*continuación*)

contra la vida de Cotton Mather, quien se había convencido de la eficacia de la inoculación mediante la variolación después de conocer la práctica a través de su esclavo Onesimus. Después de intentar dar a conocer la variolación a los habitantes de Boston, le lanzaron una bomba por la ventana. Adjunta estaba la siguiente nota: "Cotton Mather, perro, maldito seas: te inocularé con esto; con viruela para ti".[47] Por fortuna para Mather no explotó. Aunque siguió siendo controvertido (e incluso ilegal en Virginia), no se puso en duda su eficacia. De hecho, cuando un brote de viruela amenazó con hacer descarrilar la campaña del general George Washington contra los británicos, este ordenó que se inoculara a todo el Ejército Continental en 1777, escribiendo que "la necesidad no solo autoriza, sino que parece exigir la medida".[48]

Mientras que la variolación utilizaba una forma atenuada de la viruela para conferir inmunidad a los pacientes, la vacuna que finalmente erradicó la viruela en el siglo xx se basó en el uso del virus de la viruela de las vacas (*vaccinia*), relativamente suave. Según cuenta la historia, Edward Jenner reconoció que las ordeñadoras rara vez presentaban una infección grave o desfiguración por la viruela, pero sí se infectaban con regularidad en sus primeros meses de trabajo manifestándose erupciones menores en las manos y los brazos debido a la viruela de las vacas, y pensó que la infección con *vaccinia* (de la que obtenemos la palabra vacuna) proporcionaría inmunidad contra la viruela. Aunque Jenner demostró su hipótesis en un entorno clínico en 1796, esta ya se había puesto a prueba en el campo más de 20 años antes, cuando Benjamin Jesty, un granjero de Yetminter, decidió seguir una corazonada durante un brote de viruela en 1774 y fue con su mujer y sus dos hijos a un pasto de Dorset que albergaba un rebaño infectado por la viruela bovina, raspó un poco de material de la ubre de una vaca infectada con una aguja de almacenamiento y luego realizó un procedimiento similar a la variolación. Mientras que Jenner fue anunciado como un genio, el experimento de Jesty fue recibido con conmoción por la comunidad. Muchos temían que la familia se convirtiera en bestias con cuernos, y posteriormente fueron expulsados de la ciudad.[44]

En EUA, durante el siglo xix, pocas jurisdicciones o distritos escolares obligaron a la vacunación, aunque hubo varios brotes importantes en todo el país, y gran parte de la población estadounidense siguió sin vacunarse. En el Reino Unido se aprobaron múltiples leyes de vacunación durante el siglo xix, las cuales a menudo provocaban protestas masivas en las que se prendía fuego a las efigies de Jenner.[44] Sin embargo, a principios del siglo xx, los programas de vacunación habían erradicado en gran medida

(Continúa)

RECUADRO 6-1   Breve historia de las vacunas   (*continuación*)

la viruela del mundo industrializado y un esfuerzo global que comenzó en 1966 condujo a la eliminación de la enfermedad en Sudamérica, Asia y África en aproximadamente una década. El último caso de infección natural se documentó en Merca, Somalia, el 26 de octubre de 1977. El 8 de mayo de 1980, la 33ª Asamblea Mundial de la Salud declaró oficialmente que el mundo estaba libre de viruela.[49]

Esta fue la razón más citada con más frecuencia, y no sugiere que esto se deba únicamente a que hayan sido manipulados por la desinformación o la mala información, sino también a la desconfianza. Necesitan confiar en que la vacuna es segura y esto forma parte de nuestro deber como clínicos. Como se mencionó antes, nuestro sistema de atención sanitaria siempre ha sido un espacio sagrado entre el proveedor de servicios médicos y el individuo, y en este momento es pertinente que cumplamos con esta obligación. Después de todo, la palabra "médico" viene del verbo latino *doceo*, que significa "enseñar" o "instruir". Deberíamos orientar a nuestros pacientes mediante la ciencia y la razón y mitigar sus temores sobre la vacuna mediante la conversación. En última instancia, nuestro trabajo no es convencer a los padres de nada, sino proporcionarles información científica imparcial para que puedan tomar la decisión mejor informada.

Conclusión

Sin duda hay motivos para preocuparse por la salud mental de los niños. Este ha sido un momento increíblemente difícil para la gente en todo el mundo, y muchas personas se esforzarán por procesar la experiencia de la pandemia y cualquier trauma adicional que hayan tolerado desde marzo de 2020. Aunque los datos actuales sobre la depresión y los trastornos de ansiedad son muy importantes para proporcionar el apoyo y el tratamiento adecuados en este momento, no sugieren que estas tasas vayan a seguir existiendo o a aumentar si la pandemia empieza a remitir. Además, los datos históricos de pandemias anteriores no apoyan la hipótesis de que los niños seguirán lidiando con problemas de salud mental. A pesar de los duros datos relativos a la pandemia y a la salud mental de los niños, la historia nos ha enseñado que los niños tienden a superar estos obstáculos con el tiempo. Tendrán dificultad, pero perseverarán conforme abordamos unidos los problemas creados por la pandemia, y la mayoría de estos niños acabarán convirtiéndose en adultos prósperos.

Debemos recordar que los niños no llegarán a ningún lado si no son resilientes, y es especialmente importante que se sientan seguros y queridos además de que puedan confiar en sus cuidadores para promover un entorno enriquecedor. Como descubrió el autor a través de su investigación en las aldeas y pueblos remotos de la Provincia Fronteriza del Noroeste de Pakistán depués del terremoto del 8 de octubre de 2005, que causó alrededor de un cuarto de millón de víctimas y dejó a unos 3.5 millones de personas sin hogar, las personas con los vínculos sociales más fuertes tienen más posibilidades de superar con éxito las experiencias traumáticas y los periodos prolongados de dificultad;[51] La última lección que aprendió de esta experiencia es que los adultos, y en especial los niños, son más fuertes cuando sienten que pueden confiar en su familia y su comunidad.

REFERENCIAS

1. Zimmermann P, Curtis N. Why is COVID-19 less severe in children? A review of the proposed mechanisms underlying the age-related difference in severity of SARS-CoV-2 infections. *Arch Dis Child*. 2020;106:429-439. archdischild-2020-320338. doi:10.1136/archdischild-2020-320338
2. Martines RB, Ritter JM, Matkovic E, et al. Pathology and pathogenesis of SARS-CoV-2 associated with fatal coronavirus disease, United States. *Emerg Infect Dis*. 2020;26(9):2005-2015. doi:10.3201/eid2609.202095
3. Shi L, Wang Y, Wang Y, Duan G, Yang H. Dyspnea rather than fever is a risk factor for predicting mortality in patients with COVID-19. *J Infect*. 2020;81(4):647-679. doi:10.1016/j.jinf.2020.05.013
4. Preston LE, Chevinsky JR, Kompaniyets L, et al. Characteristics and disease severity of US children and adolescents diagnosed with COVID019. *JAMA Netw Open*. 2021;4(4):e215298. doi:10.1001/jamanetworkoppen.2021.5298
5. Leeb RT, Price S, Sliwa S, et al. COVID-19 trends among school-aged children—United States, March 1-September 19, 2020. *MMWR Morb Mortal Wkly Rep*. 2020;69(39):1410-1415. doi:10.15585/mmwr.mm6939e2
6. Zimmermann P, Pittet LF, Curtis N. How common is long COVID in children and adolescents. *Pediatric Infect Dis J*. 2021;40(12):e482-e487. doi:10.1097/INF.0000000000003328
7. Duarte-Neto AN, Caldini EG, Gomes-Gouvêa MS, et al. An autopsy study of the spectrum of severe COVID-19 in children: from SARS to different phenotypes of MIS-C. *EClinicalMedicine*. 2021;35:100850. doi:10.1016/j.eclinm.2021.100850
8. *Multisystem Inflammatory Syndrome (MIS-C)*. Centers for Disease Control and Prevention. Actualizado en junio 25, 2021. Consultado en septiembre 27, 2021. https://www.cdc.gov/mis-c/
9. Belay ED, Abrams J, Oster ME. Trends in geographic and temporal distribution of US children with multisystem inflammatory syndrome during the COVID-19 pandemic. *JAMA Pediatr*. 2021;175(8):837-845. doi:10.1001/jamapediatrics.2021.0630
10. Levin M. Childhood multisystem inflammatory syndrome – a new challenge in the pandemic. *N Engl J Med*. 2020;383(4):393-395. doi:10.1056/NEJM/e2023158
11. Centers for Disease Control and Prevention. *Health Department – Reported Cases of Multisystem Inflammatory Syndrome in Children (MIS-C) in the United States*. Actualizado en agosto 27, 2021. Consultado en septiembre 14, 2021. https://www.cdc.gov/mis-c/cases/index.html
12. Frey WH. *Less than Half of US Children under 15 Are white, Census Shows*. Brookings Institute. Actualizado en julio 17, 2019. Consultado en septiembre 27, 2021. https://www.brookings.edu/research/less-than-half-of-us-children-under-15-are-white-census-shows/

13. Lam-Hine T, McCurdy SA, Santora L, et al. Outbreak associated with SARS-CoV-2 B.1.617.2 (Delta) variant in an elementary school – Marin county, California, May-June 2021. *MMWR Morb Mortal Wkly Rep*. 2021;70:1214-1219. doi:10.15585/mmwr.mm7035e2

14. Zhu Y, Bloxham CJ, Hulme KD, et al. A meta-analysis on the role of children in severe acute respiratory syndrome coronavirus 2 in household transmission clusters. *Clin Infect Dis*. 2021;72(12):e1146-e1153. doi:10.1093/cid/ciaa1825

15. Paul LA, Daneman N, Schwartz KL, et al. Association of age and pediatric household transmission of SARS-CoV-2 infection. *JAMA Pediatr*. 2021;175:1151-1158. Consultado en septiembre 28, 2021. doi:10.1001/jamapediatrics.2021.2770

16. Racine N, McArthur BA, Cooke JE, Eirich R, Zhu J, Madigan S. Global prevalence of depressive and anxiety symptoms in children and adolescents during COVID-19: a meta-analysis. *JAMA Pediatr*. 2021;175:1142-1150. Consultado en septiembre 28, 2021. doi:10.1001/jamapediatrics.2021.2482

17. Andreas JB, Brunborg GS. Self-reported mental and physical health among Norwegian adolescents before and during the COVID-19 pandemic. *JAMA Netw Open*. 2021;4(8):e2121934. doi:10.1001/jamanetworkopen.2021.21934

18. Schmidt SJ, Barblan LP, Lory I, Landolt MA. Age-related effects of the COVID-19 pandemic on mental health of children and adolescents. *Eur J Psychotraumatol*. 2021;12(1):1901407. doi:10.1080/20008198.2021.1901407

19. Swansburg R, Hai T, MacMaster FP, Lemay JF. Impact of COVID-19 on lifestyle habits and mental health symptoms in children with attention-deficit/hyperactivity disorder in Canada. *Paediatr Child Health*. 2021;26(5):e199-e207. doi:10.1093/pch/pxab030

20. American Psychiatric Association. *Diagnostic and Statistical Manual on Mental Disorders*. 5th ed. The American Psychiatric Association; 2013.

21. Reich W. *The Mass Psychology of Fascism*. Farrar, Straus & Giroux; 1970.

22. Jacobson L. *Science Shows Mask-Wearing Is Largely Safe for Children*. KHN. Publicado en agosto 18, 2021. Consultado en septiembre 30, 2021. https://khn.org/news/article/science-shows-mask-wearing-is-largely-safe-for-children/

23. Weissbourd R, Batanova M, McIntyre J, Torres ER. *How the Pandemic Is Strengthening Fathers' Relationships with Their Children*. Making Caring Common Project. Harvard Graduate School of Education. Publicado en junio 2020. Consultado en septiembre 30, 2021. https://static1.squarespace.com/static/5b7c56e255b02c683659fe43/t/5eeceba88f50eb19810153d4/1592585165850/Report+How+the+Pandemic+is+Strengthening+Fathers+Relationships+with+Their+Children+FINAL.pdf

24. American Psychological Association. *Stress in America: One Year Later, a New Wave of Pandemic Health Concerns*. Consultado en septiembre 28, 2021. https://www.apa.org/news/press/releases/stress/2021/sia-pandemic-report.pdf

25. Woolford SJ, Sidell M, Li X, et al. Changes in body mass index among children and adolescents during the COVID-19 pandemic. *J Am Med Assoc*. 2021;326(14):1434-1436. Consultado en septiembre 28, 2021. doi:10.1001/jama.2021.15036

26. Lange SJ, Kompaniyets L, Freedman DS, et al. Longitudinal trends in body mass index before and during the COVID-19 pandemic among persons aged 2-19 years—United States, 2018-2020. *MMWR Morb Mortal Wkly Rep*. 2021;70:1278-1283. doi:10.15585/mmwr.mm7037a3

27. Long H. U.S. now has 22 million unemployed, wiping out a decade of job gains. *Washington Post*. Publicado en abril 16, 2020. Consultado en junio 16, 2021. https://www.washingtonpost.com/business/2020/04/16/unemployment-claims-coronavirus/

28. Kluger J. Domestic violence is a pandemic within the COVID-19 pandemic. *Time*. Publicado en febrero 3, 2021. Consultado en septiembre 28, 2021. https://time.com/5928539/domestic-violence-covid-19/

29. Boserup B, McKenney M, Elkbuli A. Alarming trends in US domestic violence during the COVID-19 pandemic. *Am J Emerg Med*. 2020;38(12):2753-2755. doi:10.1016/j.ajem.2020.04.077

30. Holland KM, Jones C, Vivolo-Kantor AM, et al. Trends in US emergency department visits for mental health, overdose, and violence outcomes before and during the COVID-19 pandemic. *JAMA Psychiatry*. 2021;78(4):372-379. doi:10.1001/jamapsychiatry.2020.4402

31. Piquero AR, Jennings WG, Jemison E, Kaukinen C, Knaul FM. Domestic violence during the COVID-19 pandemic – evidence from a systematic review and meta-analysis. *J Crim Justice*. 2021;74:101806. doi:10.1016/j.crimjus.2021.101806

32. Ho S, Fassett C. Pandemic masks ongoing child abuse crisis as cases plummet. *AP News*. Publicado en marzo 29, 2021. Consultado en septiembre 28, 2021. https://apnews.com/article/coronavirus-children-safety-welfare-checks-decline-62877b94ec68d47bfe285d4f9aa962e6

33. Sprang G, Silman M. Posttraumatic stress disorder in parents and youth after health-related disorders. *Disaster Med Public Health Prep*. 2013;7(1):105-110. doi:10.1017/dmp.2013.22

34. Zhao N, Zhou G. COVID-19 stress and addictive social media use (SMU): mediating role of active use and social media flow. *Front Psychiatry*. 2021;12:635546. doi:10.3389/fpsyt.2021.635546

35. Senín-Calderón C, Perona-Garcelán S, Rodríguez-Testal JF. The dark side of Instagram: predictor model of dysmorphic concerns. *Int J Clin Health Psychol*. 2020;20(3):253-261. doi:10.1016/j.ijchp.2020.06.005

36. Criddle C. Facebook grilled over mental-health impact on kids. *BBC News*. Publicado en septiembre 30, 2021. Consultado en septiembre 30, 2021. https://www.bbc.com/news/technology-58753525

37. Rice SM, Siegel JA, Libby T, Graber E, Kourosh AS. Zooming into cosmetic procedures during the COVID-19 pandemic: the provider's perspective. *Int J Womens Dermatol*. 2021;7(2):213-216. doi:10.1016/j.ijwd.2021.01.012

38. Dwoskin E. Misinformation on Facebook got six times more clicks than factual news during the 2020 election, study says. *Washington Post*. Publicado en septiembre 4, 2021. Consultado en septiembre 30, 2021. https://www.washingtonpost.com/technology/2021/09/03/facebook-misinformation-nyu-study/

39. Li HO, Bailey A, Huynh D, Chan J. YouTube as a source of information on COVID-19: a pandemic of misinformation? *BMJ Glob Health*. 2020;5(5):e002604. doi:10.1136/bmjgh-2020-002604

40. Dube R, Magalhaes L. Covid's hidden toll: one million children who lost parents. *Wall St J*. Publicado en septiembre 26, 2021. Consultado en septiembre 28, 2021. https://www.wsj.com/articles/covid-children-orphans-parent-deaths-million-11632675021

41. Bateman N, Ross M. *Why Has COVID-19 Been Especially Harmful for Working Women?* Brookings Institute. Publicado en octubre 2020. Consultado en septiembre 30, 2021. https://www.brookings.edu/essay/why-has-covid-19-been-especially-harmful-for-working-women/

42. Adams EL, Smith D, Caccavale LJ, Bean MK. Parents are stressed! Patterns of parent stress across COVID-19. *Front Psychiatry*. 2021;12:626456. doi:10.3389/fpsyt.2021.626456

43. MacIntyre CR, Kelly G, Seale H, Holden R. *From Vaccination to Ventilation: 5 Ways to Keep Kids Safe from COVID When Schools Reopen*. The Conversation. Publicado en septiembre 1, 2021. Consultado en septiembre 30, 2021. https://theconversation.com/from-vaccination-to-ventilation-5-ways-to-keep-kids-safe-from-covid-when-schools-reopen-166734

44. Kinch M. *Between Hope and Fear: A History of Vaccines and Human Immunity*. Pegasus Books, Ltd; 2018

45. Flemming A. *The Origins of Vaccination*. Nature Portfolio. Publicado en septiembre 28, 2020. Consultado en septiembre 30, 2021. https://www.nature.com/articles/d42859-020-00006-7

46. Boylston A. The origins of inoculation. *J R Soc Med*. 2021;105(7):309-313. doi:10.1258/jrsm.2012.12k044

47. McHugh J. A Puritan minister incited fury by pushing inoculation against a smallpox epidemic. *Washington Post*. Publicado en marzo 8, 2020. Consultado en septiembre 22, 2021. https://www.washingtonpost.com/history/2020/03/07/smallpox-coronavirus-antivaxxers-cotton-mather/

48. Lawler A. *How a Public Health Crisis Nearly Derailed the American Revolution*. National Geographic. Publicado en abril 16, 2020. Consultado en octubre 1, 2021. https://www.nationalgeographic.com/history/article/george-washington-beat-smallpox-epidemic-with-controversial-inoculations

49. Strassburg MA. The global eradication of smallpox. *Am J Infect Control*. 1982;10(2):53-59. doi:10.1016/0196-6553(82)90003-7

50. Hamel L, Lopes L, Kearney A, et al. *KFF COVID-19 Vaccine Monitor: Parents and the Pandemic*. KFF. Publicado en agosto 11, 2021. Consultado en septiembre 30, 2021. https://www.kff.org/coronavirus-covid-19/poll-finding/kff-covid-19-vaccine-monitor-parents-and-the-pandemic/

51. Ahmad S, Feder A, Lee EJ, et al. Earthquake impact in a remote South Asian population: psychosocial factors and posttraumatic symptoms. *J Trauma Stress*. 2010;23(3):408-412. doi:10.1002/jts.20535

7

Ética de la pandemia: cómo debemos responder

Este capítulo se centra en cuatro cuestiones éticas fundamentales que pueden aplicarse no solo a la ética durante la Era COVID, sino también a la ética aplicable en otras pandemias. Estas cuestiones son las siguientes:

1. ¿Cómo deben responder los profesionales no médicos?
2. ¿Cómo deben responder los profesionales médicos?
3. ¿Cómo deben los profesionales médicos y los responsables políticos interactuar con el público?
4. ¿Cómo debemos luchar para controlar la enfermedad?

El capítulo también examina algunas cuestiones de salud pública que surgieron durante la pandemia, en especial las centradas en el uso de mascarillas y la vacunación. Aunque estos temas se presentan a menudo como estrictamente científicos, la realidad es que hay una fina línea entre ese enfoque y la medicina, la ética, el derecho y la política. Este cambio constante en las decisiones políticas sobre el uso de mascarillas o la vacunación se debe a que están basadas en gran medida en datos que evolucionan con el tiempo. Aunque sean desagradables y sean el tipo de decisiones que se suelen juzgar o criticar después de que se ve todo más claro, estas medidas se consideraron a menudo preferibles al acto pasivo de esperar a disponer de más datos mientras se daba rienda suelta a la propagación del virus. No se trata de aplaudir todas las decisiones tomadas, sino de ponerlas en contexto. Se trata de cuestiones delicadas que cada uno de nosotros ve a través de una lente diferente, y el enfoque del autor no es validar o defender ningún punto de vista en particular, sino ser objetivo y presentar las dos caras de la moneda para que el lector entienda lo difícil que es para las legislaturas, los médicos y los científicos hacer políticas que mantengan un justo balance entre salvar vidas y mantener el respeto a las libertades individuales.

Los fundamentos de la ética

La ética es un principio fundamental que guía los procesos de toma de decisiones y ayuda a los individuos a determinar cómo actuar. En el mundo de la salud pública, los sistemas éticos son integrales, en especial cuando se trata de una enfermedad emergente en la que existen importantes lagunas de conocimiento entre los científicos. Como escribió en 2004 Lawrence Gostin, profesor de derecho de la Universidad de Georgetown especializado en derecho de la salud pública, "No hay forma de evitar los dilemas que plantea el hecho de actuar sin un conocimiento científico completo, por lo que la única salvaguarda es la adopción de valores éticos a la hora de formular y aplicar las decisiones en materia de salud pública".[1] Estos sistemas éticos ayudan a guiar a los responsables políticos y a los expertos para que tomen decisiones calculadas sobre cómo asignar recursos, clasificar a los pacientes y relacionarse con el público.

La ética se puede abordar desde múltiples enfoques, incluyendo la deontología (o ética basada en el deber), el consecuencialismo (maximizar "el bien" o minimizar el daño), la ética de la virtud y las teorías que se centran en el concepto de derechos. Aunque estos enfoques son distintos, a menudo se sobreponen, y múltiples sistemas pueden terminar prescribiendo las mismas soluciones cuando los agentes se enfrentan a decisiones éticas. Por otro lado, enfoques teóricos similares pueden llevar a menudo a conclusiones diferentes sobre cómo se debe actuar, ya que las definiciones de los objetivos fundamentales pueden ser divergentes.

Por ejemplo, el consecuencialismo, en su forma más rudimentaria, suele definir "el bien" como la vida y, por lo tanto, dictaría que hay que salvar al mayor número de personas en un escenario en el que hay dos grupos de personas y solo se puede salvar a uno de esos grupos. Por ejemplo, si una persona se ve obligada a elegir entre salvar a 5 personas (y permitir que 10 mueran), salvar a 10 personas (y permitir que 5 mueran), o no elegir, en cuyo caso las 15 personas morirían, entonces la elección moral sería salvar a las 10 personas. Las cosas, por supuesto, se ponen más difíciles cuando se asignan valores morales a cuestiones más allá de la vida. Por ejemplo, si se combina una ética consecuencialista con una forma chovinista de nacionalismo, entonces se podría afirmar que "el bien" no es solo salvar a la mayor cantidad de personas, sino a la mayor cantidad de personas de un determinado tipo. En consecuencia, esto alteraría el cálculo que se utiliza para determinar cuál es la respuesta moral. En otras palabras, la forma en que los distintos individuos definen "el bien" puede alterar de manera drástica nuestras decisiones, incluso si nos adherimos a los mismos contextos.

El consecuencialismo contrasta con otros sistemas, en particular con la ética deontológica, que defiende un comportamiento moral que se preocupa más por negarse a violar ciertos imperativos categóricos que por las consecuencias. Por ejemplo, si el escenario anterior se modificara de forma que el agente tuviera que matar activamente a cinco para dejar vivir a diez, el consecuencialista podría mantener que matar a los cinco es la acción correcta. Un enfoque deontológico probablemente lo refutaría afirmando que matar a cinco personas violaría el imperativo categórico de no matar nunca a nadie. En situaciones como ésta, cualquier intento de encontrar un terreno común (por no hablar de una síntesis) entre las dos escuelas de pensamiento se rompe.

Durante la pandemia surgieron escuelas de pensamiento diametralmente opuestas. En lo más elemental, la cuestión giraba en torno al grado en que uno debe enmendar sus hábitos para evitar la propagación del virus. Si uno dice que algunas enmiendas son necesarias y éticas, mientras que otros afirman que todas las enmiendas son supererogatorias, no hay forma posible de armonizar el desacuerdo. Esto se complicó aún más por el hecho de que, con el objetivo de promover la salud pública, se empleó el poder del Estado para disuadir o impedir que los individuos tuvieran un comportamiento considerado demasiado arriesgado. Esto tiene un precedente legal en Estados Unidos (EUA) (véase *Jacobson vs. Massachusetts*[i]).[2] Sin embargo, dado el clima político de 2020, esto sobrecargó el argumento inicial sobre qué cambios en la propia rutina son éticos en tiempos de pandemia y se convirtió en una cuestión de libertad personal *versus* la autoridad del Estado —un debate filosófico/político/legal más que uno sobre salud pública. Al final, la cuestión se convirtió en: ¿es más importante tomar medidas para mitigar el riesgo y, por lo tanto, salvar vidas, o existe un deber superior que impide tomar medidas para mitigar la pérdida de vidas? Esto lleva a las siguientes preguntas: ¿dónde está el umbral de riesgo aceptable? ¿Qué puede pedir razonablemente el Estado a los ciudadanos en tiempos de crisis? ¿Cuál es la línea divisoria entre un ataque a la libertad personal y un inconveniente que surge porque uno debe compartir el espacio con otros en momentos ordinarios en comparación con los momentos de crisis? Decir que ningún riesgo es aceptable es algo insostenible o un argumento de sin sustento, como lo es la posición de que nunca debemos hacer concesiones a los demás en el espacio público compartido. La primera es la premisa en la que se basan las historias distópicas. La segunda sería similar a un estado de guerra hobbesiano en el que todos se enfrentarían a todos.

Sin embargo, la exploración de estas premisas puede causar cuestiones profundas que afectan al corazón de la ciencia política y a lo que la gente cree

---

[i] En Jacobsen, el demandante impugnó el otorgamiento de una multa de 5 dólares y presentó un recurso de inconstitucionalidad contra una ordenanza local promulgada por la ciudad de Cambridge, Massachusetts, que exigía que las personas se vacunaran contra la viruela para frenar un brote. Argumentó que la vacunación obligatoria era arbitraria, irrazonable, opresiva y que violaba las libertades que se le garantizaban a través del debido proceso. El Tribunal rechazó este recurso, escribiendo que la Constitución "no implica un derecho absoluto en cada persona a estar, en todo momento y en todas las circunstancias, totalmente libre de restricciones. Hay múltiples restricciones a las que toda persona está necesariamente sujeta por el bien común".

sobre la relación entre el individuo, la comunidad y el Estado, y la posición de un individuo no puede tomarse a la ligera ni descartarse como una simple lealtad tribal carente de razonamiento moral. Todo el mundo debe poner en una balanza su disposición a aceptar restricciones a sus acciones y medios de vida en contraparte con el riesgo de ser un eslabón en una cadena de transmisión que podría enfermar a miles de personas y provocar decenas de muertes. En muchos casos, se trata de cuestiones que requieren un cálculo del riesgo, no solo consideraciones éticas, y son decisiones que deben tomar tanto las organizaciones como los individuos. Como escribió el filósofo español José Ortega y Gasset en su ensayo de 1939, *The Self and The Other*, "Sin un repliegue estratégico sobre el yo, sin un pensamiento vigilante, la vida humana es imposible".[33]

El autor se suma al sentimiento de Ortega y Gasset diciendo que este repliegue sobre sí mismo, este acto de pensamiento vigilante (y, en forma transitoria, la vida humana), es imposible sin la verdad. La valoración de la verdad es fundamental para la ética, ya que ésta es imposible sin el deseo ferviente de buscar la verdad. Y lo que es más importante, esa búsqueda es imposible sin confianza. Si queremos que la ética sea nuestra guía, tendremos que salir de esta pandemia con la capacidad de volver a confiar los unos en los otros y promover un discurso más civilizado en lugar del tipo de disputa tribal que se disfraza de discusión. Como observó Leonardo da Vinci hace tiempo, *"Dove si grida non è vera scienza"* (*donde hay gritos no hay verdadero conocimiento*).

Estrategias de mitigación

Para los científicos y los responsables políticos, una de las mayores dificultades de la pandemia ha sido la falta de información sobre el virus SARS-CoV-2 y la patología de COVID-19. Mientras los brotes se producían con creciente regularidad en todo EUA a principios de 2020 (posiblemente incluso a finales de 2019[4]), hubo que hacer muchas conjeturas para tratar de aplicar normas y procesos que protegieran al público de una infección generalizada. Desafortunadamente, cuando la ciencia de una enfermedad no está clara debido a su novedad, esto puede dificultar la coherencia de los mensajes y, sin duda, en muchas ocasiones hubo disonancia en los lineamientos, así como un abierto desacuerdo entre los funcionarios electos y los funcionarios de salud pública sobre cómo proceder.[5]

La motivación ética de los funcionarios electos es comprensible. Aunque un enfoque cínico sería alegar que solo buscan la reelección, una lectura más empática de su situación reconocería que están obligados a proteger la vida, la libertad, los intereses económicos y el bienestar social de sus electores. No querían incitar al pánico ni tomar medidas preventivas que, en última instancia, causarían más daño que beneficio. También era difícil determinar hasta qué punto era prudente mantenerse escéptico y adverso al riesgo, ya que dependía de los riesgos asociados con la inacción, lo cual no podían conocer.

La motivación de los funcionarios de salud pública, por su parte, suele ser más directa y se centra únicamente en la prevención de muertes y enfermedades.

En algunos países, estos dos grupos se enfrentaron. En otros, los dos reconocieron que había muchas más coincidencias entre sus preocupaciones que diferencias, por lo que unieron sus fuerzas. Reconocieron que, sin duda, se producirían importantes trastornos en la vida cotidiana y en la economía, pero tuvieron la clarividencia de entender que estos trastornos serían relativamente menores si se conseguía aplastar con rapidez la transmisión en la comunidad o evitarla por completo. Aunque se aplicaron procedimientos rígidos de control de la infección durante los periodos de confinamiento, el principio subyacente era que estaban justificados porque le permitirían a la economía reanudar con rapidez su funcionamiento normal y ello significaría que se podrían dedicar más recursos a la contención, al establecimiento de un perímetro y a la vigilancia del mismo. Este fue el modelo que siguió Taiwán desde el principio de la pandemia. Finalmente Australia y Nueva Zelanda también siguieron el mismo modelo, aunque esta última intentó inicialmente "aplanar la curva".[6]

El enfoque de "aplanar la curva" es más una estrategia de mitigación. El objetivo no es simplemente atenuar el pico más agudo de casos y evitar el colapso total de los sistemas de salud nacionales debido a un tsunami de pacientes que demandan atención de urgencia, sino ganar tiempo para que los investigadores puedan idear tratamientos mejorados.[7] En EUA y muchos países europeos se prefirió esta estrategia, pero se aplicó de forma imperfecta.

Hasta el 14 de septiembre de 2021, Taiwán, que tiene una población de aproximadamente 23.5 millones de habitantes, había tenido 16 093 casos confirmados de COVID-19 (67.5 por cada 100 000) y 839 muertes totales (3.5 por cada 100 000).[ii] Hay que tener en cuenta que hasta el 1° de mayo de 2020 solo habían 1 132 casos reportados y 12 muertes confirmadas, y que las cifras estaban infladas por un brote que se produjo entre principios de mayo de 2021 y principios de julio de 2021 que había sido responsable de la gran mayoría de todos los casos y muertes notificados.[8]

Además al 14 de septiembre de 2021, Australia, que tiene una población de más de 25 millones de habitantes, había notificado 78 544 casos confirmados de COVID-19 (304.6 por 100 000) y 1 116 muertes totales (4.3 por 100 000).[9] El mayor pico en 2020 se produjo a finales de julio y principios de agosto, cuando los nuevos casos confirmados diarios superaron los 700, y (aunque pueda parecer contradictorio) cerca de 53% de las infecciones se había producido en individuos menos vulnerables, aquellos entre los 20 y los 50 años de edad,

---

[ii] Para más información por países, véase el Apéndice A.

mientras que poco más de 12% de los casos se reportaron en personas mayores de 70 años.[10] Cabe señalar que la respuesta de Australia no ha sido impecable. Aunque los cierres han mantenido a muchos australianos a salvo, los dirigentes del país empezaron a recibir muchas críticas a mediados de 2021 por no haber conseguido suficientes dosis de vacunas, lo que retrasó la reapertura total del país. Este fracaso ha acallado los aplausos por la respuesta inicial de la nación a la pandemia.[11] Además, los casos comenzaron a aumentar en julio de 2021 debido a la propagación de la variante Delta. Aunque esto provocó más cierres y más quejas, los esfuerzos de vacunación progresaron con rapidez, lo que permitiría una reapertura en primavera, aunque no fuera completa.[12]

Hasta el 14 de septiembre de 2021, Nueva Zelanda, que tiene una población de algo menos de 5 millones de habitantes, había notificado 3 982 casos confirmados de COVID-19 (81.9 por cada 100 000) y confirmó su mayor pico de casos el 5 de abril de 2020, cuando se notificaron 75 nuevos casos. Hasta septiembre de 2021, 27 personas (<1 por cada 100 000) en Nueva Zelanda habían muerto por COVID-19. Desde principios de mayo de 2020 solo habían muerto siete.[13]

Hasta el 14 de septiembre de 2021, el número total de casos confirmados en EUA era de 41.37 millones (12 425.1 por cada 100 000) y se habían producido 663 929 muertes confirmadas (199.4 por cada 100 000).[14]

Poner en tela de juicio la eficacia de las estrategias y competencias de estos tres países es una posición difícil de adoptar, en especial si el argumento se basa en la presunción de que la vitalidad económica debe considerarse junto con el dato bruto del número de vidas perdidas. Si nuestro objetivo es reducir la muerte y la enfermedad, entonces no hay duda de que estos son los países que deberíamos elegir para emular, incluso si ningún sistema fuera perfecto.[15] Por otro lado, si nuestro objetivo es reducir la muerte y la enfermedad y proporcionar vitalidad económica, una vez más los modelos taiwanés, australiano y kiwi son favorables. La economía de Taiwán creció 3.11% en 2020 y se pronosticó que crecería 4.64% en 2021.[16] Mientras que Australia tuvo su primera contracción económica en 30 años en 2020, la economía del país a junio de 2021 era 1.1% mayor que al comienzo de la pandemia.[17] La economía de Nueva Zelanda se contrajo 2.9% en 2020, pero se estimó que el crecimiento económico estaba cerca de 0.8% por encima de los niveles prepandémicos.[18,19] Aunque el PIB de EUA cayó 2.9% en 2020, desde entonces ha vuelto a niveles casi prepandémicos y se espera que siga creciendo en el futuro inmediato.[20] Esto es comparable a los otros modelos, pero el número de personas que enfermaron y el número de personas que murieron de COVID-19 son varios órdenes de magnitud mayor.

Una de las razones por las que estos países tuvieron bajas tasas de infección y mortalidad es que los tres son naciones insulares, lo que ciertamente facilita el cribado y la prevención de que los individuos con infección entren en la comunidad y propaguen el contagio. Sin embargo, esto pierde de vista el hecho de que, en especial Nueva Zelanda y Taiwán, fueron capaces de lanzar una respuesta nacional coordinada en las primeras etapas de la pandemia, que obligó a examinar a los pasajeros de las aerolíneas procedentes de zonas de alto riesgo y a ponerlos en cuarentena durante 14 días al regresar a su país de origen. En Taiwán, el uso de mascarillas generalizado, los retrasos tempranos en el inicio del curso escolar y la prohibición de las grandes reuniones desempeñaron un papel crucial en la prevención de la propagación temprana del virus. Por otro lado, en Nueva Zelanda, una vez que el número de casos acumulados superó los 100, se aplicó un bloqueo total el 23 de marzo de 2020.[13]

Aunque se trata de un análisis muy amplio que no examina los matices de cada país ni la miríada de factores específicos, sí revela que las naciones democráticas en las que se pusieron en marcha de forma rápida y eficaz medidas de salud pública más estrictas obtuvieron mejores resultados que EUA aplanar la curva puede ser una estrategia eficaz para combatir enfermedades infecciosas menos transmisibles que SARS-CoV-2, pero no fue un medio eficaz para luchar contra COVID-19.

Deberes éticos individuales

En EUA, la literatura sobre la ética de las pandemias creada antes de 2020 se centraba en los posibles retos de operar con recursos limitados y en las preguntas sobre cómo asignar los medicamentos, los ventiladores y el equipo de protección personal de forma ética o justa. Los escritores también dedicaron mucho tiempo a reflexionar sobre nuestros deberes éticos con otros países. Leer documentos antiguos sobre la ética de la pandemia que se remontan a mucho antes de SARS-CoV-2 puede ser un poco chocante, ya que parece haber una presunción tácita de que EUA sería capaz de gestionar sus propios asuntos y que la mayoría de las discusiones políticas se centrarían en los desafíos logísticos y los imperativos morales de la prestación de asistencia a otros países o lugares de EUA que carecen de recursos.[21]

Este debate ha sido cooptado en gran medida por la cuestión de cómo hay que comportarse con respecto a los protocolos de distanciamiento social y el uso de cubrebocas, y luego sobre si hay que vacunarse. Francamente, la mayoría de los argumentos que giran en torno a los protocolos de distanciamiento social y el uso de cubrebocas en público no representan dilemas éticos. Nadie debería perder el sueño por este tipo de cuestiones. Si tienes la opción de prevenir la propagación de un patógeno mortal o no prevenir la propagación mientras estás en público, tratas de prevenirlo haciendo algunas concesiones. Descartar todas las concesiones voluntarias porque son ejemplos de "autoritarismo" es tachar al civismo básico como una forma de tiranía. Aunque existe un argumento legítimo contra el gobierno que impone este tipo de medidas, esto se trata de una cuestión de política y no de ética. Además, la afirmación de que el distanciamiento social y el uso de cubrebocas no evitan la propagación del virus es sencillamente incorrecta, aunque sea exacto decir que no son 100% eficaces.

Los diversos protocolos establecidos para evitar la propagación del coronavirus ayudaron a reducir el número de casos de COVID-19, y ahora hay pruebas de que también evitaron la propagación de la influenza. Gracias a la disminución de las reuniones y los viajes masivos, por un lado, y a las medidas de distanciamiento social, el uso de cubrebocas y la mejora de la higiene de las manos, por otro, la temporada de influenza de 2020 a 2021 prácticamente desapareció. Hubo menos de 2 000 casos confirmados en laboratorio (frente a los 200 000 de un año normal).[22] También se redujeron en forma considerable las muertes. En EUA, donde se estima que una media de 38 750 personas han muerto de influenza cada temporada desde 2012-2013 hasta 2019-2020, los informes preliminares estiman que solo 600[iii] murieron de influeza esta última temporada.[23,24] Eso es aproximadamente 1.55% de las muertes en un año promedio. Suponiendo que estos mismos protocolos redujeran las muertes por COVID-19 en una proporción comparable hasta la primavera de 2021, se puede argumentar que las cerca de 600 000 muertes que se produjeron a partir de junio de 2021 debido a COVID-19 representan 1.55% de los posibles 38.75 millones de muertes que podrían haber ocurrido sin estas medidas. Aunque este no es un argumento válido por diversas razones, no hay duda de que habría habido un número mucho mayor de casos mortales de COVID-19 sin el uso de mascarillas regular. Con base en los datos estadísticos, el escepticismo continuado sobre el asunto del uso de cubrebocas parece infundado y se ha convertido más en una creencia personal que tiene sus raíces en la política en vez de en la ciencia.

Sin duda, las guías de salud pública han sido un grave obstáculo a lo largo de la pandemia. El uso de mascarillas es incómodo y el mantenimiento de una distancia de seguridad dificultó e incluso impidió que algunas personas se ganaran la vida. El cierre de estados y ciudades perjudicó a la gente económica y psicológicamente. No ver a los miembros de la familia durante meses, excepto a través de llamadas por *Zoom*, fue emocionalmente dañino. Si no estuviéramos todavía recuperándonos de las contrariedades de vivir la pandemia, este libro no se habría escrito. A pesar de todas las dificultades y tragedias, estas acciones salvaron innumerables vidas y evitaron el colapso de los sistemas hospitalarios locales que, incluso años después de la pandemia, siguen mostrando signos de

---

[iii] Como se indica en una nota a pie de página en el Capítulo 1, los Centers for Disease Control and Prevention (CDC) estiman el número de muertes por influenza cada año y tienden a añadir un relleno significativo a la cifra, para luego reducirla significativamente cuando se dispone de un recuento más preciso; estas cifras de los CDC sobre la influenza incluyen las muertes por neumonía. En otras palabras, la cifra de 600 muertes es una estimación. Además, hubo muchos más casos de influenza que en el año 2000. Ese fue solo el número de casos confirmados por el laboratorio.

extrema angustia por estar sobrecargados de pacientes con COVID-19, lo que ha llevado al racionamiento de la atención y a muertes innecesarias.

Si suponemos que salvar vidas es el objetivo principal del comportamiento ético, entonces sería ético seguir las guías de salud probadas que previenen la infección por SARS-CoV-2 y reducen la carga de los sistemas sanitarios, mientras que rehuirlas sería poco ético. Como se comentó antes y se ha mencionado en los medios de comunicación, los CDC a veces no comunicaron de manera eficaz las medidas del uso de mascarilla y distanciamiento social y en ocasiones proporcionaron lineamientos contradictorios y confusos. Sin embargo, si vamos a reivindicar de manera constante nuestras críticas basadas en la mala comunicación de los CDC y a pasar por alto los lineamientos científicos, entonces estamos poniendo una vez más la política por delante de la ciencia. Desechar estas directrices que salvan vidas debido a un mal mensaje es como tirar al bebé con el agua de la bañera.

La idea de que la impermanencia de los protocolos es una prueba de capricho voluntario tampoco tiene fundamento. Como presuntamente dijo el filósofo y científico francés Blaise Pascal, "No existe la verdad, solo podemos aportar las mejores pruebas disponibles y calcular una probabilidad".[25] *La información sobre el virus se actualiza constantemente en función de nuevos datos y a medida que se realizan más estudios. Sería mucho más preocupante que los protocolos no evolucionaran a medida que se obtiene más información sobre la dinámica de transmisión del virus y otras cuestiones como la eficacia de las vacunas. La medicina es un campo en constante evolución, y las cuestiones sobre el tratamiento adecuado y las recomendaciones son dinámicas y no estáticas. Esto puede resultar confuso y frustrante para el público, pero no es un fallo de la ciencia. Se trata más bien de un fallo en los mensajes y la comunicación.*

En el futuro, los CDC deberían considerar la posibilidad de coordinar sus mensajes con los pilares de la comunidad, incluidos los líderes religiosos, los miembros de las organizaciones cívicas, los funcionarios locales elegidos, etc. Para muchas personas es una norma ver con escepticismo a los funcionarios del gobierno y pueden ser reacias a responder a las directrices recomendadas que pueden ser extremadamente inconvenientes o perjudiciales para sus medios de subsistencia. Por otro lado, es menos probable que los individuos quieran "disparar al mensajero" si tienen una relación de largo tiempo con él.

Vacunas

El caso de vacunarse es ligeramente diferente al de llevar una mascarilla. Existen riesgos asociados con la vacunación (en concreto a las vacunas de Pfizer/BioNTech, Moderna o Janssen [Johnson & Johnson]) que no existen con el uso de cubrebocas o el distanciamiento social. Los efectos secundarios más comunes son fiebre, escalofríos, molestias, dolor en el lugar de la inyección, náusea y cansancio. Se han notificado casos de parálisis de Bell, pero el aumento del riesgo es pequeño (se estima que hay 2 personas más por cada 100 000 personas que reciben la vacuna de Pfizer/BioNTech), y la afección suele ser temporal.[26] Se han producido cerca de 100 casos de síndrome de Guillain-Barré (SGB) entre los 12.5 millones de estadounidenses que han recibido la vacuna de Johnson & Johnson. De esos 100 casos, 95 fueron lo suficientemente graves como para requerir hospitalización. Hasta ahora, se ha informado de una víctima mortal en septiembre de 2021.[27] Aunque parece existir una asociación entre la vacuna y el SGB, la Food and Drug Administration (FDA) aún no ha manifestado que esto sea suficiente para establecer una relación causal.[28] Mientras tanto, un estudio que examinó el riesgo de recaída en pacientes con un historial previo de SGB entre los que recibieron Comirnaty®, la vacuna de Pfizer/BioNTech, mostró que solo 1 individuo de los 702 pacientes requirió atención médica breve por recaída del síndrome anterior, pero se recuperó rápido.[29]

También se han notificado otras reacciones adversas graves. Los efectos secundarios específicos más preocupantes son la anafilaxia, la trombosis con síndrome de trombocitopenia y la miocarditis o pericarditis. La anafilaxia se ha producido en aproximadamente 2 a 5 personas por cada millón de vacunados en EUA,[30] aunque debe tenerse en cuenta que las tasas de anafilaxia por cualquier vacuna se estiman en 1.3 por millón.[31] A partir del 7 de septiembre de 2021:

- Se han notificado 45 reportes confirmados de trombosis con síndrome de trombocitopenia después de la administración de 14.3 millones de dosis de la vacuna Janssen y tienden a ocurrir en mujeres menores de 50 años;

- Se han notificado 1 404 casos confirmados de miocarditis o pericarditis después de la administración de aproximadamente 365 millones de vacunas de ARNm (Pfizer-BioNTech o Moderna32) y tienden a producirse en adolescentes o adultos jóvenes de sexo masculino; y

- El Vaccine Adverse Event Reporting System ha sido notificado de 7 439 muertes después de la vacunación después de un total de alrededor de 380 millones de dosis, y los proveedores de atención médica deben informar de estos casos de muerte después de la vacunación, incluso si no está claro si la vacuna tuvo un papel en la causa de la muerte.[33]

Como ocurre con todas las vacunas, los efectos secundarios a largo plazo son extremadamente raros y suelen aparecer en los 2 meses siguientes a la vacunación.[34]

En el momento de escribir este libro, solo Comirnaty®, la vacuna desarrollada por Pfizer/BioNTech, había sido aprobada por la FDA para su uso en personas de 12 años o más, aunque varias vacunas habían recibido la Autorización de Uso de Emergencia (AUE) (véase la tabla 7-1).[38] La diferencia entre la AUE y la aprobación de la FDA es que, en medio de una emergencia de salud pública, la FDA puede conceder la AUE antes de la aprobación de la FDA.[39] Todas las vacunas han pasado por las tres fases de ensayos clínicos y han demostrado ser muy eficaces (véase tabla 7-2) para prevenir la infección y la propagación del virus, aunque pueden producirse, y de hecho se producen,

TABLA 7-1 Estado de aprobación de las vacunas al 15 de septiembre de 2021

Vacuna	Autorización de Uso de Emergencia (adultos)	Autorización de Uso de Emergencia (adolescentes)	Aprobación de la FDA (adultos)	Aprobación de la FDA (adolescentes)
Pfizer/ BioNTech[35] (Comirnaty®)	11-12-2020 (mayores de 16 años)	10-05-2021 (12-15 años)	23-08-2021	23-08-2021 (edades 12+)
Moderna[36]	18-12-2020 (mayores de 18 años)	No en este momento	No en este momento	No en este momento
Janssen (Johnson & Johnson)[37]	27-02-2021 (mayores de 18 años)	No en este momento	No en este momento	No en este momento

TABLA 7-2 Eficacia de la vacuna — antes de la variante Delta

Vacuna	Eficacia clínica	Eficacia en el mundo real	Dosis	Línea de tiempo
Pfizer/ BioNTech (Comirnaty®)	95%[40]	90%[41]	2	Eficacia total 1 semana después de la segunda dosis, administración ideal 21 días después de la primera dosis.
Moderna	94.1%[40]	90%[41]	2	Eficacia total 2 semanas después de la segunda dosis, administración ideal 28 días después de la primera dosis.
Janssen (Johnson & Johnson)	72%[40]	76.7%[42] (Estudio preliminar)	1	2 semanas después de la administración de una sola dosis.

casos en los que no son eficaces. Aun así, se ha descubierto que las personas que no tienen el virus y han recibido la serie completa de vacunas tienen un riesgo de infección de entre 1 de cada 5 000 y 1 de cada 10 000.[43] En estos raros casos de infección, los síntomas suelen ser leves, pero no se descarta una experiencia similar a la de una gripe muy fuerte. Las personas pueden experimentar síntomas más graves y complicaciones, en especial si su sistema inmunológico está comprometido. Esto es preferible a no estar vacunado, ya que un examen de los casos, hospitalizaciones y muertes entre los estadounidenses de 18 años o más en 13 estados entre el 4 de abril y el 17 de julio de 2021, encontró que las personas no vacunadas, en comparación con las personas totalmente vacunadas, tenían 4.5 veces más probabilidades de infectarse con SARS-CoV-2, alrededor de 10 veces más probabilidades de ser hospitalizados con COVID-19, y 10 veces más riesgo de mortalidad.[44]

Para ser claros, las vacunas reducen el riesgo de COVID-19 grave al entrenar a la respuesta inmune adaptativa del organismo para que reconozca los antígenos de SARS-CoV-2. Esto se traduce en infecciones menos graves y en un menor riesgo de transmisión. Las vacunas no eliminan todo el riesgo de infección, y hay pruebas de que pueden ser menos eficaces para prevenir la infección por las variantes, en particular la variante Delta (véase tabla 7-3). Sin embargo, menos eficaz no significa ineficaz. El informe del gobierno israelí de principios de julio de 2021 encontró que la eficacia de la vacuna de Pfizer/BioNTech (BNT162b2) cayó de 94 a 64% una vez que la variante Delta se convirtió en la cepa dominante en el país; la eficacia de la vacuna cayó aún más a finales de julio y se estimó que solo era 39% eficaz para prevenir la infección.[48] Aunque esto es desalentador, otros estudios no han observado caídas tan precipitadas. Public Health Scotland informó de un descenso similar en la protección contra la infección sintomática a medida que la variante Alfa fue suplantada por la variante Delta, tanto para las vacunas de Pfizer/BioNTech como de Oxford AstraZeneca (AZD1222): de 92 a 79% y de 73 a 60%, respectivamente.[49] Bernal y cols., por su parte, reportaron que una sola dosis de las vacunas de Oxford AstraZeneca o de Pfizer/BioNTech tenía una eficacia de 30.7% para prevenir la enfermedad sintomática, mientras que dos dosis ofrecían una eficacia contra la variante Delta de 67 y 88%, respectivamente.[50]

Hay algunos indicios de que la eficacia de la vacuna puede reducirse con el tiempo —posiblemente en tan solo unos meses—, lo que podría ayudar a explicar por qué el estudio israelí fue tan diferente de los demás. Keehner y cols., encontraron que el personal sanitario de la University of California en

TABLA 7-3 Estimaciones preliminares de la eficacia de la vacuna — variante Delta

Vacuna	Eficacia
Pfizer/BioNTech (Comirnaty®)	39-88%; 52.4%[45]
Moderna	50.6-76%[45,46]
Janssen (Johnson & Johnson)	Datos insuficientes[a]

[a]La vacuna de J&J ha demostrado ser 71% efectiva contra la hospitalización y 95% efectiva contra la muerte, pero no existía suficiente información hasta septiembre de 2021 para estimar su eficacia en la prevención de la infección.[47]

San Diego disminuyó del 1° de marzo al 31 de julio de 2021, pasando de más de 90 a 65.5%. Mientras que el creciente dominio de la variante Delta durante la primavera y el verano de 2021 ciertamente jugó un papel en la disminución de la eficacia, la tasa de ataque fue de 6.7 por 1 000 personas para aquellos que completaron la serie de vacunación en enero o febrero de 2021, mientras que aquellos que la completaron entre marzo y mayo vieron una tasa de ataque de 3.7 por 1 000 personas (y entre los individuos no vacunados la tasa de ataque fue de 16.4 por 1 000 personas).[51]

Los investigadores también han encontrado que los pacientes con enfermedades inmunomediadas que toman medicamentos, en concreto fármacos antirreumáticos modificadores de la enfermedad, pueden experimentar una respuesta a la vacuna menos sólida. Un estudio publicado en mayo por Scher y cols., encontró que 98.1% de los controles sanos experimentó una respuesta de anticuerpos después de recibir dos dosis de la vacuna Pfizer/BioNTech, y que la respuesta de anticuerpos se redujo a 91.9% en los pacientes con enfermedades inmunomediadas que no tomaban metotrexato, mientras que los pacientes con tales enfermedades que tomaban metotrexato solo experimentaron una respuesta de anticuerpos de 62.2%.[52] El impacto de la variante Delta en estas cifras sigue sin estar claro.

A la vista de los datos, no cabe duda de que la vacunación es una herramienta eficaz para prevenir la infección grave por COVID-19. Sin embargo, existen riesgos, aunque estos sean pequeños y las reacciones adversas más graves sean excepcionalmente raras. Esto parece dar crédito al argumento de que la vacunación es una elección individual. Si bien es cierto, el individuo no es el único que se ve afectado por la decisión, ya que puede infectarse con mayor facilidad que los vacunados y luego infectar a otros que aún no se han vacunado o que no pueden vacunarse. Además, la continua propagación del virus en la comunidad puede dar lugar a más mutaciones, las cuales es factible que den lugar a más variantes. Existe la preocupación de que las mutaciones significativas hagan que la inmunidad natural y las vacunas sean incapaces de prevenir la infección grave (o la reinfección), dando lugar a otro ciclo de pandemia. Por lo tanto, el argumento en contra de vacunarse no representa una decisión que afecte únicamente al agente, como sería el caso del uso del cinturón de seguridad, sino que sería más parecido a la decisión de conducir en estado de ebriedad. En otras palabras, el comportamiento no solo pone en riesgo al agente, sino también a los miembros de la comunidad y, en consecuencia, no es ético. Al igual que en el caso del uso de mascarillas, el hecho de que las vacunas puedan o no ser obligatorias es una cuestión política o jurídica que queda fuera del ámbito de la discusión.

Dicho esto, se puede argumentar acerca de las excepciones de la vacuna para los individuos que han sido infectados con el virus, ya que los estudios iniciales han demostrado que están protegidos de la infección de forma comparable a los individuos que han sido vacunados. Aun así, las pruebas emergentes que no han sido revisadas por pares en este momento sugieren que los individuos que desarrollaron anticuerpos después de la infección natural y recibieron una serie completa de vacunas han demostrado una mejor inmunidad que aquellos que se infectaron sin vacunación o los individuos que recibieron la vacunación pero nunca se infectaron.[53] Esto debería considerarse en cualquier análisis de riesgo-beneficio, en especial dada la creciente probabilidad de que COVID-19 se convierta en una enfermedad endémica.

Refuerzos

Una cuestión ética mucho más interesante se refiere a la cuestión de los refuerzos de la vacuna. Mientras que la FDA concedió una autorización de uso de emergencia el 12 de agosto de 2021 para que algunas personas inmunodeprimidas reciban dosis adicionales de la vacuna Moderna o Pfizer/BioNTech (Comirnaty®) tan solo 28 días después de su segunda dosis, no está claro hasta qué punto es necesaria una vacuna de refuerzo para las personas con un sistema inmunológico sano.[54] Tampoco hay datos suficientes que apoyen la administración de una segunda dosis de la vacuna Johnson & Johnson. Por lo tanto, no parece haber pruebas sólidas que apoyen las vacunas de refuerzo desde la perspectiva de la salud pública, aunque las evidencias que aún no han sido revisadas por expertos muestran que la tercera e incluso la cuarta dosis ofrecen una mayor protección a las personas.[55]

Esto puede verse como una contradicción. La eficacia de la vacuna parece disminuir en los individuos después de unos pocos meses, y los estudios preliminares sugieren que las vacunas de refuerzo mejoran la protección. ¿Por qué no se aprueba su uso en todos los adultos? Muchos han argumentado que se trata de un problema ético. Mientras que las personas de los países de más altos recursos han tenido la oportunidad de recibir una serie completa de vacunas, la gran mayoría de los individuos de los países con recursos limitados aún no han recibido una sola dosis. Si tuviéramos la opción de dar un abrigo a dos personas que se vieran obligadas a atravesar una tormenta de nieve, una de las cuales estuviera vestida para un día de playa y la otra para un día de frío moderado, nos parecería poco razonable y moralmente abominable dar el abrigo a esta última persona. Ya están protegidos, sin embargo lo están de forma imperfecta. Se trata de una preocupación humanitaria. También hay una epidemiológica. Administrar terceras dosis de la vacuna a personas que ya están protegidas significa que más personas de los países de bajos recursos enfermarán de COVID-19 y que también existe el riesgo de que una transmisión más generalizada dé lugar a más variantes que hagan que las vacunas sean menos eficaces.

Dicho esto, si el planteamiento fuera simplemente que uno tuviera la opción de tomar una dosis adicional de vacuna para mejorar su protección en un momento en el que miles de millones de personas en todo el mundo no tienen acceso a sus dosis iniciales de vacuna y, por lo tanto, están desprotegidas por completo, entonces la respuesta sería sencilla: el acto no es ético para los individuos con sistemas inmunológicos sanos. Desafortunadamente, los países de más altos recursos han promulgado políticas que han conducido al acaparamiento de vacunas, y no parece haber mecanismos que los ciudadanos particulares puedan emplear para hacer llegar más de estas dosis a los países con recursos limitados donde la vacuna escasea. Si la vacuna no se utiliza antes de su fecha de caducidad, se desecha.[56] Por lo tanto, el planteamiento para las personas de los países de más altos recursos es dejar que la vacuna se desperdicie o recibir un refuerzo que ha demostrado reducir significativamente el riesgo de infección, proporcionando así al individuo y a la comunidad una mayor protección contra el virus. Aunque el mejor escenario, desde un punto de vista ético, sería compartir la vacuna con los países que más la necesitan, las duras realidades de la política federal hacen que lo relativo a las vacunas de refuerzo sea más complicado de lo que parece en un inicio.

Infodemia

Las teorías conspirativas se volvieron muy comunes durante la pandemia por varias razones. Los individuos a menudo perciben los eventos cataclísmicos como parte de una narrativa o plan mayor porque proyectamos nuestra propia mente racional en el mundo. Los filósofos llaman a esto teleología, que es el estudio del diseño y el propósito. Esto es algo que todos hacemos de vez en cuando, aunque no creamos que en realidad hay una razón general por la que ocurren acontecimientos aparentemente cotidianos. Cualquiera que haya experimentado el pasarse todos los semáforos en rojo cuando corría el riesgo de llegar tarde conoce esta sensación; es la creencia de que alguna fuerza está *intentando activamente* que llegues tarde. La mayoría de nosotros, cuando se nos presiona sobre esta creencia, reconocerá que no es sincera. En realidad, no creemos que haya una fuerza consciente o agentes de *The Adjustment Bureau* actuando entre bastidores para asegurar que algún gran plan (potencialmente siniestro) llegue a buen puerto.

En el caso de acontecimientos más grandes y monumentales, la creencia puede ser un poco más difícil de quitar. Existe la sensación de que estas cosas no ocurren sin más. Una de las peculiaridades del idioma inglés es que la propia palabra para describir dos incidentes que ocurren en forma simultánea contiene un subtexto inherente de incredulidad. Preguntar: "¿Crees que es una coincidencia?" es una forma menos directa de preguntar a alguien si es cretino o incauto. La respuesta es siempre, sin duda, "No".

Muchas de estas teorías sugirieron en un inicio que o bien no existía el virus o dudaban de su gravedad. A finales de marzo de 2020, en EUA muchos reporteros aficionados empezaron a filmar los aparcamientos vacíos de los hospitales locales como "prueba" de que la pandemia estaba siendo sensacionalista en la prensa o de que no era más que un complot global para empañar la imagen de los políticos prominentes y perjudicar a propósito la economía en un año electoral.[57] Cuando se implementaron las órdenes de permanecer en casa y otras medidas preventivas para "aplanar la curva", estas mismas personas empezaron a desobedecer abiertamente las medidas de salud pública e incluso celebraron manifestaciones tanto en los edificios del Capitolio estatal como en sus alredededores. Aunque ninguna manifestación es segura durante una pandemia con un virus transmitido por aire, muchos manifestantes anti confinamiento parecían deleitarse perversamente en burlar las normas relativas al uso de mascarilla y el distanciamiento social. También hay que señalar que muchos de ellos enfermaron más tarde y trataron de disuadir a otros de cometer actos de temeridad similares.

La política desempeñó un papel muy importante en la propagación de la desinformación, sobre todo porque la impresión que se tuvo de la respuesta de EUA a la pandemia se vio a través de la afiliación a un partido. Una encuesta del Pew Research Center realizada entre junio y agosto de 2020 descubrió que el apoyo o la oposición al partido político en el poder influía de manera clara en las actitudes sobre la forma en que los encuestados creían que su gobierno había gestionado el virus y las consecuencias económicas causadas por la medida de distanciamiento social. En la encuesta participaron 13 economías avanzadas y los que apoyaban al partido gobernante eran más propensos a decir que su país había hecho un buen trabajo al afrontar el brote de coronavirus, mientras que los que se oponían al partido gobernante eran menos propensos a decir que su país había hecho un buen trabajo (véase la fig. 7-1). En Dinamarca y Austria, por ejemplo, 98% de los que apoyaban al partido gobernante aprobaban su gestión del brote, mientras que solo 93% de los que se oponían al partido gobernante aprobaban la forma en que su gobierno había respondido durante la pandemia. La diferencia entre ambos fue de 5%. En los 13 países, la diferencia media fue de 20%. La mayor diferencia se produjo en EUA, donde solo 29% de los que dijeron no apoyar al partido gobernante pensaban que su país estaba gestionando de manera adecuada la pandemia, mientras que 76% de los que apoyaban al partido gobernante pensaban que el gobierno estaba haciendo un buen trabajo, una diferencia de 47%.[58]

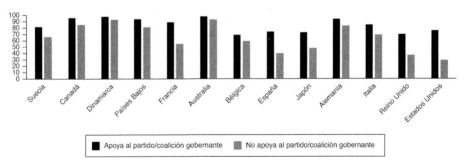

Figura 7-1 En una encuesta realizada en julio y agosto de 2020 se preguntó a personas de 13 países si creían que su país había hecho un buen trabajo al afrontar la pandemia. Se demostró que la afiliación política influía en su opinión.

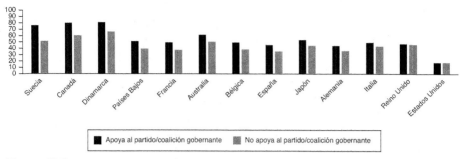

Figura 7-2 En una encuesta realizada en julio y agosto de 2020 se preguntó a los habitantes de 13 países si creían que su país estaba más o menos unido desde el comienzo de la pandemia.

La misma encuesta encontró sesgos similares con respecto a cómo los individuos creían que las economías de sus países estaban funcionando, identificándose disparidad entre los que apoyaban al partido gobernante en y los que no lo hacían, siendo esta diferencia mayor en EUA que en cualquiera de las otras naciones encuestadas. El 52% de los que apoyan al partido en el poder dice que la situación económica de EUA es buena, mientras que solo 16% de los que no apoyan al partido la considera buena. El nivel de división más cercano se observó en Canadá, donde 50% de los partidarios creía que la situación económica era buena, frente a solo 32% de los no partidarios. Esa diferencia (18%) representa la mitad de la observada en EUA (36%).[58] Lo único en lo que parecían estar de acuerdo los estadounidenses era respecto qué tan divididos estaban. El 18% de los partidarios dijo que el país estaba más unido que antes del brote de coronavirus. Un porcentaje idéntico de los que no son partidarios dijo lo mismo (véase Figura 7-2).

La lente a través de la cual se juzgaba la respuesta de su país a la pandemia y las consecuencias económicas se aplicaba a menudo a sus sentimientos sobre el uso de mascarillas y las vacunas, así como a la eficacia de los medicamentos que estaban respaldados por una ciencia insuficiente o a menudo dudosa. Aunque sería inexacto afirmar que todos los escépticos de las vacunas y las personas que han dudado de la eficacia de las mascarillas están cortados por el mismo patrón, los opositores más ruidosos de este tipo de políticas de salud pública se han apoyado normalmente en datos escogidos para dotar de un artificio científico sus argumentos sobre la libertad personal. Hay algunos indicios que sugieren que el escepticismo sobre las vacunas está disminuyendo, especialmente tras la aprobación por parte de la FDA de la vacuna de Pfizer/BioNTech (Comirnaty®) el 23 de agosto de 2021, para personas de 12 años o más, pero es demasiado pronto para saberlo. Lo que es seguro es que el escepticismo sobre las vacunas continuará como lo ha hecho desde el siglo XIX[59] y que la única novedad será que será alimentado por las campañas de desinformación a través de las redes sociales.

Consideraciones para los médicos

Lo que sale a relucir de esto es que la desinformación y las teorías de la conspiración pervierten el discurso de tal manera que ya no se trata de una diferencia de opinión sobre política o moral; los individuos acaban creyendo que los que no están de acuerdo con ellos participan voluntaria o involuntariamente en una conspiración mayor o, al menos, de alguna manera son tramposos en ella. Esto se aplica incluso a los profesionales de la medicina, y no es solo la confianza en la autoridad lo que se ha erosionado, sino la propia medicina y la ciencia. Hasta en los casos en los que nuestros motivos personales pueden no ser sospechosos, nuestras opiniones profesionales se perciben a menudo como contaminadas por nuestra asociación con el gobierno, las empresas farmacéuticas o las organizaciones internacionales no gubernamentales.

Como se mencionó antes, la valoración de la verdad es fundamental para la ética, ya que esta es imposible sin un deseo sincero de buscar la verdad y esa búsqueda no puede producirse sin confianza en los datos, en los reportes y en las observaciones. La forma de restablecer esa confianza será una de las cuestiones más apremiantes de la Era posCOVID.

Para los clínicos que se enfrentan a pacientes que no quieren verse obligados a llevar una mascarilla o que han evitado la vacunación, ya sea porque creen que se ha desarrollado demasiado rápido o porque les preocupan las vacunas en general o porque creen que la enfermedad de COVID-19 se ha convertido en endémica y que, por lo tanto, no tiene sentido vacunarse, siempre es importante presentarles simplemente los hechos y preguntarles si alguna vez les ha orientado mal en el pasado. También es importante estar bien informado y responder a sus preguntas, aunque estas sitúen los riesgos asociados con la vacuna fuera de contexto, suenen acusadoras o se apoyen en premisas que quedan fuera de la ciencia establecida. El hecho es que ninguna vacuna es perfecta, pero la alternativa, que es contraer la enfermedad, resulta mucho más peligrosa que estar vacunado y sin la vacuna uno tiene una probabilidad mucho mayor tanto de contraer el virus como de transmitirlo posteriormente a otras personas de la comunidad. Una vez más, hay que valorar la verdad para establecer la confianza, y la única manera de salir de la era de la pandemia es reconstruyendo la confianza entre el público y la comunidad médica.

Conclusión

Al principio de este capítulo se plantearon cuatro preguntas. La respuesta a la primera (¿Cómo deben responder los profesionales no médicos durante una pandemia?) es seguir las pautas a medida que se actualizan. Aunque esto puede ser frustrante porque han evolucionado en el transcurso de la pandemia y pueden seguir evolucionando, se recomiendan para mantener la seguridad de la comunidad. En pocas palabras, hay que vacunarse y usar mascarillas siempre que sea posible cuando se esté en un lugar cerrado con personas que no estén vacunadas. Las respuestas a la segunda (¿Cómo deben responder los profesionales médicos?) y a la tercera (¿Cómo deben los profesionales médicos y los responsables políticos interactuar con el público?) están íntimamente ligadas y sustentan la respuesta a la cuarta (¿Cómo debemos luchar para controlar la enfermedad?): de manera que se fomente la confianza, la verdad y la solidaridad comunitaria. Somos más fuertes cuando nos unimos, y somos más débiles cuando luchamos entre nosotros. Al salir de la Era COVID, esta lección se aplicará a todo, desde la reconstrucción de nuestra economía hasta la ayuda mutua mientras procesamos los efectos sociales y psicológicos de la pandemia.

REFERENCIAS

1. Gostin LO. Pandemic influenza: public health preparedness for the next global health emergency. *J Law Med Ethics*. 2004;32(4):565-573. doi:10.1111/j.1748-720x.2004.tb01962.x
2. The Centers for Law and the Public's Health: A Collaborative at Johns Hopkins and Georgetown Universities. *Tuberculosis Control Law and Policies: A Handbook for Public Health and Legal Practice*. CDC website; Publicado en octubre 1, 2009. Consultado en septiembre 14, 2021. https://www.cdc.gov/tb/programs/tblawpolicyhandbook.pdf
3. y Gasset JO. *The Dehumanization of Art: And Other Essays on Art, Culture, and Literature*. Princeton University Press; 1968.
4. Roy M. Five U.S. states had coronavirus infections even before the first reported cases – study. *Reuters*. Publicado en junio 15, 2021. Consultado en junio 18, 2021. https://www.reuters.com/business/healthcare-pharmaceuticals/five-us-states-had-coronavirus-infections-even-before-first-reported-cases-study-2021-06-15/
5. Interlandi J. Can the C.D.C. be fixed? *New York Times*. Publicado en junio 16, 2021. Consultado en junio 20, 2021. https://www.nytimes.com/2021/06/16/magazine/cdc-covid-response.html
6. Summers J, Cheng HY, Lin HH, et al. Potential lessons from the Taiwan and New Zealand health responses to the COVID-19 pandemic. *Lancet Reg Health West Pac*. 2020;4:100044. doi:10.1016/j.lanwpc.2020.100044
7. Roberts S. Flattening the coronavirus curve. *New York Times*. Publicado en marzo 27, 2020. Consultado en junio 20, 2021. https://www.nytimes.com/article/flatten-curve-coronavirus.html
8. Ritchie H, Ortiz-Ospina E, Beltekian D, et al. *Taiwan: Coronavirus Pandemic Country Profile*. Our World in Data; Actualizado en septiembre 15, 2021. Consultado en septiembre 15, 2021. https://ourworldindata.org/coronavirus/country/taiwan#citation
9. Ritchie H, Ortiz-Ospina E, Beltekian D, et al. *Australia: Coronavirus Pandemic Country Profile*. Our World in Data; Actualizado en septiembre 15, 2021. Consultado en septiembre 15, 2021. https://ourworldindata.org/coronavirus/country/australia
10. Department of Health of Australia. *Coronavirus (COVID-19) Current Situation and Numbers*. Actualizado en junio 18, 2021. Consultado en junio 19, 2021. https://www.health.gov.au/news/health-alerts/novel-coronavirus-2019-ncov-health-alert/coronavirus-covid-19-current-situation-and-case-numbers
11. Dewan A. Sydney in lockdown, borders shut and hardly anyone vaccinated. How long can Australia go on like this? *CNN*. Publicado en junio 28, 2021. Consultado en junio 28, 2021. https://www.cnn.com/2021/06/27/australia/sydney-lockdown-australia-covid-pandemic-intl-cmd/index.html
12. Zhuang Y. Australia starts vaccinating children as young as 12. *New York Times*. Publicado en septiembre 13, 2021. Consultado en septiembre 13, 2021. https://www.nytimes.com/2021/09/13/world/australia/australia-vaccinate-children.html

13. Ritchie H, Ortiz-Ospina E, Beltekian D, et al. *New Zealand: Coronavirus Pandemic Country Profile*. Our World in Data; Actualizado en septiembre 15, 2021. Consultado en septiembre 15, 2021. https://ourworldindata.org/coronavirus/country/new-zealand

14. Ritchie H, Ortiz-Ospina E, Beltekian D, et al. *United States: Coronavirus Pandemic Country Profile*. Our World in Data; Actualizado en septiembre 15, 2021. Consultado en septiembre 15, 2021. https://ourworldindata.org/coronavirus/country/united-states

15. Mao F. COVID: why Australia's 'world-class' quarantine system has seen breaches. *BBC News*. Publicado en febrero 8, 2021. Consultado en junio 19, 2021. https://www.bbc.com/news/world-australia-55929180

16. Lee YN. Asia's top-performing economy in 2020 could grow even faster this year. *CNBC*. Publicado en febrero 22, 2021. Consultado en junio 19, 2021. https://www.cnbc.com/2021/02/23/taiwan-asias-top-performing-economy-in-2020-could-grow-faster-in-2021.html

17. Janda M, Chalmers S. Australia's economy 1.1 per cent bigger than at the start of the COVID pandemic, GDP data shows. *ABC News*. Actualizado en junio 2, 2021. Consultado en junio 19, 2021. https://www.abc.net.au/news/2021-06-02/gdp-march-quarter-economic-growth-covid-rebound/100184004

18. Withers T. New Zealand economy surges out of recession in V-shaped recovery. *Bloomberg*. Actualizado en diciembre 16, 2020. Consultado en junio 19, 2021. https://www.bloomberg.com/news/articles/2020-12-16/new-zealand-economy-surges-out-of-recession-amid-spending-spree

19. Menon P. NZ economy surges as housing, retail drive post-COVID recovery. *Reuters*. Publicado en junio 16, 2021. Consultado en junio 19, 2021. https://www.reuters.com/world/asia-pacific/nz-economy-surges-housing-retail-drive-post-covid-recovery-2021-06-16/

20. Guilford G, Cambon SC. The economic recovery is here. It's unlike anything you've seen. *Wall Street Journal*. Publicado en junio 2, 2021. Consultado en junio 19, 2021. https://www.wsj.com/articles/the-economic-recovery-is-here-rebound-jobs-stock-market-unemployment-biden-aid-package-11622642152

21. Institute of Medicine (US) Forum on Microbial Threats. *Ethical and Legal Considerations in Mitigating Pandemic Disease*. National Academies Press; 2007.

22. Dunn L. After year with virtually no flu, scientists worry the next season could be a bad one. *NBC News*. Publicado en mayo 9, 2021. Consultado en junio 19, 2021. https://www.nbcnews.com/health/health-news/after-year-virtually-no-flu-scientists-worry-next-season-could-n1266534

23. McCarthy N. How many Americans die from the flu each year? [Infographic]. *Forbes*. Publicado en octubre 7, 2020. Consultado en junio 19, 2021. https://www.forbes.com/sites/niallmccarthy/2020/10/07/how-many-americans-die-from-the-flu-each-year-infographic/?sh=7ba6ee5913ea

24. Faust JS. Comparing COVID-19 deaths to flu deaths is like comparing apples to oranges. *Scientific American*. Publicado en abril 28, 2020. Consultado en junio 19, 2021. https://blogs.scientificamerican.com/observations/comparing-covid-19-deaths-to-flu-deaths-is-like-comparing-apples-to-oranges/

25. Shah M. The failure of public health messaging about COVID-19. *Scientific American*. Publicado en septiembre 3, 2020. Consultado en junio 21, 2021. https://www.scientificamerican.com/article/the-failure-of-public-health-messaging-about-covid-19/

26. Wan EYF, Chui CSL, Lai FTT, et al. Bell's palsy following vaccination with mRNA (BNT162b2) and inactivated (CoronaVac) SARS-CoV-2 vaccines: a case series and nested case-control study. *Lancet Infect Dis*. Publicado en agosto en línea 16, 2021. doi:10.1016/S1473-3099(21)00467-9. Consultado en agosto 20, 2021.

27. FDA News Release. *Coronavirus (COVID-19) Update: July 13, 2021*. U.S. Food and Drug Administration; Publicado en julio 13, 2021. Consultado en agosto 20, 2021. https://www.fda.gov/news-events/press-announcements/coronavirus-covid-19-update-july-13-2021

28. FDA News Release. *Coronavirus (COVID-19) Update: July 13, 2021*. U.S. Food and Drug Administration; Publicado en julio 13, 2021. Consultado en septiembre 16, 2021. https://www.fda.gov/news-events/press-announcements/coronavirus-covid-19-update-july-13-2021

29. Shapiro Ben David S, Potasman I, Rahamin-Cohen D. Rate of recurrent Guillain-Barré syndrome after mRNA COVID-19 vaccine BNT162b2. *JAMA Neurol.* 2021;78(11):1409-1411. doi:10.1001/jamaneurol.2021.3287

30. Centers for Disease Control and Prevention. *Selected Adverse Events Reported After COVID-19 Vaccination.* Actualizado en junio 14, 2021. Consultado en junio 21, 2021. https://www.cdc.gov/coronavirus/2019-ncov/vaccines/safety/adverse-events.html

31. Ledford H. Six months of COVID vaccines: what 1.7 billion doses have taught scientists. *Nature.* 2021;594(7862):164-167. doi:10.1038/d41586-021-01505-x

32. Centers for Disease Control and Prevention. *Reporting COVID-19 Vaccinations in the United States.* Actualizado en agosto 26, 2021. Consultado en septiembre 13, 2021. https://covid.cdc.gov/covid-data-tracker/#vaccinations_vacc-total-admin-count-total

33. Centers for Disease Control and Prevention. *Selected Adverse Events Reported After COVID-19 Vaccination.* Actualizado en septiembre 7, 2021. Consultado en septiembre 13, 2021. https://www.cdc.gov/coronavirus/2019-ncov/vaccines/safety/adverse-events.html

34. Parents PACK. *Featured Article: Long-Term Side Effects of COVID-19 Vaccine? What We Know.* Children's Hospital of Philadelphia; Publicado en febrero 4, 2021. Consultado en junio 22, 2021. https://www.chop.edu/news/long-term-side-effects-covid-19-vaccine

35. U.S. Food and Drug Administration. *Pfizer-BioNTech COVID-19 Vaccine.* Actualizado en agosto 23, 2021. Consultado en septiembre 14, 2021. https://www.fda.gov/emergency-preparedness-and-response/coronavirus-disease-2019-covid-19/pfizer-biontech-covid-19-vaccine

36. U.S. Food and Drug Administration. *Moderna COVID-19 Vaccine.* Actualizado en abril 1, 2021. Consultado en junio 21, 2021. https://www.fda.gov/emergency-preparedness-and-response/coronavirus-disease-2019-covid-19/moderna-covid-19-vaccine

37. U.S. Food and Drug Administration. *Janssen COVID-19 Vaccine.* Actualizado en junio 16, 2021. Consultado en junio 21, 2021. https://www.fda.gov/emergency-preparedness-and-response/coronavirus-disease-2019-covid-19/janssen-covid-19-vaccine

38. U.S. Food and Drug Administration. *FDA Approves First COVID-19 Vaccine.* Publicado en agosto 23, 2021. Consultado en septiembre 12, 2021. https://www.fda.gov/news-events/press-announcements/fda-approves-first-covid-19-vaccine

39. U.S. Food and Drug Administration. *Emergency Use Authorization of Vaccines Explained.* Actualizado en noviembre 20, 2020. Consultado en junio 21, 2021. https://www.fda.gov/vaccines-blood-biologics/vaccines/emergency-use-authorization-vaccines-explained

40. Katella K. Comparing the COVID-19 vaccines: how are they different. *Yale Medicine.* Publicado en junio 16, 2021. Consultado en junio 21, 2021. https://www.yalemedicine.org/news/covid-19-vaccine-comparison

41. Thompson MG, Burgess JL, Naleway AL, et al. Interim estimates of vaccine effectiveness of BNT162b2 and mRNA-1273 COVID-19 vaccines in preventing SARS-CoV-2 infection among health care personnel, first responders, and other essential and frontline workers – eight U.S. locations, December 2020-March 2021. *MMWR Morb Mortal Wkly Rep.* 2021;70:495-500. doi:10.15585/mmwr.mm7013e3

42. Corchad-Garcia J, Puyraimond-Zemmour D, Hughes T, et al. Real-world effectiveness of Ad2.COV2.S adenoviral vector vaccine for COVID-19. Preprint. Posted online April 30, 2021. medRxiv. doi:10.1101/2021.04.27.21256193

43. Leonhardt D. One in 5,000. *New York Times.* Publicado en septiembre 7, 2021. Consultado en septiembre 12, 2021. https://www.nytimes.com/2021/09/07/briefing/risk-breakthrough-infections-delta.html

44. Scobie HM, Johnson AG, Suthar AB, et al. Monitoring incidence of COVID-19 cases, hospitalizations, and deaths, by vaccination status – 13 U.S. jurisdictions, April 4 – July 17, 2021. *MMWR Morb Mortal Wkly Rep.* 2021;70(37):1284-1290. doi:10.15585/mmwr.mm7037e1

45. Nanduri S, Pilishvili T, Derado G, et al. Effectiveness of the Pfizer-BioNTech and Moderna vaccines in preventing SARS-CoV-2 infection among nursing home residents before and during widespread circulation of the SARS-CoV-2 B.1.617.2 (Delta) variant – National

Healthcare Safety Network, March 1 – August 1, 2021. *MMWR Morb Mortal Wkly Rep.* 2021;70:1163-1166. doi:10.15585/mmwr.mm7034e3

46. Reuters. *Moderna May Be superior to Pfizer Against Delta; Breakthrough Odds Rise with Time.* Publicado en agosto 9, 2021. Consultado en septiembre 14, 2021. https://www.reuters.com/business/healthcare-pharmaceuticals/moderna-may-be-superior-pfizer-against-delta-breakthrough-odds-rise-with-time-2021-08-09/

47. Schwartz F. J&J vaccine highly effective against delta variant in South African trial. *Wall Street Journal.* Publicado en agosto 6, 2021. Consultado en septiembre 16, 2021. https://www.wsj.com/articles/j-j-vaccine-highly-effective-against-delta-variant-in-south-african-trial-11628292645

48. Lovelace BJr. Israel says Pfizer COVID vaccine is just 39% effective as delta spreads, but still prevents severe illness. *CNBC.* Actualizado en julio 23, 2021. Consultado en agosto 19, 2021. https://www.cnbc.com/2021/07/23/delta-variant-pfizer-covid-vaccine-39percent-effective-in-israel-prevents-severe-illness.html

49. Sheikh A, McMenamin J, Taylor B, Robertson C, Public Health Scotland and the EAVE II Collaborators. SARS-CoV-2 Delta VOC in Scotland: demographics, risk of hospital admission, and vaccine effectiveness. *Lancet.* 2021;397(10293):2461-2462. doi:10.1016/S0140-6736(21)01358-1

50. Bernal JL, Andrews N, Gower C, et al. Effectiveness of COVID-19 vaccines against the B.1.617.2 (Delta) variant. *N Engl J Med.* 2021;385(7):585-594. doi:10.1056/NEJMoa2108891

51. Keehner J, Horton LE, Binkin NJ, et al. Resurgence of SARS-CoV-2 infection in a highly vaccinated health system workforce. *N Engl J Med.* 2021;385(14):1330-1332. doi:10.1056/NEJMc2112981. Consultado en septiembre 10, 2021.

52. Walsh N. Methotrexate impairs COVID vax response. *Medpage Today.* Publicado en mayo 25, 2021. Consultado en mayo 26, 2021. https://www.psychiatryadvisor.com/home/topics/general-psychiatry/in-pandemic-health-related-socioeconomic-risks-related-to-mental-health-problems/

53. Gazit S, Schlezinger R, Perez G, et al. Comparing SARS-CoV-2 natural immunity to vaccine-induced immunity: reinfections versus breakthrough infections. Preprint. MedRxiv. 2021.08.24.21262415. doi:10.1101/2021.08.24.21262415

54. U.S. Food and Drug Administration. *Coronavirus (COVID-19) Update: FDA Authorizes Additional Vaccine Dose for Certain Immunocompromised Individuals.* Publicado en agosto 12, 2021. Consultado en septiembre 14, 2021. https://www.fda.gov/news-events/press-announcements/coronavirus-covid-19-update-fda-authorizes-additional-vaccine-dose-certain-immunocompromised

55. Bar-On YM, Goldberg Y, Mandel M, et al. BNT162b2 vaccine booster dose protection: a nationwide study from Israel. Preprint. MedRxiv 2021.08.27.21262679. doi:10.1101/2021.08.27.21262679

56. Levin D. The U.S. is wasting vaccine doses, even as cases rise and other countries suffer shortages. *New York Times.* Actualizado en agosto 2, 2021. Consultado en septiembre 12, 2021. https://www.nytimes.com/2021/08/01/us/covid-us-vaccine-wasted.html

57. Adler B. Conservative amateur sleuths deny New York hospital crisis. *City & State.* Publicado en abril 1, 2020. Consultado en marzo 5. 2021. https://www.cityandstateny.com/articles/opinion/commentary/conservative-amatuer-sleuths-deny-new-york-hospital-crisis.html

58. Mordecai M, Connaughton A. *Public Opinion about Coronavirus Is More Politically Divided in U.S. Than in Other Advanced Countries.* Pew Research Center; Publicado en octubre 28, 2020. Consultado en mayo 20, 2021. https://www.pewresearch.org/fact-tank/2020/10/28/public-opinion-about-coronavirus-is-more-politically-divided-in-u-s-than-in-other-advanced-economies/

59. Kinch M. *Between hope and Fear: A History of Vaccines and Human Immunity.* Pegasus Books; 2018.

8

Impacto social ampliado

La pandemia de COVID-19 tendrá impactos sociales duraderos que apenas estamos empezando a reconocer plenamente. Estas influencias sociales se basarán en los efectos económicos y psicológicos de esta enfermedad, y es probable alterarán las convenciones, las costumbres y la vida social en los diferentes países durante los próximos años, en especial si el virus se vuelve endémico. Se podría especular infinitamente sobre los muchos cambios potenciales en la sociedad, pero este capítulo se centrará en la posibilidad de que muchos estadounidenses experimenten sentimientos duraderos de vulnerabilidad que hagan que cualquier retorno a la "normalidad" sea bastante difícil, así como en la forma en que los tectónicos cambios culturales y económicos pueden afectar los índices de criminalidad, la demografía e incluso a industrias específicas. En especial es preocupante el éxodo de personal altamente cualificado del campo de la medicina debido a la extrema fatiga física y psicológica provocada por las largas jornadas de trabajo, el hecho de ser testigos de innumerables muertes y la sensación de que no habrá respiro en un futuro próximo. Además, la soledad puede ser un problema importante para muchos a corto y largo plazos, ya que permanecen confinados en casa por múltiples razones o luchan por adaptarse al mundo pospandémico. No cabe duda de que, aunque la brecha creada por la pandemia entre nuestro pasado y el presente será difícil de salvar para muchos, a otros les puede resultar fácil adaptarse al nuevo mundo, o incluso pueden haber experimentado cambios positivos en sus circunstancias individuales. A veces, el hecho de encontrarse en una situación difícil nos obliga a tomar decisiones que de otro modo no elegiríamos por comodidad o por miedo a lo desconocido, pero es posible que muchos hayan seguido adelante con una decisión que no estaban dispuestos a tomar antes de la pandemia, como mudarse a una nueva ciudad, empezar una nueva carrera o terminar una relación tóxica.

Ya no es inmune

Entre la mayoría de los estadounidenses existe la creencia de que los acontecimientos del 11 de septiembre (11-S) fueron una especie de llamada de atención. Los acontecimientos de ese día nos recordaron que no somos invulnerables. Para los que estábamos en la ciudad de Nueva York, fue una experiencia espeluznante, similar a la de ser arrojados de repente a una zona de guerra. Para los que trabajamos en los hospitales ese día, y las semanas siguientes, fue el tipo de cosas para las que ningún tipo de formación puede prepararte. Incluso meses después, los colegas seguían luchando por entender lo que había sucedido ese día, al igual que los estadounidenses a miles de kilómetros de distancia.

Esto no quiere decir que los acontecimientos anteriores no nos hayan conmocionado. El atentado en la ciudad de Oklahoma en 1996 y el tiroteo en la escuela de Columbine 3 años después fueron acontecimientos verdaderamente horribles, pero el impacto que el 11-S tuvo en la psique nacional fue diferente. La sensación de que Estados Unidos (EUA) era de algún modo inmune a las hostilidades que asolaban muchas partes del mundo desapareció de la noche a la mañana, dejando a muchos de nosotros con un sentimiento de vulnerabilidad, confusión y miedo. Las personas que veían los acontecimientos en sus pantallas de televisión y lejos de la carnicería en el Bajo Manhattan seguían experimentando lo que, según el DSM-5, son los síntomas distintivos de los trastornos relacionados con el trauma y el estrés: hipervigilancia, comportamiento evasivo, reexperimentación del momento traumático y cambios negativos en el pensamiento o el estado de ánimo.[1] Fue un acontecimiento traumático y salimos de la experiencia irremediablemente alterados. Algunos fueron diagnosticados con condiciones como el trastorno de estrés postraumático (TEPT) o el trastorno de ansiedad generalizada, pero la gran mayoría de los estadounidenses finalmente dejaron de sentir el persistente malestar del miedo existencial y emergieron a una nueva normalidad.

Los cambios provocados por la pandemia de COVID-19 serán sin duda de una magnitud similar, ya que hemos experimentado un pinchazo constante de nuestra psique colectiva durante un lapso de tiempo verdaderamente prolongado. Ya ha creado un cambio paradigmático en la forma en que millones de estadounidenses piensan acerca de la enfermedad, y es probable que cambie la forma en que pensamos y hablamos de las enfermedades mentales porque los impactos psicosociales y económicos, así como los efectos a largo plazo de la enfermedad, serán sentidos por un gran segmento de la población durante años. Millones de personas permanecieron en gran medida enclaustradas en sus hogares durante más de 1 año. Como se señaló al principio de la segunda parte de este libro, los adultos y los niños sin duda han desarrollado trastornos de sueño, ansiedad, afectivos y aquellos relacionados con el trauma y el estrés durante todo este tiempo. Además, para hacer frente a estos, es posible que muchos se hayan entregado a hábitos poco saludables que luego se convirtieron en trastornos por consumo de sustancias. Otros pueden haber desarrollado problemas de salud relacionados con la pérdida o el aumento excesivo de peso. Y lo que es más importante, también está el hecho de que un enorme número de personas murieron y que ha habido múltiples días individuales en los que más de 3 000 personas perdieron la vida debido a las complicaciones de COVID-19. A mediados de enero de 2021, la media de personas que morían al día se elevaba a más de 3 400,[2] y para la primavera de 2021 se estimaba que más de 37 000 niños habían perdido al menos a uno de sus padres a causa de COVID-19.[3]

Aunado a su impacto psicológico, los efectos persistentes de la pandemia también tendrán amplias implicaciones económicas. Un Foro Económico Mundial celebrado 2 años antes de la pandemia estimó que los problemas de salud mental costarían 16 billones de dólares en pérdida de producción económica entre 2010 y 2030 en todo el mundo.[4] Cabe repetirlo una vez más: estas proyecciones se hicieron *antes* del escenario de pesadilla abrumadora, de esas que se producen una vez en el curso de la vida, y que ahora ha durado más de 2 años y podría persistir por mucho más tiempo. Proponer una estimación que refleje la nueva realidad está más allá de la experiencia del autor, pero se puede decir con certeza que evitar el problema solo lo empeorará, y que "peor", en este contexto, significa una menor calidad de vida para millones de personas y una mayor carga para los contribuyentes, ya que el gasto público como porcentaje del gasto total en servicios de salud mental se ha mantenido bastante constante durante la última década en torno a 60%, pero se esperaba que aumentara incluso antes de la pandemia.[5] El hecho de que Medicaid cubra en la actualidad a 74 millones de estadounidenses, cifra que aumentó 9.7 millones entre febrero de 2020 y enero de 2021, sugiere que estos costos serán aún mayores.[6]

Sería un error patologizar la experiencia nacional tras el trauma, pero también lo sería ignorar simplemente estas cuestiones y pretender que todo el mundo va a despertar un día y ser capaz de volver a la normalidad. Muchas de las viejas ideas que teníamos sobre lo "normal" han sido arrasadas por la pandemia, y saldremos de este cataclismo[i] con la necesidad de crear una nueva definición de lo normal. Esto no es algo que podamos moldear de manera individual o influenciar de manera deliberada. Se irá imponiendo en forma gradual a medida que se adopten nuevas convenciones, costumbres y limitaciones sobre lo que constituye un comportamiento aceptable y la gente exprese lo cómoda o incómoda que se siente con determinadas actividades.

Aventurar una conjetura sobre cómo serán estas convenciones en 2023 o incluso a finales de 2022 sería análogo al escritor de ciencia ficción de 1950 imaginando cómo sería el año 2021. Para el autor, sería absolutamente seguro que la mayor parte estaría cómicamente equivocada, sobre todo teniendo en cuenta el optimismo desacertado de la primavera de 2021, el impacto de la

---

[i] Cataclismo viene del griego kata "abajo" y *klyzein* "lavar", y se utiliza con frecuencia para describir el Gran Diluvio de la Biblia.

variante Delta en el transcurso de ese verano y la creencia cada vez más común de que SARS-CoV-2 se ha convertido en un virus endémico. Sin embargo, lo que el autor ha observado es que muchas personas reconocen en la pandemia no una nueva sensación de vulnerabilidad, sino un nuevo sentido de agencia. Como el diluvio de Noé, y como todos los cataclismos, la pandemia ha destruido el viejo mundo, pero ha dado a luz uno nuevo. No se trata de restar importancia a la cantidad de muertes, dolor y sufrimiento que se han producido desde que el virus de SARS-CoV-2 empezó a extenderse por nuestras comunidades, sino de reconocer que estamos en el precipicio de algo nuevo.

La pandemia ha sido como una noche prolongada; muchos de nosotros hemos pasado este tiempo encerrados en nuestros pensamientos y tal vez hemos reconsiderado cómo estábamos viviendo nuestras vidas y hemos planeado hacer cambios una vez que lo peor haya pasado. Para algunos, esto puede haber sido un ejercicio de pensamiento similar a soñar sobre cómo podrían gastar millones de dólares si alguna vez ganaran la lotería. Para otros, estos sueños se están convirtiendo en acciones concretas al dejar sus trabajos, iniciar nuevos negocios, dejar atrás relaciones estancadas y mudarse a nuevos hogares. Aunque no cabe duda de que la pandemia de COVID-19 ha sido una tragedia de proporciones bíblicas, y de que millones de estadounidenses enfrentarán las secuelas psicológicas y fisiológicas de esta enfermedad, así como con los trastornos relacionados con el trauma y el estrés, muchos pueden ver las secuelas como un momento para empezar de nuevo y aprovechar esta situación como una oportunidad para romper con los viejos esquemas y explorar oportunidades que de otro modo no habrían surgido.

Merece la pena tener en cuenta que, antes de la pandemia, se estima que 83% de las personas en EUA habían pasado por una experiencia que satisfaría los criterios del DSM-5 para un evento traumático. Sin embargo, la prevalencia del TEPT para esas personas es de poco más de 8%; esto es, alrededor de 1 de cada 12.[7] Es posible que muchos estadounidenses tengan un comportamiento incómodo, sean ligeramente evitativos o incluso estén atormentados por la experiencia de la pandemia. Del mismo modo, muchos más pueden estar vigilantes, malhumorados o más ansiosos que antes de la pandemia. Esto no significa que tengan un TEPT.

Como psiquiatras, debemos evitar el impulso de patologizar estos síntomas y ayudar a nuestros pacientes a reconocer que se trata de comportamientos comunes después de eventos estresantes y que pueden no ser indicativos de una enfermedad mental. Tenemos que insistir en la importancia de hablar de estos sentimientos y procesarlos de forma saludable para que los pacientes puedan salir de la pandemia con una lección de humildad pero, finalmente, más adaptados. Nunca ha estado más claro que encerrarse y amurallarse del mundo puede tener consecuencias perjudiciales para la salud mental. Tenemos que animar a los pacientes y a los miembros del público que se muestran reticentes a hacerlo a que se abran y hablen de las dificultades a las que se enfrentaron mientras lidiaron con los efectos de la pandemia.

El regreso

Es imposible decir con qué rapidez los individuos se recuperarán por completo de la pandemia de COVID-19 o cuándo la mayoría de las personas se sentirá segura al volver a la vida pública sin engorrosas restricciones de comportamiento. Aun así, cabe señalar que los seres humanos pueden ser excepcionalmente resistentes, incluso ante tremendas adversidades, pero este ha sido un acontecimiento realmente novedoso. Tratar de estimar el número de personas que se recuperarán de inmediato y podrán reanudar sus actividades sociales con cierta normalidad o, por el contrario, las que no se sentirán cómodas reanudando estas actividades es una cuestión de conjeturas y no de ciencia.

Del mismo modo, simplemente no se han acumulado suficientes datos para hacer algo más que una conjetura sobre cómo la pandemia y los esfuerzos de distanciamiento social afectarán la prevalencia de los trastornos por consumo de sustancias, la ansiedad, la depresión o las afectaciones derivadas del trauma y el estrés. Aunque ya se han mencionado estas estadísticas de la American Psychological Association, vale la pena repetirlas: durante la pandemia, 23% de los adultos declaró haber bebido más, 61% dijo haber experimentado cambios no deseados en el peso y 67% reportó que sus patrones de sueño se habían visto afectados negativamente por la pandemia.[8] Si bien es cierto que se superponen estos tres grupos (el consumo excesivo de alcohol puede llevar a un aumento de peso y a problemas de sueño), lo que es mucho más preocupante es que no son condiciones de las que uno se cura de la noche a la mañana. El alcoholismo no es una fase de la que se entra y sale por casualidad. Demasiadas personas en todo el mundo saldrán de COVID-19 no solo con trastornos de ansiedad o depresión, sino también atrapadas en un ciclo de abuso de sustancias.

Lo cierto es que el proceso de aclimatación a las situaciones sociales va a llevar más tiempo a unas personas que a otras y que las diferencias en los niveles de comodidad son perfectamente naturales. Algunas personas ya se han adaptado a las situaciones sociales con un mínimo de incomodidad o molestia o cambios en sus comportamientos prepandémicos. A otros les va a costar sentirse cómodos en situaciones sociales, incluso si viven en una comunidad con tasas de vacunación extremadamente altas y un número muy bajo de casos de COVID-19. No sería prudente tratar de poner un límite a lo que constituye una cantidad normal de tiempo para readaptarse. Solo tenemos que mostrar paciencia y animar a la gente a ir a su propio ritmo en el futuro inmediato.

Dicho esto, debemos ser empáticos con aquellos que necesitan apoyo y que luchan contra trastornos de ansiedad, afectivos y aquellos relacionados con el trauma y el estrés. Un estudio italiano ha descubierto que 30% de los pacientes con infección grave por COVID-19 cumplían los criterios de TEPT,[9] mientras que un estudio de cohortes en red que utilizó datos de 69 millones de individuos, 62 354 de los cuales fueron diagnosticados con COVID-19, encontró que hasta un tercio de los pacientes declaran haber presentado trastornos neurológicos o psiquiátricos entre 14 y 90 días después del diagnóstico de COVID-19 y que 5.8% de esos pacientes recibieron un primer diagnóstico registrado de un trastorno psiquiátrico.[10] A modo de comparación, la incidencia de trastornos psiquiátricos durante el mismo lapso de tiempo tras el diagnóstico de otros problemas médicos fue mucho menor; esto incluye la influenza (2.8%), otras enfermedades respiratorias (3.4%), infecciones de la piel (3.3%), colelitiasis (3.2%), urolitiasis (2.5%) y fracturas (2.5%).[11] En otro estudio italiano se examinó a 402 adultos con COVID-19 en busca de síntomas psiquiátricos mediante entrevistas clínicas y cuestionarios de autoinforme 1 mes después del tratamiento hospitalario por COVID-19 y se descubrió que 56% de los examinados puntuaban en el rango patológico en al menos una dimensión clínica. Esto incluía informes de TEPT (28%), depresión (31%), ansiedad (42%), trastorno obsesivo-compulsivo (20%) e insomnio (40%).[12]

Los trastornos psiquiátricos han aumentado presuntamente de forma generalizada, independientemente de si uno fue diagnosticado con COVID-19 o no. Desde finales de la primavera de 2020, la proporción media de adultos que reportan síntomas de ansiedad o trastorno depresivo ha alcanzado una media cercana a 38%, mientras que durante la primera mitad de 2019 solo 11% de los adultos experimentaba estos síntomas.[13] También hay evidencia anecdótica de que los desafíos asociados con la cuarentena llevaron a las mujeres, que históricamente han consumido menos alcohol que los hombres, a beber tanto como sus homólogos masculinos. No es de extrañar que este fenómeno esté impulsado en gran medida por la necesidad de hacer frente al estrés de compaginar las obligaciones profesionales, sociales y familiares de forma simultánea y sin tregua, al tiempo que se experimenta el nuevo estrés de la pandemia.[14]

La capacidad de resiliencia es un recurso finito y las personas solo pueden soportar una cantidad determinada de estrés antes de que su salud mental empiece a resentirse. Para la mayoría de las personas, esto no va a causar una especie de crisis nerviosa exagerada. En vez de ello, uno puede notar que está más irritable que antes, que no duerme especialmente bien o que tiene una persistente sensación de malestar y estrés al realizar actividades que solía considerar normales (p. ej., ir al supermercado, quedar con los amigos, ir al trabajo). También tenemos que evitar el impulso de tratar a los que se sienten un poco incómodos o cohibidos al volver a la oficina o ver a los amigos y la familia por primera vez desde la época prepandémica como si hubiera algo malo en ellos o como si estuvieran mal adaptados. Sin embargo, también tenemos que equilibrar esto con una muestra de preocupación cuando los individuos no se están adaptando a la nueva normalidad.

Cambios demográficos, cambios en los campos laborales y delincuencia

Hablando por propia experiencia, uno de los cambios más claros que el autor notó que se produjeron en los centros urbanos durante la pandemia fue el cambio en la demografía. Es demasiado pronto para sacar conclusiones sobre este asunto, pero podría producirse un cambio significativo en la demografía urbana a medida que las tendencias se inviertan y las personas con estudios universitarios empiecen a buscar grandes espacios a los que llamar hogar y el valor superior que antes se daba a la vida urbana se disipe. Este puede ser uno de los aspectos más transformadores de COVID-19. Nueva York, Los Ángeles, San Francisco y otras ciudades superestrella han sacado recursos humanos del interior de Estados Unidos, además de ser un imán cultural que ha atraído durante años a los artistas con más talento del mundo. El hecho de que vivir en estas ciudades ya no sea un requisito para acceder a sus mercados de trabajo sugiere que habrá un descenso significativo en el número de personas con estudios universitarios que permanezcan en estas ciudades, y que las zonas rurales de los alrededores verán cómo se dispara el valor de las propiedades tanto en los mercados inmobiliarios como en los de tipo comercial y minorista. La importancia clínica de estos cambios demográficos es que muchos individuos pueden intentar mantener su relación con sus médicos y seguir confiando en la telemedicina mucho después de la pandemia.

Otro tema que ha surgido a medida que las tasas de vacunación han subido y la economía ha empezado a funcionar a toda máquina es que la demanda de bienes y servicios está aumentando, pero los empleadores están luchando por mantener esta demanda porque los trabajadores pueden permitirse ser exigentes con los trabajos que aceptan. Incluso a finales del verano de 2021, muchos puestos de trabajo estaban sin cubrir y se estaban abandonando muchos trabajos de bajo salario y alto estrés.[15]

En lugar de ofrecer salarios más altos, que luego se consolidarán, los empresarios creen que esperar a que caduquen las prestaciones de desempleo más generosas que se ofrecieron durante la pandemia les permitirá volver a ofrecer salarios que solo son deseables si la alternativa es la total y absoluta miseria. Muchas de estas prestaciones empezaban a caducar al momento de escribir este libro, en septiembre de 2021. No está claro si la eliminación de las prestaciones complementarias provocará una mayor competencia por los puestos de trabajo con salarios bajos o si los empresarios se verán obligados a aumentar los salarios.

Otra consecuencia de la pandemia ha sido el aumento de la delincuencia y de los incidentes violentos.[16] En este momento no hay consenso sobre las razones específicas que subyacen a este fenómeno, pero el aumento de los delitos violentos, en particular de los homicidios, tras décadas de tendencias a la baja, está sin duda relacionado de alguna manera con la pandemia, ya que la gente está más "al límite" en general, y tal vez por ello es que incidentes aparentemente menores escalan hasta convertirse en hechos con una gran carga de agresión y violencia.[17] El estrés que está haciendo ostensiblemente imposible el control de la ira para algunas personas es probable que esté vinculado a la miríada de tensiones de la pandemia y tendrá relevancia clínica porque estos factores de estrés psicosocial tienen correlatos fisiológicos (hipertensión, debilitamiento del sistema inmunológico, síntomas entéricos, etc.) y pueden estar asociados con síntomas adicionales como problemas de sueño, dolores de cabeza y disfunción sexual, por nombrar algunos.[18] Mientras tanto, el aumento de los índices de criminalidad en el propio barrio o ciudad está asociado con el aumento del estrés psicológico, incluso si uno no es directamente víctima de un acto criminal. Lo más preocupante es que la relación puede ser bidireccional, es decir, que la delincuencia alimenta el estrés y viceversa. Esto sugeriría otro ciclo autosostenible de estrés y enfermedad que se refleja en el capítulo 5: *Impacto psicosocial y económico de COVID-19: una nación sitiada.*

Cambios en las carreras y el éxodo de la medicina

Además de trasladarse a otras zonas, muchos pacientes pueden buscar nuevas oportunidades profesionales. En algunos casos, esto puede ser impulsado por la necesidad debido al colapso de una industria en su región. En otros casos, menos trágicos, puede deberse a una nueva sensación de creer en sus propias capacidades o a sentir que se les ha concedido una segunda oportunidad. Llamar a esto una crisis existencial sería quizá desvalorizar este reconocimiento de que hay mucho que explorar en el tiempo limitado que se nos asigna. El proverbial ángel de la muerte ha pasado por encima de su lecho, pero ha optado por dejarlos tranquilos. Lo que la gente decida hacer con este nuevo sentido de agencia está por verse. Algunos pueden decidir que quieren hacer cambios positivos en sus vidas. Otros pueden decidir correr más riesgos o satisfacer los apetitos hedonistas que se han visto privados de alimento durante los meses más opresivos de encierro. Y otros más pueden decidir que simplemente no toleran más el estrés que se han visto obligados a soportar, a menudo durante años, y que la pandemia les ha proporcionado un momento ideal para hacer un cambio.

Este último sentimiento es en la actualidad muy común entre las personas que trabajan en el campo de la medicina. En la primavera de 2021, algo menos de 3 de cada 10 trabajadores sanitarios admitieron haber pensado en dejar la profesión por completo, mientras que más de la mitad afirmaron sentirse agotados, y 60% dijo que el estrés de la pandemia había afectado de forma negativa su salud mental.[19] Tampoco se trata de un fenómeno exclusivamente estadounidense. En el Reino Unido se han registrado cifras similares. De hecho, 17% de los participantes en una encuesta dijo que preferiría trabajar en otro país.[20]

Hay una larga lista de razones por las que diferentes trabajadores sanitarios se sienten especialmente extenuados. Para algunos, la pandemia de COVID-19 fue la gota que colmó el vaso después de años de quejas por las largas horas y las difíciles condiciones de trabajo. Para otros, el enorme volumen de muertes y enfermedades al que se vieron expuestos durante los meses más difíciles de la pandemia ha tenido un fuerte efecto sobre ellos. Otros más tienen una sensación de traición por parte de la comunidad en general por negarse a tomar en serio los lineamientos de vacunación, uso de mascarillas y distanciamiento social, incluso si eso significaba que finalmente enfermarían y tendrían que ser tratados en un hospital que luchaba por garantizar que el personal tuviera los recursos suficientes para tratar a los enfermos y se mantuviera a salvo mientras lo hacía. "Te sientes prescindible", dijo un médico de urgencias de Pensilvania a *The Washington Post*. "No puedes dejar de pensar en cómo este país nos envió al frente sin el equipo necesario para la batalla."

La psiquiatra Jessica (Jessi) Gold caracterizó este tipo de "fatiga por compasión" como una combinación de agotamiento, tristeza y frustración que surge de ser personas empáticas que trabajan en un campo que requiere que uno presencie una gran cantidad de dolor y sufrimiento.[21] Aunque a menudo se piensa que muchos clínicos son personas más bien frías que dispensan servicios médicos de forma robótica, incluso los que hemos ejercido durante años y hemos aprendido a aislarnos de los peores elementos del trabajo seguimos teniendo nuestros límites. Si bien esto es en gran medida una conjetura en este momento y existe la esperanza de que quienes han trabajado en el campo durante años se queden y que el sentido del deber de ayudar a los enfermos sea más importante para las generaciones más jóvenes, es ciertamente posible que muchas personas dejen la medicina porque sus límites fueron alcanzados durante la pandemia. El nivel de estrés de la lucha contra COVID-19, combinado con un sentimiento de abierta hostilidad hacia los protocolos de la pandemia y, en algunos casos, hacia los propios profesionales médicos, puede haber sido demasiado para muchos. Todavía está por verse si este éxodo se produce o no, pero en caso de darse solo conseguirá que estemos aún menos preparados para futuras crisis médicas.

La soledad

Desafortunadamente, la soledad y el aislamiento social son dos guisantes en una vaina. Según el informe de un estudio de consenso publicado en EUA por The National Academies of Sciences, Engineering, and Medicine, el aislamiento social se define como "el estado objetivo de tener pocas relaciones sociales o un contacto social infrecuente con otras personas", mientras que la soledad se define como "un sentimiento subjetivo de estar aislado".[22] Ambos son distintos, ya que las personas pueden estar socialmente aisladas sin estar solas y las personas pueden estar solas sin estar socialmente aisladas, pero parece que la pandemia de COVID-19 empeoró ambos fenómenos, en especial entre los adultos mayores. Muchas personas de edad avanzada han experimentado largos periodos de aislamiento para mantener los protocolos de distanciamiento social, aunque se estima que 24% de los estadounidenses mayores de 65 años que viven en la comunidad ya se consideraba socialmente aislado antes de la pandemia.[22] Al menos 27% de los adultos mayores de 60 años vivía solo antes de la pandemia, un porcentaje mayor que en cualquier otra parte del mundo.[23] La soledad parece ser más pronunciada entre los adultos mayores de menor nivel socioeconómico.[24]

Incluso antes de que comenzara la pandemia, esto era muy preocupante. La soledad está asociada con una peor salud mental en general, así como con síntomas específicos como depresión y ansiedad, enfermedades cardiovasculares, derrames cerebrales, y trastornos del dolor como fibromialgia.[25-27] Además, las personas que se sienten solas pueden ser mucho peores para afrontar los traumas que aquellas que se perciben a sí mismas como conectadas a una red social,[28,29] incluso en el caso de los adultos mayores que han enviudado. No cabe duda que durante el apogeo de la pandemia la gente se sentía menos conectada y que muchos adultos mayores enviudaron, sobre todo las mujeres, ya que la enfermedad de COVID-19 fue más letal en los hombres mayores.[30] The Global Fund for Widows caracterizó la enfermedad como "una máquina de hacer viudas" en un informe publicado en mayo de 2020.[31]

No cabe duda de que las tensiones de la Era COVID han sido más onerosas para todas las personas, incluidas las de edad avanzada, y las encuestas han revelado que la pandemia ha hecho que los estadounidenses de edad avanzada se sientan más solos.[32,33] Esto no se dice para poner en duda la necesidad del distanciamiento social en épocas de propagación generalizada en la comunidad, sino para reconocer que estar con la familia y los amigos a través de *Zoom* durante una pandemia o tras una tragedia es un sustituto deficiente de su presencia física, y que este tipo de existencia virtual solo puede exacerbar la sensación de aislamiento.

Además de ser el grupo de edad con menos probabilidades de adoptar y utilizar con rapidez las nuevas tecnologías, los estudios y las encuestas han constatado de manera repetida que los mayores son también el grupo de edad con menos probabilidades de buscar por su cuenta atención psiquiátrica. Conner y cols., encontraron en un estudio que hicieron "una intención críticamente baja de buscar y comprometerse con servicios profesionales de salud mental" entre los participantes mayores de dicho estudio.[34] Esto fue más pronunciado entre los participantes negros. Mientras tanto, Ghafoori y cols., encontraron una asociación negativa entre el uso de servicios de salud mental y los individuos que vivían en zonas urbanas, eran inmigrantes recientes, vivían por debajo del umbral de pobreza o estaban expuestos a traumas. Si contaban con un apoyo social limitado por parte de la familia, personas significativas o amigos, la correlación negativa era aún más destacada.[35]

No hay duda de que la soledad seguirá siendo un problema mucho después de que haya pasado lo peor de la pandemia de COVID-19, pero lo que es más alarmante es que el deterioro de la salud mental, catalizado por la experiencia de la soledad durante la pandemia, puede ser más pronunciado en la población más desatendida, la menos propensa a pedir ayuda y la que presentó los peores brotes durante los peores días de la pandemia: la clase trabajadora urbana. Habrá que dedicar recursos a la divulgación en estas comunidades y probablemente tendrá más éxito si se hace en colaboración con grupos comunitarios, casas de culto y otras organizaciones locales y de confianza.

Conclusión

Seguramente muchos verán el final de la pandemia como un momento de renacimiento. Al salir del capullo del COVID-19, pueden optar por hacer cambios significativos en su estilo de vida para mejorar su salud mental y su sensación general de bienestar, cambiando de carrera, dejando atrás una relación tóxica o encontrando nuevas formas de dar prioridad a lo que en definitiva es importante (familia, amigos, salud) para su calidad de vida.

Sin embargo, otros tendrán dificultades para salir de las etapas iniciales de la era pandémica y pueden sentirse atrapados en una especie de purgatorio del que no pueden salir tan fácil. Todavía están surgiendo datos sobre la extensión de los efectos psicológicos y neurológicos persistentes de la enfermedad de COVID-19 y lo mismo ocurre con los efectos persistentes de lidiar con las tensiones iniciales de la era pandémica. Lo que está claro es que el estrés de soportar un evento de esta magnitud dejará una marca indeleble en la psique de todos los estadounidenses, incluso de aquellos que nunca enfermaron, y que es factible que muchos experimenten un deterioro de la salud mental que simplemente no puede ser deshecho por una inyección (o dos) en el brazo. Ellos tendrán que tomar medidas proactivas para mejorar y tenemos que movilizar por un lado esfuerzos de divulgación para garantizar que quienes buscan ayuda puedan obtenerla y, por otro lado, desestigmatizar el acto de buscar ayuda para los problemas de salud mental. Es vital que recordemos que cuanto más tiempo se permita que estos trastornos se agudicen, más arraigados estarán. Si queremos salir con éxito de la Era COVID-19, tendremos que esforzarnos por garantizar que los más vulnerables de entre nosotros sean libres de buscar la atención que necesitan para estar más sanos y no se sientan juzgados o menospreciados cuando pidan ayuda.

REFERENCIAS

1. American Psychiatric Association. *Diagnostic and Statistical Manual on Mental Disorders*. 5th ed. The American Psychiatric Association; 2013.
2. Ritchie H, Ortiz-Ospina E, Beltekian D, et al. *United States: Coronavirus Pandemic Country Profile*. Our World in Data. Actualizado en junio 19, 2021. Consultado en junio 19, 2021. https://ourworldindata.org/coronavirus/country/new-zealand
3. Kidman R, Margolis R, Smith-Greenaway E, et al. Estimates and projections of COVID-19 and parental death in the US. *JAMA Pediatr.* 2021;175(7):745-746. doi:10.1001/jamapediatrics.2021.0161. Consultado en junio 19, 2021.

4. London E, Varnum P. *Why This Is the Year We Must Take Action on Mental Health*. World Economic Forum. Publicado en enero 2, 2019. Consultado en junio 22, 2021. https://www.weforum.org/agenda/2019/01/lets-make-2019-the-year-we-take-action-on-mental-health/

5. Levit K, Richardson J, Frankel S, et al. *Projections of National Expenditures for Treatment of Mental and Substance Use Disorders, 2010-2020*. Substance Abuse and Mental Health Services Administration. Consultado en junio 22, 2021. https://store.samhsa.gov/sites/default/files/d7/priv/sma14-4883.pdf

6. Goldstein A. Medicaid enrollment swells during the pandemic, reaching a new high. *Washington Post*. Publicado en junio 21, 2021. Consultado en junio 22, 2021. https://www.washingtonpost.com/health/medicaid-enrollment-during-the-pandemic/2021/06/21/8ee670d6-d27e-11eb-9f29-e9e6c9e843c6_story.html

7. Koenen KC, Ratanatharathorn A, Ng L, et al. Posttraumatic stress disorder in the world mental health surveys. *Psychol Med*. 2017;47(13):2260-2274. doi:10.1017/S0033291717000708

8. American Psychological Association. *Stress in America: One Year Later, a New Wave of Pandemic Health Concerns*. Consultado en junio 6, 2021. https://www.apa.org/news/press/releases/stress/2021/sia-pandemic-report.pdf

9. Janiri D, Carfi A, Kotzalidis GD, et al. Posttraumatic stress disorder in patients after severe COVID-19 infection. *JAMA Psychiatry*. 2021;78(5):567-569. doi:10.1001/jamapsychiatry.2021.0109

10. Taquet M, Luciano S, Geddes JR, Harrison PJ. Bidirectional associations between COVID-19 and psychiatric disorder: retrospective cohort studies of 62,354 COVID-19 cases in the USA. *Lancet Psychiatry*. 2021;8(2):130-140. doi:10.1016/S2215-0366(20)30462-4

11. Taquet M, Geddes JR, Husain M, Luciano S, Harrison PJ. 6-month neurological and psychological outcomes in 236379 survivors of COVID-19: a retrospective study using electronic health records. *Lancet Psychiatry*. 2021;8:416-427.

12. Mazza MG, De Lorenzo R, Conte C, et al. Anxiety and depression in COVID-19 survivors: Role of inflammatory and clinical predictors. *Brain Behav Immun*. 2020;89:594-600. doi:10.1016/j.bbi.2020.07.037

13. Panchal N, Kamal R, Cox C, Garfield R. *The Implications of COVID-19 for Mental Health and Substance Use*. KFF website; Publicado en febrero 10, 2021. Consultado en abril 5, 2021. https://www.kff.org/coronavirus-covid-19/issue-brief/the-implications-of-covid-19-for-mental-health-and-substance-use/

14. Pattani A. *Women Now Drink as Much as Men—Not So Much for Pleasure, But to Cope*. NPR; Publicado en junio 9, 2021. Consultado en junio 9, 2021. https://www.npr.org/sections/health-shots/2021/06/09/1003980966/women-now-drink-as-much-as-men-and-suffer-health-effects-more-quickly

15. Romans C. *American Workers Don't Want to Go Back to Normal, and That Makes Sense*. CNN; Actualizado en junio 22, 2021. Consultado en junio 22, 2021. https://www.cnn.com/2021/06/22/economy/job-shortage-workers/index.html

16. Witte G, Berman M. As homicides soar nationwide, mayors see few options for regaining control. *Washington Post*. June 22, 2021. Consultado en junio 22, 2021. https://www.washingtonpost.com/national/homicides-up-nationwide-mayors/2021/06/21/13e5aa46-d058-11eb-9b7e-e06f6cfdece8_story.html

17. Prose F. *What Is Causing Outbursts of Rage on Planes and Grocery Checkout Lines?* The Guardian; Publicado en junio 22, 2021. Consultado en junio 22, 2021. https://www.theguardian.com/commentisfree/2021/jun/22/rage-planes-grocery-stores-hidden-pandemic-trauma

18. American Psychological Association. *Stress Effects on the Body*. APA.org; Publicado en noviembre 1, 2018. Consultado en junio 22, 2021. https://www.apa.org/topics/stress/body

19. Wan W. Burned out by the pandemic, 3 in 10 health-care workers consider leaving the profession. *Washington Post*. Publicado en abril 22, 2021. Consultado en junio 22, 2021. https://www.washingtonpost.com/health/2021/04/22/health-workers-covid-quit/

20. Gilchrist K. *COVID Has Made It Harder to Be a Health-Care Worker. Now, Many Are Thinking of Quitting*. CNBC; Actualizado en junio 1, 2021. Consultado en septiembre 12, 2021. https://www.cnbc.com/2021/05/31/covid-is-driving-an-exodus-among-health-care-workers.html

21. Gold J. The cost of compassion fatigue during COVID. *MedPage Today*. Publicado en agosto 31, 2021. Consultado en septiembre 12, 2021. https://www.medpagetoday.com/publichealthpolicy/generalprofessionalissues/94304

22. The National Academies of Sciences, Engineering, and Medicine. *Social Isolation and Loneliness in Older Adults: Opportunities for the Health Care System*. The National Academies Press; 2020.

23. Ausubel J. *Older People Are More Likely to Live Alone in the U.S. Than Elsewhere in the World*. Pew Research Center; Publicado en marzo 10, 2020. Consultado en junio 17, 2021. https://www.pewresearch.org/fact-tank/2020/03/10/older-people-are-more-likely-to-live-alone-in-the-u-s-than-elsewhere-in-the-world/

24. Kahlon MK, Aksan N, Aubrey R, et al. Effect of layperson-delivered, empathy-focused program of telephone calls on loneliness, depression, and anxiety among adults during the COVID-19 pandemic. *JAMA Psychiatry*. 2021;78(6):616-622. doi:10.1001/jamapsychiatry.2021.0113

25. Banerjee D, Rai M. Social isolation in COVID-19: the impact of loneliness. *Int J Soc Psychiatr*. 2020;66(6):525-527. doi:10.1177/0020764020922269

26. Valtorta NK, Kanaan M, Gilbody S, Ronzi S, Hanratty B. Loneliness and social isolation as risk factors for coronary disease and stroke: systematic review and meta-analysis of longitudinal observational studies. *Heart*. 2016;102(13):1009-1016. doi:10.1136/heartjnl-2015-308790

27. Wolf LD, Davis MC. Loneliness, daily pain, and perceptions of interpersonal events in adults with fibromyalgia. *Health Psychol*. 2014;33(9):929-937.

28. Feder A, Ahmad S, Lee EJ, et al. Coping and PTSD symptoms in Pakistani earthquake survivors: purpose in life, religious coping and social support. *J Affect Disord*. 2013;147(1-3):156-163. doi:10.1016/j.jad.2012.10.027

29. Lee JS. Perceived social support functions as a resilience in buffering the impact of trauma exposure on PTSD symptoms via intrusive rumination and entrapment in firefighters. *PLoS One*. 2019;14(8):e0220454. doi:10.1371/journal.pone.0220454

30. Peckham H, de Gruitjer NM, Raine C, et al. Male sex identified by global COVID-19 meta-analysis as a risk factor for death and ITU admission. *Nat Commun*. 2020;11(1):6317. doi:10.1038/s41467-020-19741-6

31. Onofrio J, Ibrahim-Leathers H. *COVID-19 & Widowhood: The Virus' Invisible Victim*. Global Fund for Widows; Publicado en mayo 2020. Consultado en junio 22, 2021. https://uploads-ssl.webflow.com/5fce889a3c0f6e35f56692ce/5fce889a3c0f6e0e0f669306_COVID-and-Widowhood-MAY-2020.pdf

32. Kotwal AA, Holt-Lunstad J, Newmark RL, et al. Social isolation and loneliness among San Francisco Bay Area older adults during the COVID-19 shelter-in-place orders. *J Am Geriatr Soc*. 2021;69(1):20-29. doi:10.1111/jgs.16865

33. Piette J, Solway E, Singer D, Kirch M, Kullgren J, Malani P. *Loneliness Among Older Adults Before and During the COVID-19 Pandemic*. University of Michigan National Poll on Healthy Aging; Publicado en septiembre 2020. Consultado en junio 22, 2021. https://www.healthyagingpoll.org/report/loneliness-among-older-adults-and-during-covid-19-pandemic

34. O'Connor KO, Copeland VC, Grote NK, et al. Mental health treatment seeking among older adults with depression: the impact of stigma and race. *Am J Geriatr Psychiatry*. 2010;18(6):531-543. doi:10.1097/JGP.0b013e3181cc0366

35. Ghafoori B, Fischer DG, Koresteleva O, Hong M. Factors associated with mental health service use in urban, impoverished, trauma-exposed adults. *Psychol Serv*. 2014;11(4):451-459. doi:10.1037/a0036954

9

Implicaciones para los pacientes psiquiátricos

Los pacientes psiquiátricos se enfrentaron a retos únicos durante lo peor de la pandemia de COVID-19. Esto incluye a aquellos que se presentaron con urgencias psiquiátricas o lucharon contra enfermedades mentales graves y persistentes (SPMI, *severe and persistent mental illnesses*), a quienes tuvieron trastornos por uso de sustancias (SUD, *substance use disorders*) y, por último, a los que manifestaron trastornos psiquiátricos preexistentes o de nueva aparición que no son trastornos psicóticos y del estado de ánimo crónicos.

Urgencias psiquiátricas

En los primeros días de la pandemia, los colegas observaron una importante reducción del número de personas que llegaban a los servicios de urgencias. Lo que en un principio fueron observaciones anecdóticas de personas que trabajan en estas secciones del hospital, pronto fue validado por un estudio de los Centers for Disease Control and Prevention, que informó de un descenso precipitado de las visitas a los servicios de urgencias durante las primeras semanas de la pandemia. El descenso más pronunciado en Estados Unidos (EUA) se produjo durante las 4 semanas comprendidas entre el 29 de marzo y el 25 de abril de 2020, cuando las visitas a los servicios de urgencias de dicho país se desplomaron 42% en comparación con el mismo periodo de 4 semanas del año anterior.[1]

Este hallazgo no solo aplicó para las personas que tuvieron lesiones o traumas menores. En las 10 semanas posteriores al 13 de marzo de 2020, cuando se declaró emergencia nacional por COVID-19, los servicios de urgencias registraron un descenso en el número de pacientes que se presentaron con infarto del miocardio, ictus y crisis hiperglucémicas de 23, 20 y 10%, respectivamente, en comparación con las 10 semanas anteriores a la declaración.[i] Mientras tanto, se cancelaron cirugías, revisiones rutinarias y ensayos clínicos para nuevas terapias, y los oncólogos trataron de revisar los protocolos de quimioterapia para reducir la frecuencia de las visitas y el nivel de inmunosupresión de los que recibían tratamiento.[2]

Si bien estas cifras se han recuperado desde entonces y se acercaron a los niveles prepandémicos a mediados de 2021,[3] la trayectoria de las urgencias psiquiátricas es ligeramente diferente. Si bien hubo menos pacientes psiquiátricos que llegaron al hospital en las semanas posteriores a la declaración de la emergencia nacional,[4] las cifras volvieron a subir a los niveles prepandémicos, aunque los tipos de emergencias han cambiado. Los datos de diciembre de 2020 a enero de 2021 muestran que las urgencias debidas a trastornos alimentarios y de nutrición fueron y hasta el momento del cierre de este libro aún son relativamente bajas, mientras que un mayor número de adultos y niños solicitaban atención de urgencia para problemas de salud mental o de comportamiento relacionados con cuestiones socioeconómicas o psicosociales.[5] Lo que aún es una incógnita es si se trata de síntomas asociados con COVID-19 o COVID persistente. En segundo lugar, ¿se produjeron estos síntomas debido a los factores de estrés relacionados con la pandemia o de manera independientemente de COVID-19?

Como se ha señalado a lo largo de varios capítulos hasta ahora, incluso quienes no se han infectado con SARS-CoV-2 han presentado tensión psicológica debido a una multitud de factores y pueden haber desarrollado un empeoramiento de los síntomas o trastornos psiquiátricos de nueva aparición. A esto se suma el hecho de que la ansiedad y la depresión son síntomas comunes asociados con COVID-19; además, a muchos de los que fueron hospitalizados con COVID-19 se les ha diagnosticado un trastorno de estrés postraumático, y muchos de los que han viajado durante mucho tiempo han informado de síntomas psiquiátricos que van más allá de la ansiedad y la depresión e incluyen dificultad para concentrarse, malestar, problemas de sueño y trastornos de adaptación.[6] Por lo tanto, no debe sorprender que un número creciente de pacientes que buscan atención de emergencia reporten problemas de comportamiento o de salud mental relacionados con cuestiones socioeconómicas o psicosociales, pero aún se desconoce la comprensión completa de las etiologías comunes.

---

[i] El periodo de 10 semanas anterior a la declaración es técnicamente del 5 de enero al 14 de marzo de 2020, y el periodo de 10 semanas posterior a la declaración es técnicamente del 15 de marzo al 23 de mayo de 2020.

Impacto en los pacientes con SPMI[ii]

La pandemia ha alterado la forma en que muchos de nosotros vivimos nuestra vida cotidiana y probablemente seguirá teniendo un impacto en los comportamientos sociales en el futuro. En el caso de los pacientes psiquiátricos ambulatorios, estos problemas se han visto agravados por desafíos únicos que pueden dificultar en especial el mantenimiento de los regímenes de tratamiento. La falta de adherencia es común en pacientes con enfermedades mentales, particularmente en la esquizofrenia, donde la falta de adherencia parcial o total puede alcanzar 75%,[7] y la disolución de las redes de apoyo durante la pandemia impactó de manera negativa esta cifra, aunque los datos no han revelado hasta qué punto. Es posible que las inyecciones de acción prolongada hayan atenuado estos efectos pero, de nuevo, no se ha publicado ningún estudio al respecto hasta el momento.

Estas no fueron las únicas dificultades que experimentaron los pacientes con SPMI (esquizofrenia y trastornos relacionados, trastorno bipolar y depresión grave).[8] Una revisión sistemática y un metaanálisis publicados en julio de 2021 que incluyó 16 estudios observacionales de siete países descubrieron que los pacientes con trastornos de salud mental tenían riesgo de presentar una mayor mortalidad relacionada con COVID-19 y que los individuos con esquizofrenia o trastorno bipolar o con ambos tenían un riesgo de mortalidad aún mayor.[9] Hay múltiples factores que contribuyen a esta asociación, ya que los individuos con SPMI que suelen tener mal cuidado personal, SUD comórbidos, mala salud en general, y los tipos de condiciones inflamatorias crónicas que hacen que uno sea más vulnerable a COVID-19 de tipo severo, al tiempo que también son más propensos a experimentar falta de vivienda o a residir en instalaciones de vivienda compartida.[10] Los reportes preliminares sugieren que la infección fue extremadamente común en estos refugios y que las personas que experimentaron falta de hogar durante la pandemia tuvieron un riesgo mucho mayor de morir de COVID-19.[11] Un análisis publicado en junio de 2020 por Coalition for the Homeless, un grupo de defensa con sede en la ciudad de Nueva York, informó que la tasa de mortalidad por COVID-19 para los neoyorquinos sin hogar albergados era 61% mayor que la tasa general de la ciudad de Nueva York.[12] Las personas con SPMI también están sobrerrepresentadas en las poblaciones penitenciarias, donde se estima que 14.5% de los hombres y 31.0% de las mujeres tienen al menos una SPMI, y se calcula que los que están en prisión adquirieron

---

[ii] Aunque existe cierta ambigüedad con respecto a este término, me remito a la definición original introducida por el National Institute of Mental Health en 1987, que consta de tres dimensiones: diagnóstico, discapacidad y duración. El "diagnóstico" se explica por sí mismo. Aquellos considerados con "discapacidad" deben cumplir al menos dos de los siguientes criterios: 1) estar desempleado, tener un empleo y una vivienda de apoyo, o tener un mal historial laboral; 2) requerir ayuda financiera pública; 3) carecer de sistemas de apoyo social establecidos; 4) ser incapaz de cumplir con las tareas domésticas básicas sin ayuda; o 5) tener un comportamiento que dé lugar a frecuentes interacciones con los profesionales de la salud mental o el sistema judicial o con ambos. Para cumplir los criterios de "duración", los pacientes deben haber recibido tratamiento psiquiátrico intensivo más de una vez en su vida o experimentado un episodio crónico lo suficientemente grave como para requerir atención residencial de apoyo e impedir la vida independiente.

la infección con el coronavirus a una tasa casi cuatro veces mayor que la de la población de EUA en general (9 *vs.* 34%).[13,14]

El cumplimiento de las medidas preventivas y de las guías de salud pública puede ser más difícil para las personas con SPMI debido a su deficiente capacidad de toma de decisiones, que puede verse agravada por los SUD comórbidos. Los regímenes profilácticos (lavado de manos frecuente, confinamiento, distanciamiento social, uso de mascarilla, etc.) también pueden ser difíciles de seguir, ya que los pacientes con estos trastornos a menudo presentan de delirios, alucinaciones, poca perspicacia y pensamiento paranoico, lo que puede hacer que las directrices de salud pública suenen siniestras o incluso parezcan formar parte de un complot mayor para perjudicarlos. Dado el aumento de la desinformación y las conspiraciones tanto sobre el virus en general como sobre la vacuna en particular, los esfuerzos por convencer a los pacientes sobre los beneficios de la vacunación pueden resultar especialmente difíciles.

La preocupación por los eventos de superproliferación dentro de las instalaciones de hospitalización y residencia llevó a realizar pruebas de reacción en cadena de la polimerasa a todos los nuevos ingresos y a restringir el acceso del personal no esencial. Estos esfuerzos estaban justificados para garantizar instalaciones libres de contagio que permitieran a los pacientes el libre acceso a las zonas comunes y el libre intercambio con otros pacientes. La creación de una atmósfera de mayor aislamiento no sería propicia para proporcionar tratamiento, ya que el trabajo en grupo suele ser integral para los pacientes en estas instalaciones. Además, colocar a los pacientes en un aislamiento virtual para protegerlos de las infecciones no habría sido lo ideal, ya que estas condiciones podrían provocar un deterioro de los síntomas. Asimismo, el uso de mascarillas puede no ser posible para todos los individuos internados en instalaciones psiquiátricas, ya que ha habido reportes de algunos pacientes que utilizan las mascarillas proporcionadas para cometer actos de autolesión.[15]

La duración de estas políticas sigue siendo una cuestión abierta.

Impacto en las personas con SUD

Al igual que los pacientes con SPMI, las personas con SUD a menudo carecen de acceso a la atención sanitaria, se enfrentan a dificultades socioeconómicas y tienen varias comorbilidades, como enfermedades cardiovasculares, pulmonares y metabólicas. Por lo tanto, los pacientes con SUD suelen tener un mayor riesgo de desarrollar COVID-19 grave. Esto parece ser especialmente cierto entre los estadounidenses de raza negra.[16] Wang y cols., reportaron: "Los pacientes de COVID-19 con SUD tuvieron resultados significativamente peores (muerte: 9.6%, hospitalización: 41.0%) que los pacientes generales de COVID-19 (muerte: 6.6%, hospitalización: 30.1%) y los afroamericanos con COVID-19 y SUD tuvieron peores resultados (muerte: 13.0%, hospitalización: 50.7%) que los caucásicos (muerte: 8.6%, hospitalización: 35.2%)". El estudio también encontró que los pacientes con trastorno por consumo de opiáceos (TCO) tenían el mayor riesgo de infección y que no había una diferencia significativa en el riesgo entre los pacientes con TCO que recibían medicamentos (metadona, buprenorfina o naltrexona) en comparación con los que no lo hacían.[16]

Los pacientes que se recuperan de los SUD dependen con mucha frecuencia de las reuniones en persona y del trabajo en grupo a través de las redes de programas de 12 pasos como Alcohólicos Anónimos o Narcóticos Anónimos para mantener la sobriedad, y la repentina desaparición de estos anclajes casi seguro que alimentó los casos de recaída, aunque todavía es demasiado pronto para saber lo extendido que ha estado el problema. Hay evidencias anecdóticas significativas que sugieren que el problema es inmenso y seguirá persistiendo mucho después de que haya pasado lo peor de la pandemia, en especial si el SARS-CoV-2 se convierte en endémico y el miedo a la infección puede utilizarse como razón para renunciar a la participación en el trabajo en grupo.[17]

Los cambios en la dinámica social también han desempeñado un papel importante en la exacerbación del problema. Una de las características de la adicción es el aislamiento. Cuando la vida de una persona empieza a girar en torno al consumo de una sustancia, otros elementos de su vida se desechan. Las responsabilidades laborales se dejan de lado, al igual que las obligaciones sociales. Las personas que luchan contra la adicción suelen acabar guardando secretos a sus amigos, seres queridos y familiares, ya sea porque se avergüenzan de lo mucho que están luchando o porque les preocupa que alguien pueda intervenir e impedir el apaciguamiento de la adicción. Ese estrés pandémico llevó a muchos a enfrentarse a las drogas y el alcohol y las medidas de distanciamiento social fomentaron activamente el aislamiento, lo que no solo creó una tormenta perfecta para las recaídas, sino que también condujo al cultivo de nuevas adicciones que podían ocultarse de las miradas indiscretas.

Aunque no hay datos que confirmen esta hipótesis, dado que muchas personas estuvieron en relativo aislamiento durante más de 1 año y las evidencias anecdóticas indican que el consumo desenfrenado de alcohol y drogas era extremadamente común, parece probable que la pandemia llevó a muchos a desarrollar SUD.

Impacto en los pacientes externos de psiquiatría

Para los pacientes psiquiátricos existentes que necesitaban un tratamiento de rutina en lugar de servicios de urgencia o apoyo para SUD, la telemedicina ofrecía una solución ideal (para más información, véase capítulo 10: *Implicaciones para los médicos: telemedicina y clínica virtual*). Aunque algunos procedimientos (infusiones de ketamina, terapia electroconvulsiva, estimulación magnética transcraneal, etc.) requieren la presencia de los pacientes en las instalaciones, muchos servicios pueden prestarse temporalmente de forma virtual sin que se produzcan graves degradaciones en la calidad de la atención.[18]

La psicoterapia fue uno de los servicios de telemedicina más comunes a lo largo de 2020 y 2021, y las condiciones de salud mental representaban 51.3% de los diagnósticos de telemedicina en enero de 2021 (frente a 30% en enero de 2020).[19] En marzo de 2021 el trastorno de ansiedad generalizada y el trastorno depresivo mayor representaban más de 50% de todos los diagnósticos de salud mental a nivel nacional en EUA. En todas las regiones EUA, excepto en el Oeste, el trastorno de ansiedad generalizada fue más común que el trastorno depresivo mayor, mientras que se observó lo contrario en los estados al oeste de las Grandes Llanuras.[20]

Se desconoce hasta qué punto la telemedicina atenúa o incluso evita las crisis psiquiátricas. Sin embargo, parece muy razonable suponer que la telemedicina tiene un grado de eficacia comparable al de las consultas presenciales. Dadas las opciones disponibles y la necesidad de tomar medidas preventivas para evitar la propagación del virus, este era y continúa siendo el mejor método disponible. Lo mismo puede decirse de los nuevos pacientes que, abrumados por el estrés de la pandemia, han buscado profesionales de la salud mental como medio de apoyo, así como para mejorar su salud mental. Es demasiado pronto para saber si la comodidad de la telemedicina les convencerá para que continúen con el tratamiento mientras que las medidas de distanciamiento social se suavizan, pero el hecho de que a menudo sea más asequible y no requiera que los pacientes se preocupen de viajar o de buscar una estancia durante una cita puede convertirla en una herramienta popular que se utilizará cuando reunirse en persona no sea una opción.[21] Cabe destacar aquí que el asesoramiento en persona es la mejor opción porque permite a los clínicos discernir ciertas señales no verbales que pueden no ser destacadas en un entorno virtual.

Una crítica mucho más común a la telemedicina es que algunos pacientes pueden tener dificultades para utilizar dispositivos que permiten este tipo de comunicación o, de hecho, carecer de ellos. Aunque el teléfono puede ofrecer una solución potencial, sobre todo para los pacientes de edad avanzada a quienes se les dificulta o simplemente no quieren utilizar plataformas de video o móviles, este medio es menos eficaz que el video o, reiterado lo antes dicho, las citas en persona.[22] Por otra parte, el teléfono no es la solución mágica, ya que algunos pacientes pueden no tener acceso a un teléfono móvil, pueden utilizar solo un teléfono con un número limitado de minutos, o pueden no tener un único teléfono regular que utilicen, lo que significa que la comunicación es a menudo una calle de un solo sentido.

Condiciones psiquiátricas de nueva aparición

Lo que quizá aún sea la mayor interrogante en este campo en la actualidad es el número de casos no diagnosticados de afecciones psiquiátricas que han surgido desde el inicio de la pandemia. Como se ha mencionado en varias ocasiones, la ansiedad, el estado de ánimo, el consumo de sustancias y los trastornos relacionados con el trauma y el estrés están entrelazados con la patología de COVID-19 y sus efectos psicosociales. Del mismo modo, las situaciones de máximo estrés también pueden desencadenar un primer episodio de psicosis.

Los datos sobre estas condiciones son limitados, pero es seguro asumir que el mismo miedo que mantuvo a los que tuvieron un ataque al corazón fuera de la sala de urgencias puede también haber disuadido a los individuos que ya estaban asustados y confundidos porque estaban experimentando síntomas de enfermedad mental de buscar ayuda por primera vez. Si estos individuos no contaban con redes de apoyo sólidas o vivían de forma independiente, es posible que tuvieran que soportar este suceso solos y no se animaran a buscar ayuda. Un estudio con sede en Milán, Italia, que examinó a los pacientes que fueron hospitalizados por un primer episodio de psicosis entre el 8 de marzo de 2020 y el 8 de julio de 2020, y comparó el mismo periodo de 4 meses de 2019, observó un salto de 32% entre los 2 años ($n = 27$ en 2019 y $n = 35$ en 2020) y vio una edad de inicio mucho más tardía en 2020 (43.5 años) que en 2019 (34.0 años).[23]

Queda por ver si se trata de un hallazgo universal o no. El estudio de los efectos psiquiátricos de la pandemia de COVID-19 en esta población aún es incipiente y nuestra comprensión evolucionará a medida que se disponga de más datos.

Seguir adelante

Siguen apareciendo estudios que revelan exactamente la gravedad de la crisis de salud mental que seguirá a la fase inicial de la pandemia. Para decirlo sin rodeos, el consenso es que será mala. Los retrasos en el tratamiento, el aumento del consumo de sustancias y una serie de otros problemas han contribuido sin duda a la erosión de la salud mental de muchos individuos, incluso entre los que eran el parangón de la higiene mental antes de la pandemia. La telemedicina ofrece muchas soluciones para la atención ambulatoria, sobre todo entre los pacientes con recursos suficientes y los conocimientos tecnológicos necesarios para explotar plenamente las nuevas plataformas, los dispositivos de monitorización y otras tecnologías. Asimismo, tal y como se comenta en el capítulo 8: *Impacto social ampliado*, debe fomentarse al máximo la desestigmatización, para garantizar que quienes necesitan ayuda la busquen.

Sin embargo, aún quedan varias interrogantes. Para empezar, hay pocos datos sobre la interacción de las vacunas con los medicamentos que se prescriben habitualmente a los pacientes psiquiátricos. En segundo lugar, queda por dilucidar en qué medida el estrés de la enfermedad de COVID-19 afectó a los pacientes psiquiátricos y provocó la aparición de nuevos síntomas. Por último, queda por ver cómo respondieron a la pandemia los pacientes que suelen tener dificultades para cumplir con los regímenes de tratamiento y si se encontró alguna estrategia que mejorara la adherencia.

REFERENCIAS

1. Lange SJ, Ritchey MD, Goodman AB, et al. Potential indirect effects of the COVID-19 pandemic on use of emergency department for acute life-threatening conditions – United States, January-May 2020. *MMWR Morb Mortal Wkly Rep*. 2020;69:795-800. doi:10.15585/mmwr.mm6925e

2. Rosenbaum L. The untold toll—the pandemic's effects on patients without COVID-19. *N Engl J Med*. 2020;382(24):2368-2371. doi:10.1056/NEJMms2009984

3. Carbajal E. *Emergency Heart Care Returns to Pre-COVID-19 Levels, Kaiser Study Finds*. Becker's Hospital Review. 2021. Consultado en junio 18, 2021. https://www.beckershospitalreview.com/cardiology/emergency-heart-care-returns-to-pre-covid-19-levels-kaiser-study-finds.html

4. Holland KM, Jones C, Vivolo-Kantor A, et al. Trends in US emergency department visits for mental health, overdose, and violent outcomes before and during the COVID-19 pandemic. *JAMA Psychiatry*. 2021;78(4):372-379. doi:10.1001/jamapsychiatry.2020.4402

5. Adjemian J, Hartnett KP, Kite-Powell A, et al. Update: COVID-19 pandemic—associated changes in emergency department visits—United States, December 2020 - January 2021. *MMWR Morb Mortal Wkly Rep*. 2021;70:552-556. doi:10.15585/mmwr.mm7015a3

6. FAIR Health. *A Detailed Study of Patients with Long-Haul COVID: An Analysis of Private Healthcare Claims*. Publicado en junio 15, 2021. Consultado en junio 15, 2021. https://s3.amazonaws.com/media2.fairhealth.org/whitepaper/asset/A%20Detailed%20Study%20of%20Patients%20with%20Long-Haul%20COVID--An%20Analysis%20of%20Private%20Healthcare%20Claims--A%20FAIR%20Health%20White%20Paper.pdf

7. Ifteni P, Dima L, Teodorescu A. Long-acting injectable antipsychotics treatment during COVID-19 pandemic—a new challenge. *Schizophr Res*. 2020;220:265-266. doi:10.1016/j.schres.2020.04.030

8. Shields-Zeeman L, Petrea I, Smit F, et al. Towards community-based and recovery-oriented care for severe mental disorders in Southern and Eastern Europe: aims and design of a multi-country implementation and evaluation study (RECOVER-E). *Int J Ment Health Syst*. 2020;14:30. doi:10.1186/s13033-020-00361-t

9. Fond G, Nemani K, Etchecopar-Etchart D, et al. Association between mental health disorders and mortality among patients with COVID-19 in 7 countries: a systematic review and meta-analysis. *JAMA Psychiatry*. 2021;e212274. Consultado en agosto 19, 2021. doi: 10.1001/jamapsychiatry.2021.2274

10. Morgan VA, Waterreus A, Carr V, et al. Responding to challenges for people with psychotic illness: updated evidence from the survey of high impact psychosis. *Aust N J Psychiatry*. 2017;51(2):124-140. doi:10.1177/0004867416679738

11. Aponte CI, Choi A, Durán HA. *COVID Tore through NYC Homeless Shelters. But Residents Were Kept in the Dark*. The City. June 15, 2020. Consultado en junio 18, 2021. https://www.thecity.nyc/2020/6/15/21292127/covid-tore-through-new-york-homeless-shelters-but-residents-were-kept-in-the-dark

12. Routhier G, Nortz S. *COVID-19 and Homelessness in New York City: Pandemic Pandemonium for New Yorkers without Homes*. Coalition for the Homeless. June 2020. Consultado en junio 18, 2021. https://www.coalitionforthehomeless.org/wp-content/uploads/2020/06/COVID19HomelessnessReportJune2020.pdf

13. Steadman HJ, Osher FC, Robbins PC, Case B, Samuels S. Prevalence of serious mental illness among jail inmates. *Psychiatr Serv*. 2009;60(6):761-765. doi:10.1176/ps.2009.60.6.761

14. Burkhalter E, Colón I, Derr B, et al. Incarcerated and infected: how the virus tore through the U.S. prison system. *New York Times*. Publicado en abril 10, 2021. Consultado en junio 18, 2021. https://www.nytimes.com/interactive/2021/04/10/us/covid-prison-outbreak.html

15. Katato HK, Guatam M, Akinyemi EO. The danger of face masks on an inpatient psychiatric unit: new protocol to prevent self-harm. *Prim Care Companion CNS Disord*. 2021;23(5):20br03017. doi:10.4088/PCC.20br03017

16. Wang QQ, Kaelber DC, Xu R, Volkow ND. COVID-19 risk and outcomes in patients with substance use disorders: analyses from electronic health records in the United States. *Mol Psychiatry.* 2021;26(1):30-39. doi:10.1038/s41380-020-00880-7

17. Tingley K. How bad is our pandemic drinking problem? *New York Times.* April 21, 2021. Consultado en junio 20, 2021. https://www.nytimes.com/2021/04/21/magazine/covid-drinking-alcohol-health.html

18. Ongur D, Perlis R, Goff D. Psychiatry and COVID-19. *J AM Med Assoc.* 2020;324(12):1149-1150. doi:10.1001/jama.2020.14294

19. Grant K. Psychotherapy now the most common telehealth procedure. *Medpage Today.* Publicado en abril 9, 2021. Consultado en junio 19, 2021. https://www.medpagetoday.com/special-reports/exclusives/92029

20. *Monthly Telehealth Regional Tracker.* FAIR Health. Consultado en junio 19, 2021. https://www.fairhealth.org/states-by-the-numbers/telehealth

21. Rogers K, Spring B. *Mental Health Professionals Are in High Demand as the Pandemic Enters a Second Year.* CNBC. Actualizado en abril 2, 2021. Consultado en junio 19, 2021. https://www.cnbc.com/2021/04/02/mental-health-professionals-are-in-high-demand-as-the-pandemic-enters-a-second-year.html

22. Ennis L, Rose D, Denis M, Pandit N, Wykes T. Can't surf, won't surf: the digital divide in mental health. *J Ment Health.* 2012;21(4):395-403. doi:10.3109/09638237.2012.689437

23. Esposito CM, D'Agostino A, Dell Osso B, et al. Impact of the first COVID-19 pandemic wave on first episode psychosis in Milan, Iltay. *Psychiatry Res.* 2021;298:113802. doi:10.1016/j.psychres.2021.113802

10

Implicaciones para los médicos: telemedicina y clínica virtual

Cuando la pandemia de COVID-19 golpeó en la primavera de 2020, la mayoría de los hospitales, centros ambulatorios, consultorios médicos y muchas otras instalaciones que ofrecen servicios médicos y de salud mental se paralizaron. No hace falta decir que, aunque esto era necesario en el corto plazo, no es una opción viable para la industria del cuidado de la salud o los hospitales públicos, ya que ellos proporcionan recursos críticos a la comunidad y prestan servicios esenciales y necesarios. Esta abrupta pérdida de algunos servicios exigía un cambio de mentalidad inmediato y un enfoque innovador para encontrar soluciones que permitieran seguir prestando servicios sanitarios esenciales a los necesitados. En consecuencia, la telesalud y la telemedicina se volvieron herramientas clave durante la pandemia de COVID-19. La telesalud permitió a algunos trabajadores sanitarios trabajar a distancia durante la pandemia, mientras que la telemedicina permitió a los clínicos reunirse de forma segura con los pacientes y cumplir con los lineamientos de distanciamiento social, en especial cuando se prestaba atención no urgente. En marzo de 2020 el gobierno federal de Estados Unidos (EUA) suavizó muchas de las restricciones que antes habían dificultado el uso de la telemedicina. Estos cambios, junto con la necesidad de evitar interacciones innecesarias para reducir la propagación de SARS-CoV-2, aceleraron la adopción de las plataformas de telemedicina durante 2020 y en 2021, y esto fue particularmente cierto en el campo de la salud mental. Si bien el uso de la telemedicina presenta grandes beneficios, los críticos tienen razón al señalar que sigue siendo un medio no probado y que los problemas de accesibilidad, las preocupaciones sobre la privacidad y la calidad de la atención aún son algunas de las razones más notables por las que debe considerarse una herramienta entre muchas otras y no una panacea.

COVID-19 y telemedicina

Aunque las palabras "telemedicina" y "telesalud" pueden utilizarse a veces de manera indistinta, no son lo mismo. Introducida por Thomas Bird en la década de 1970, la palabra "telemedicina" se refiere al uso de las tecnologías de telecomunicación para permitir a los médicos proporcionar "curación a distancia".[1] Además de permitir un medio de comunicación más conveniente entre los pacientes y sus médicos, la telemedicina también reduce los viajes, reduce el tiempo de espera y permite a los médicos controlar los signos vitales o los hábitos de los pacientes. En su versión más sofisticada, la telemedicina puede facilitar la presencia virtual del personal médico a través de la tecnología portátil o permitir que un cirujano utilice un robot semiautónomo durante un procedimiento, incluso cuando ambos están a cientos de kilómetros de distancia.[2,3] En su versión menos sofisticada, puede significar levantar el teléfono y llamar a un paciente. La "telesalud" es más amplia y se refiere a la prestación de servicios sanitarios o relacionados con la salud mediante las tecnologías de telecomunicación o comunicación digital, y engloba todos los servicios o actividades relacionados con la atención sanitaria, incluyendo no solo la atención médica a los pacientes, sino también la educación sanitaria, la comunicación entre proveedores y el uso de dispositivos portátiles para monitorizar la salud de una persona.[4]

No es de extrañar que la telemedicina y la telesalud se hayan hecho extremadamente populares durante la pandemia de COVID-19. Respecto a la telesalud, el personal administrativo de los hospitales y los administradores de la atención sanitaria han seguido las tendencias de otros sectores en lo que respecta al trabajo a distancia. En cuanto a la telemedicina, más pacientes han buscado consultas y atención no urgente mediante el uso de la telemedicina e incluso de algunas formas de inteligencia artificial. Los protocolos de distanciamiento social durante el punto álgido de la pandemia hicieron que la telemedicina fuera la mejor opción para muchos pacientes, sobre todo los de edad avanzada y aquellos con un sistema inmunológico debilitado. Dado que millones de estadounidenses estuvieron en confinamiento y no podían o no querían salir de sus casas, el paso a la telemedicina no fue solo por conveniencia, sino por necesidad.

El surgimiento de su uso se vio favorecido por una respuesta federal. Reconociendo que la eliminación de las regulaciones relativas a la telemedicina facilitaría a los médicos la evaluación de los pacientes y la prestación de atención a los pacientes desde la seguridad de sus hogares, el Congreso estadounidense autorizó al U.S. Department of Health and Human Services (HHS) a renunciar en forma temporal a "ciertas restricciones y requisitos de Medicaid en relación con los servicios de telesalud durante la emergencia de salud pública por coronavirus" mediante la aprobación de la H.R. 6074: Ley de Asignaciones Suplementarias para la Preparación y Respuesta al

Coronavirus, 2020, que se convirtió en ley el 6 de marzo de 2020.[5] A pesar del extremo partidismo en Washington, solo tres miembros del Congreso votaron en contra del proyecto de ley.

Posteriormente, el HHS anunció que flexibilizaría de manera temporal la aplicación de algunas normas creadas por la Ley de Portabilidad y Responsabilidad del Seguro Médico (HIPAA, *Health Insurance Portability and Accountability Act*) de 1996.[6] Estas normas se eximieron para los pacientes cubiertos por aseguradoras privadas, así como para todos los beneficiarios de Medicare y Medicaid. Antes, solo se eximía de ellas a los beneficiarios que vivían en zonas rurales y que a menudo carecían de acceso a los especialistas.[7] A partir del 17 de marzo de 2020:

1. Los pacientes pueden recibir telemedicina de médicos de cualquier lugar del país.

2. Los pacientes pueden recibir atención de los médicos sin una relación establecida entre paciente y médico.

3. Se han suprimido las sanciones por utilizar plataformas de telecomunicaciones no compatibles con la HIPAA.

A partir del verano de 2021 muchos estados de EUA comenzaron a retirar estas exenciones, pero siguen en vigor en algunos otros y es probable que las regulaciones se actualicen de manera frecuente mientras continúe la pandemia.

Beneficios de la telemedicina para los servicios de salud mental

Aunque ha habido numerosas críticas a la forma en que EUA respondió a la pandemia, pocos han expresado sus dudas sobre la decisión de suavizar temporalmente las restricciones y regulaciones sobre la telemedicina y la telesalud. En particular entre los clínicos que trabajamos en el campo de la salud mental, la telemedicina no solo nos ha permitido interactuar con los pacientes de forma segura, sino que nos ha permitido mitigar potencialmente los efectos del aislamiento social y supervisar los estados de salud de los pacientes a distancia. Como se menciona en el capítulo 8: *Impacto social ampliado*, el aislamiento social y la soledad seguirán siendo problemas importantes entre las personas, independientemente de cuál sea su contexto, incluso entre las que no tienen antecedentes de enfermedad mental. Esto puede verse agravado por la reticencia a salir de casa, lo que provoca y agrava los sentimientos de ansiedad. Disponer de un medio de comunicación y atención será sin duda una parte de la solución a este problema.

La psicoterapia también ha demostrado ser un servicio de telemedicina popular a través de la pandemia COVID-19, y la mayoría de los diagnósticos realizados a través de la telemedicina durante los primeros meses de 2021 se han referido a condiciones de salud mental.[8] Como se indica en el capítulo 9:

Implicaciones para los pacientes psiquiátricos, el trastorno de ansiedad generalizada y el trastorno depresivo mayor constituyeron más de 50% de todos los diagnósticos de salud mental en todo EUA durante el primer semestre de 2021.[9] De forma similar, Nordh y cols., reportaron recientemente que los niños y adolescentes con trastorno de ansiedad social pueden beneficiarse de la terapia cognitivo-conductual guiada por un terapeuta.[10] Además, la telemedicina también es prometedora para los pacientes en los que la adherencia suele ser problemática, en particular quienes tienen enfermedades mentales graves y persistentes (esquizofrenia y trastornos relacionados, trastorno bipolar o trastorno depresivo mayor).[11] Por último, los médicos tienen experiencias positivas en el uso de la telemedicina, y han reportado que suelen encontrar estas plataformas fáciles de usar.[12]

Críticas a la telemedicina para servicios de salud mental

Hay varias críticas a la telemedicina. La primera es que algunos pacientes pueden tener dificultades para utilizar los dispositivos que permiten este tipo de comunicación o, de hecho, carecen de acceso a ellos, y la adopción generalizada puede excluir a estas personas o, como mínimo, dificultar su acceso a la atención. Si bien el teléfono puede ofrecer una solución potencial, en particular para los pacientes de edad avanzada que pueden tener dificultades o simplemente no quieren utilizar plataformas de video o móviles, este medio es menos eficaz que el video o, reiterando lo antes dicho, las citas en persona.[13] Además, el teléfono no debe considerarse una solución mágica, ya que muchos pacientes en ocasiones no tienen acceso a un teléfono móvil, utilizan solo un teléfono con un número limitado de minutos, o no tienen un teléfono regular que utilicen, lo que significa que la comunicación es a menudo una calle de un solo sentido. Para las personas con SPMI que viven en la calle, los servicios de telemedicina carecen efectivamente de valor.

Otra cuestión es que aún no sabemos la eficacia de estos servicios. Aunque la tecnología que permite la existencia de estas plataformas no es novedosa en absoluto, no se adoptó de forma generalizada antes de la pandemia, y se han realizado muy pocos estudios para examinar cómo se comporta la telemedicina en comparación con la clínica tradicional. Hemos evolucionado para interactuar en tres dimensiones, y aplanar la experiencia puede hacer que los clínicos se pierdan cosas que de otro modo observaríamos. Para los que trabajamos en el campo de la salud mental, esto no solo incluye los medios de comunicación no verbales, sino también la capacidad de establecer una sensación de confianza y seguridad. Este es un componente fundamental de la atención psiquiátrica, y el desarrollo de una relación sólida con un paciente a menudo puede llevar semanas o meses. Si la telemedicina no favorece la creación de una atmósfera de confianza, no está claro que pueda ser eficaz como medio de tratamiento.

Para los clínicos que trabajan en especialidades no psiquiátricas y en la atención médica general, existen claros obstáculos para el éxito de los diagnósticos. En el *New York Times*, la ex médica de urgencias Elisabeth Rosenthal señaló: "Un internista deprime la lengua y busca pus en las amígdalas para detectar una posible faringitis estreptocócica. Un cirujano sospecha de apendicitis presionando el vientre para ver si hay dolor con liberación rápida".[14] Sin la capacidad de realizar estas pruebas rudimentarias, parece muy improbable que los clínicos puedan hacer un diagnóstico correcto tan rápido como cuando están en la misma habitación que el paciente.

En la atención psiquiátrica también pueden existir problemas de diagnóstico, ya que puede ser difícil observar signos que serían discernibles al instante en un entorno clínico, pero el paciente puede ofuscarse al demandar una plataforma de telesalud.

Por último, y quizá lo más preocupante, es el aspecto comercial. Algunas plataformas que compiten por entrar en el mercado pueden estar más preocupadas por sus resultados que por ofrecer a los pacientes una mejor atención, y el nivel general de inexperiencia con respecto a la telemedicina puede dar lugar a graves fallas de seguridad, además de que la información sensible de los pacientes puede quedar expuesta. También se han registrado casos de fraude por cobro excesivo de citas, así como conflictos entre proveedores de salud que trabajan en instituciones de gobierno y aquellos que pertenecen al sector privado.[15] Por estas razones, hay que ser bastante escrupulosos a la hora de adoptar nuevas tecnologías.

Conclusión

La telemedicina ofreció una solución ideal durante los primeros meses de la pandemia y los clínicos deberían seguir haciendo uso de estas aplicaciones siempre y cuando puedan implementarse de forma segura y efectiva. Sin embargo, la telemedicina simplemente no puede sustituir el intercambio personal entre médico y paciente en la misma habitación. Mientras atravesamos con cautela los altibajos de una política en constante cambio, debemos reconocer que la telemedicina puede ser una herramienta útil, pero que no es más que una de las muchas que tenemos en nuestro cinturón de utilidades. Le debemos a nuestros pacientes el utilizar estos servicios solo si avanzan y promueven una mejor atención.

REFERENCIAS

1. Matamala-Gomez M, Bottiroli S, Realdon O, et al. Telemedicine and virtual reality at time of COVID-19 pandemic: an overview for future perspectives in neurorehabilitation. *Front Neurol.* 2021;12:646902. doi:10.3389/fneur.2021.646902
2. Manusamy T, Karuppiah R, Bahuri NFA, Sockalingam S, Cham CY, Waran V. Telemedicine via smart glasses in critical care of the neurosurgical patient—COVID-19 pandemic preparedness and response in neurosurgery. *World Neurosurg.* 2021;145:e53-e60. doi:10.1016/j.wneu.2020.09.076

3. Metz C. The robot surgeon will see you now. *New York Times*. April 30, 2021. Consultado en junio 19, 2021. https://www.nytimes.com/2021/04/30/technology/robot-surgery-surgeon.html

4. New England Journal of Medicine Catalyst. *What Is Telehealth?* NEJM Catalyst. Publicado en febrero 1, 2018. Consultado en junio 19, 2021. https://catalyst.nejm.org/doi/full/10.1056/CAT.18.0268

5. *H.R. 6074—Coronavirus Preparedness and Response Supplemental Appropriations Act, 2020*. Congress.gov. Actualizado en marzo 6, 2020. Consultado en junio 21, 2021. https://www.congress.gov/bill/116th-congress/house-bill/6074?q=%7B%22search%22%3A%5B%22coronavirus+preparedness+and+response+supplemental+appropriations+act%22%5D%7D&r=1&s=2

6. U.S. Department of Health & Human Services. *Notification of Enforcement Discretion for Telehealth Remote Communications during the COVID-19 National Public Health Emergency*. hhs.gov. Actualizado en enero 20, 2021. Consultado en junio 21, 2021. https://www.hhs.gov/hipaa/for-professionals/special-topics/emergency-preparedness/notification-enforcement-discretion-telehealth/index.html

7. Centers for Medicare & Medicaid Services. *Medicare Telemedicine Health Care Provider Fact Sheet*. cms.gov. Publicado en marzo 17, 2020. Consultado en junio 21, 2021. https://www.cms.gov/newsroom/fact-sheets/medicare-telemedicine-health-care-provider-fact-sheet

8. Grant K. Psychotherapy now the most common telehealth procedure. *Medpage Today*. Publicado en abril 9, 2021. Consultado en junio 19, 2021. https://www.medpagetoday.com/special-reports/exclusives/92029

9. *Monthly Telehealth Regional Tracker*. FAIR Health. Consultado en junio 20, 2021. https://www.fairhealth.org/states-by-the-numbers/telehealth

10. Nordh M, Wahlund T, Jolstedt M, et al. Therapist-guided internet-delivered cognitive behavioral therapy vs internet-delivered supportive therapy for children and adolescents with social anxiety disorder. *JAMA Psychiatry*. 2021;78(7):705-713. doi:10.1001/jamapsychiatry.2021.0469

11. Basit SA, Matthews N, Kunik ME. Telemedicine interventions for medication adherence in mental illness: a systematic review. *Gen Hosp Psychiatry*. 2020;62:28-36. doi:10.1016/j.genhosppsych.2019.11.004

12. Schinasi DA, Foster CC, Bohling MK, Barrera L, Macy ML. Attitudes and perceptions of telemedicine in response to the COVID-19 pandemic: a survey of naïve healthcare providers. *Front Pediatr*. 2021;9:647937. doi:10.3389/fped.2021.647937

13. Ennis L, Rose D, Denis M, Pandit N, Wykes T. Can't surf, won't surf: the digital divide in mental health. *J Ment Health*. 2012;21(4):395-403. doi:10.3109/09638237.2012.689437

14. Rosenthal E. Telemedicine is a tool. Not a replacement for your doctor's touch. *New York Times*. Publicado en abril 29, 2021. Consultado en junio 22, 2021. https://www.nytimes.com/2021/04/29/opinion/virtual-remote-medicine-covid.html

15. Volz M. *The Boom in Out-of-State Telehealth Threatens in-State Providers*. KHN. Publicado en marzo 15, 2021. Consultado en junio 22, 2021. https://khn.org/news/article/the-boom-in-out-of-state-telehealth-threatens-in-state-providers/

11

Marco didáctico profesional: planificación del futuro

Sin duda, los cambios en el marco didáctico de los profesionales médicos pueden incorporar algunas formas de aprendizaje virtual que se desarrollaron por necesidad durante la fase más peligrosa de la pandemia de COVID-19, cuando la mayoría, si no es que toda, actividad en el aula se realizó en línea.[1] Aunque algunas de estas innovaciones pueden ser permanentes o no, las facultades de medicina y los programas de formación de profesionales médicos deberían considerar la posibilidad de realizar cambios permanentes en el plan de estudios a fin de preparar mejor a los estudiantes para la próxima pandemia y las futuras oleadas de pandemias que impliquen variantes más virulentas del virus SARS-CoV-2. Esto incluye lecciones sobre gestión de crisis, cuidados paliativos y uso de algoritmos para predecir las secuelas posagudas. Además, hay que animar a los trabajadores médicos de todos los ámbitos a que utilicen regularmente los servicios de salud mental para prevenir el agotamiento, la ansiedad, la depresión, el trastorno por estrés postraumático (TEPT) o los trastornos por consumo de sustancias, en especial en tiempos de crisis. Esto requerirá no solo cambios en el plan de estudios, sino también cambios culturales.

Formación sobre la pandemia

Para los médicos y los profesionales de la medicina, algunas de las imágenes más exasperantes y molestas de la pandemia de COVID-19 fueron las que mostraban a los trabajadores de los servicios de urgencias fabricando equipos de protección personal (EPP) con bolsas de basura durante el punto álgido de la primera oleada de la pandemia en la primavera de 2020. Aunque esta situación no fue universal en todos los estados/ciudades y entornos hospitalarios, aún es importante debatir este asunto para evitar esta grave falta de normas de seguridad en el futuro. Si bien se puede aplaudir el ingenio del personal en primera línea durante una época de escasez, la ausencia de cantidades suficientes de EPP fue abominable. Todo profesional de la medicina es una persona altamente capacitada y especializada cuyo bienestar y seguridad deben ser respetados. Aunque nuestro trabajo nos sitúa a menudo en entornos extremadamente peligrosos, y elegimos de manera voluntaria esta profesión sabiendo muy bien que podríamos estar expuestos a patógenos y situaciones peligrosas, muy pocos encontrarían controvertido decir que esto no significa que se deba esperar que aceptemos servilmente operar en estos entornos sin el equipo de protección adecuado. Viendo en retrospectiva, habría que hacer todo lo posible para que nunca falte este tipo de equipo en todo el país, ni siquiera en las circunstancias más extenuantes. Sería como enviar a todo un ejército al frente sin ningún tipo de blindaje o camuflaje.

Por supuesto, el apoyo material no es lo único que necesitan los médicos en tiempos de crisis. También necesitan formación para mantenerse a sí mismos y a los pacientes a salvo. Sin esta formación, los profesionales de la medicina se enfrentan a una situación sin la protección adecuada. En consecuencia, el manejo de recursos en caso de crisis (MRCC) debería ser una parte necesaria de la formación de cualquier profesional médico. El MRCC se centra en la mejora de las habilidades no técnicas, como la comunicación interpersonal, la resolución de problemas, la conciencia situacional, la coordinación de equipos y la gestión de recursos.

Se calcula que entre 40 000 y 100 000 estadounidenses mueren cada año debido a errores médicos.[2] La mayoría de estos errores no se producen por la falta de conocimientos de los profesionales médicos, ni siquiera por el mal criterio de un clínico, sino por la falta de comunicación y la disfunción de la dinámica de equipo. Garantizar que los estudiantes aprendan habilidades prácticas que los preparen para una carrera que depende en gran medida de formar parte de un equipo contribuirá en gran medida a mejorar la coordinación durante las situaciones de emergencia, en especial las novedosas que requieren ingenio y la capacidad de seguir y responder a protocolos *ad hoc*.

Aunque la enseñanza didáctica es necesaria para los profesionales de la medicina, puede complementarse con el aprendizaje activo basado en la simulación y con ejercicios de formación de equipos, incluidos algunos que pueden realizarse de forma virtual cuando no se dispone de opciones presenciales.[3] Un metaanálisis encontró que el uso ampliado de ejercicios de formación de equipos para los profesionales de la medicina optimizaba los resultados del equipo.[4] Sin embargo, este tipo de formación también puede mejorar el MRCC entre los estudiantes, preparándolos así de mejor manera para los escenarios del mundo real. Saravana-Bawan y cols., descubrieron que una única sesión de aprendizaje activo no contextual basado en simulaciones de baja fidelidad mejoraba el rendimiento de los estudiantes en materia de MRCC en comparación con los estudiantes a los que solo se les daba instrucción mediante enseñanza didáctica. En comparación con un grupo al que se le proporcionó enseñanza didáctica, el grupo de aprendizaje activo obtuvo una puntuación significativamente mejor (6.7 puntos más en una escala de 42). Sin embargo, estos efectos dejaron de ser significativos desde el punto de vista estadístico 4 meses después del seguimiento, lo que sugiere que los ejercicios de aprendizaje activo deberían emplearse de manera regular para mejorar la retención.[5]

Otra faceta de la formación que a menudo se pasa por alto en las facultades de medicina son los cuidados paliativos. Personalmente, el autor ha comprobado que los capellanes de los hospitales están mucho mejor equipados para ofrecer orientación a los pacientes que necesitan cuidados al final de la vida y a sus familias en duelo, que a menudo se sienten desamparadas por la pérdida de su ser querido. La adquisición de competencias comunicativas requiere a menudo una experiencia de primera mano, pero los ejercicios de aprendizaje basados en la simulación podrían utilizarse para complementar la enseñanza didáctica y preparar mejor a los profesionales médicos para ofrecer consuelo y empatía a quienes luchan contra la ansiedad o el dolor existencial.[6] No es necesario ser profundamente religioso para aprender a hablar el lenguaje de la compasión.

Algoritmos de predicción

Los algoritmos predictivos y el aprendizaje automático se han utilizado con cierto éxito para predecir los resultados de los servicios de urgencias y las unidades de cuidados intensivos. Esto puede ayudar a los profesionales médicos a asignar mejor los recursos en momentos de crisis, así como a evaluar si un paciente puede ser más susceptible de presentar secuelas posagudas mediante el uso de datos psicométricos y de biomarcadores recogidos a través de los registros médicos electrónicos. Dada la existencia bien establecida de las secuelas posagudas de SARS-CoV-2 (véase capítulo 4, *Síntomas neuropsiquiátricos y secuelas posagudas de SARS-CoV-2: secuelas persistentes*), un algoritmo de predicción de lo que se denomina COVID persistente o de larga duración sería beneficioso para muchos pacientes, en especial si más adelante se descubre que una intervención temprana puede mitigar la gravedad de los síntomas o incluso eliminar el síndrome por completo.

Este es un punto muy importante, ya que muchos pacientes que experimentan COVID persistente quizá ni siquiera desarrollen síntomas agudos de la enfermedad y solo presenten secuelas posagudas. Un estudio en el que participaron aproximadamente 2 millones de personas que tuvieron COVID-19 encontró que solo 5% de los que reportaron síntomas persistentes fue hospitalizado, mientras que 55% era asintomático y otro 40% experimentó síntomas leves y se recuperó en casa.[7] Lo que esto sugiere es que solo una minoría de los pacientes con COVID-19 buscará atención médica, lo que hace que dichas intervenciones sean relativamente ineficaces.

Sin embargo, el personal médico de los servicios de urgencias se encuentra en una posición única para recoger datos psicométricos y biológicos directamente después de un acontecimiento traumático, incluida la recuperación de COVID-19 grave, para evaluar el potencial de trastornos psiquiátricos postraumáticos. Estos algoritmos predictivos, si se utilizan durante un evento traumático a gran escala como un desastre natural u otra pandemia, podrían ayudar a mitigar la psicopatología posterior, en particular el TEPT.

Se calcula que los servicios de urgencias de Estados Unidos dan de alta alrededor de 30 millones de pacientes que han tenido un acontecimiento traumático, como se define en los criterios A para el TEPT del *Diagnostic and Statistical Manual of Mental Disorders*, 5th Edition (DSM-5).[8] Esto incluye lo siguiente:

- Experiencia directa: combate militar, agresión física, accidente automovilístico, agresión sexual, desastre natural, ataque terrorista, secuestro, encarcelamiento como prisionero de guerra o en un campo de concentración, evento médico catastrófico.

- Testigo: muerte no natural o que causa turbación, lesión grave, agresión física o sexual, evento médico catastrófico.

- Experiencia indirecta: enterarse de que un amigo o familiar cercano se ha suicidado o se ha visto implicado en un accidente muy grave o en una agresión y ha presentado lesiones graves o una muerte no natural.

- Exposición repetida a las consecuencias de acontecimientos traumáticos. Por ejemplo, los agentes de policía que documentan los detalles de los abusos a menores, los socorristas que llegan a las escenas de masacre y el personal médico que trata a los pacientes en una zona de guerra.[9]

De estos 30 millones de pacientes, se estima que entre 10 y 20% serán diagnosticados de ansiedad, depresión o TEPT.[10] Desafortunadamente, se carece de estrategias para identificar la susceptibilidad a estos trastornos, especialmente el TEPT, lo que dificulta la aplicación de estrategias de intervención para prevenir el desarrollo del TEPT. El U.S. National Institute of Mental Health en la actualidad financia un gran consorcio multisitio para recopilar datos y evaluar la fiabilidad de los modelos de predicción del desarrollo de los síntomas de TEPT.

Recientemente, Schultebraucks y cols., han demostrado la eficacia de su algoritmo de validación cruzada que puede predecir la manifestación de síntomas de TEPT no remitentes hasta 12 meses después del evento traumático con un alto grado de precisión. Su estudio se basó en dos cohortes prospectivas recogidas de forma independiente de supervivientes de traumatismos que fueron reclutados en dos centros de traumatismos de nivel 1, uno en Atlanta ($n = 377$) y otro en la ciudad de Nueva York ($n = 377$). El equipo realizó 12 meses de seguimiento en la cohorte de Atlanta para diseñar el algoritmo predictivo que incluía 70 variables, y luego lo validó externamente realizando 12 meses de seguimiento en la cohorte de la ciudad de Nueva York. Según este estudio, "con estos datos, el algoritmo alcanzó una alta precisión discriminatoria (área bajo la curva [ABC] = 0.84) para clasificar a los pacientes de urgencias en una trayectoria de síntomas no remitentes *vs.* los pacientes de urgencias resilientes en la muestra de desarrollo del modelo. El alto rendimiento discriminatorio se reprodujo (ABC = 0.83) en el conjunto de datos de validación externa".[10] Al utilizar este modelo, el equipo predijo en forma correcta qué pacientes desarrollarían síntomas de TEPT no remitentes en 90% de los casos, y solo 5% de los pacientes que se predijo que manifestaban síntomas de TEPT no remitentes mostraron signos de resiliencia después de 12 meses. Por el contrario, de los que se predijo que seguirían una trayectoria resiliente, 29% desarrolló síntomas de TEPT no remitentes a los 12 meses.[10]

Lo que este artículo demuestra es que los datos adquiridos por los médicos en un contexto de urgencias, especialmente tras un acontecimiento traumático, pueden ofrecer información crucial sobre la trayectoria de la salud mental de los pacientes durante meses o incluso años. Los estudiantes deberían aprender a utilizar este tipo de algoritmos para predecir y prevenir mejor las secuelas postraumáticas, ya sea en un entorno de pandemia o no.

Los clínicos y los servicios de salud mental

Los profesionales de la medicina tienen fama de trabajar muchas horas en condiciones extenuantes y de ser testigos habituales de acontecimientos que las personas ajenas al campo de la medicina tal vez considerarían profundamente horripilantes. Para muchos, el hecho de que sigamos trabajando de manera diligente para ayudar a nuestros pacientes a pesar de estos retos es una fuente de orgullo. Apreciamos ser la roca empática en la que otros confían en tiempos de crisis, al tiempo que proyectamos un aura de estoicismo impenetrable cuando se nos pide que hablemos de nuestras propias luchas. Aunque repitamos a nuestros pacientes que busquen servicios de salud mental después de un trauma o una tragedia y les aconsejemos que no se avergüencen por necesitar ayuda, ignoramos este consejo cuando lo escuchamos de un amigo, un familiar o un colega. Interiorizamos el mismo estigma que tanto criticamos en público.

Para los que trabajamos durante los días más oscuros de la pandemia de COVID-19, el estrés de estar en primera línea y preocuparnos por poner en peligro a nuestras familias, amigos y pacientes es algo que tal vez nunca olvidaremos. Tanto si uno se infectó con SARS-CoV-2 como si no, la experiencia fue profundamente angustiosa. No se trataba solo de la magnitud de la pandemia que pesaba sobre los servicios de urgencias en lugares tan dispares como la ciudad de Nueva York o Dakota del Sur, sino de la sensación de impotencia y falta de capacidad de acción que se deriva como corolario. Este es realmente uno de los elementos cruciales de la angustia traumática: no solo sentirse asustado o conmocionado, sino sentirse incapaz de impedir que el acontecimiento traumático se produzca.[11] El hecho de que la oleada de casos de COVID-19 haya sido tan implacable, que a menudo haya inundado instalaciones específicas con pacientes enfermos y moribundos durante meses, ha hecho que sea difícil sentir que se tiene el control. Ha habido días en los que parecía que estábamos intentando apagar un infierno con pistolas de agua.

Encogerse de hombros ante esta abrumadora sensación de impotencia o ante el hecho de tener que presenciar tal cantidad de miseria humana y atribuirlo a uno de los inconvenientes del ejercicio de la medicina es ignorar la gravedad de la situación. Si bien se ha dicho en otra parte de este libro que las pandemias no deben considerarse anómalas, nadie esperaría ver que se produzcan millones de muertes en todo el mundo cuando hay una nueva enfermedad infecciosa. Nadie puede prepararse para pasar unos meses en los que el mundo se encuentre completamente al revés, mientras ve con regularidad a amigos y colegas enfermos, así como la muerte de decenas de pacientes cada día. Para no sentirse, al menos de manera ocasional, psicológicamente aplastado por el alcance de la tragedia, habría que tener el alma encallecida.

Hasta 60% de los profesionales médicos de Estados Unidos afirma que el estrés de la pandemia ha sido perjudicial para su salud mental, y la cifra es casi seguro que es mayor entre los que trabajaron en los servicios de urgencias u hospitales situados en zonas donde la pandemia ha superado los límites de lo que las instalaciones pueden manejar.[12] Se ha comprobado que los niveles de estrés entre el personal sanitario que atendió a los pacientes durante los brotes de nuevos virus, como el síndrome respiratorio agudo severo en 2003, el síndrome respiratorio de Oriente Medio en 2012 y el ébola en 2014, fueron significativamente más altos que los de referencia durante más de 3 años después de los brotes, y que el personal tenía casi el doble de probabilidades de experimentar estrés agudo o postraumático en comparación con los controles en un entorno sanitario típico.[13] Un metaanálisis de 65 estudios en los que participaron más de 97 000 trabajadores sanitarios de 21 países que trabajaron durante la pandemia de COVID-19 reveló que las tasas de depresión, ansiedad y TEPT eran de 21.7, 22.1 y 21.5%, respectivamente.[14] Una encuesta en línea en la que participaron 1 091 trabajadores médicos de la provincia de Hubei reveló cifras igual de preocupantes, con tasas de depresión, ansiedad y TEPT de 56, 53 y 11%, respectivamente. Casi 80% de los encuestados afirmó presentar insomnio.[15]

Los profesionales de la medicina, en especial los que están regularmente en la primera línea de la lucha contra las enfermedades infecciosas, necesitan algo más que elogios por su servicio; necesitan recibir las herramientas para practicar el autocuidado y saber cuándo corren el riesgo de agotarse. Tienen que aprender a dar un paso atrás. Esto no quiere decir que debamos evitar hacer un esfuerzo adicional por el bien de nuestros pacientes o que debamos evitar mucho más el riesgo. Trabajar como profesional de la medicina conlleva una mayor probabilidad de riesgo que otras ocupaciones. Sin embargo, tenemos que aceptar que hay un punto en el que está bien e incluso es necesario buscar ayuda cuando el estrés del trabajo nos ha dificultado el seguir funcionando de manera óptima. De forma análoga a la necesidad de establecer normas sobre el número de horas que trabaja un residente,[i] los profesionales médicos deberían estar capacitados para saber cuándo están demasiado estresados para pensar con claridad, en lugar de que se les alabe por ir a trompicones de un turno a otro.

Esto es en gran medida un fenómeno cultural dentro del campo de la medicina, y es algo que solo puede cambiarse si dejamos de normalizar los comportamientos que fomentan el agotamiento desde el principio; esto es, en la residencia y la escuela de medicina. Si se enseña que es un signo de debilidad ser incapaz de superar el estrés de trabajar en un hospital y que el comportamiento valorado es ser el tipo fuerte y silencioso, entonces esto va a disuadir a los clínicos de buscar servicios de salud mental para sí mismos. Incluso en circunstancias normales, esto puede provocar agotamiento y trastornos de ansiedad, depresión o consumo de sustancias. Este último es particularmente común, y los estudios han demostrado en forma repetida que los profesionales de la salud presentan una tasa más alta de trastorno por consumo de sustancias en comparación con todos los adultos de Estados Unidos. En 2014, se creía que el trastorno por consumo de sustancias afectaba a 20.2 millones de adultos en Estados Unidos (tasa de prevalencia de 8.4%).[16] Se ha encontrado que la tasa de por vida entre todos los profesionales médicos oscila entre 10 y 15%.[17] En el caso de las enfermeras, la tasa de prevalencia puede llegar a 20%.[18]

Lo que estas cifras indican es que los profesionales de la salud suelen dar prioridad a su carrera y a la atención de los pacientes y que a menudo pueden descuidar su propio bienestar psicológico. Esto puede llevar a un lamentable caso de ironía trágica caracterizado por el agotamiento y la incapacidad de ofrecer un nivel óptimo de atención. Visto así, el autocuidado es una necesidad absoluta si la mejor atención posible al paciente es nuestra prioridad y nuestro deber ético, que lo es.[19] Los profesionales médicos suelen tener fácil acceso a los servicios de salud mental a través de su trabajo. Es muy recomendable que empiecen a utilizarlos para hacer frente a las tensiones de la Era COVID-19 y más allá.

Conclusión

Los profesionales de la medicina deben contar con todos los recursos necesarios para realizar su trabajo con la mayor eficacia posible, incluso durante una pandemia. Para lograrlo, su plan de estudios debería incluir lecciones sobre gestión de crisis, cuidados paliativos y uso de algoritmos para predecir las

---

[i] Como consecuencia del tristemente célebre caso Libby Zion, el estado de Nueva York impide a los residentes trabajar más de 80 h/semana o 24 h consecutivas. El Accreditation Council for Graduate Medical Education ha puesto en marcha una normativa similar. Estas leyes se derivan de un caso muy publicitado de 1984 en el que estaban implicados dos residentes que operaban con muy pocas horas de sueño y en el que se produjeron varios errores críticos que acabaron provocando la muerte de Zion.

secuelas posagudas. Además, la cultura dentro de la industria médica en general debe reconocer que los casos generalizados de agotamiento, uso excesivo de sustancias y trastornos psiquiátricos no son necesariamente riesgos laborales, sino las consecuencias de una cultura que no prioriza el autocuidado. Para preparar a la próxima generación de enfermeras y médicos para que estén mejor equipados para manejar escenarios de crisis, también deben aprender a reconocer la utilidad de los servicios de salud mental. Los profesionales médicos veteranos podrían fomentar este comportamiento predicando con el ejemplo.

REFERENCIAS

1. Cheng SO. Using online medical education beyond the COVID-19 pandemic—a commentary on "The coronavirus (COVID-19) pandemic: adaptions in medical education." *Int J Surg*. 2020;84:159-160. doi:10.1016/ijsu.2020.11.010
2. Brindley PG. Patient safety and acute care medicine: lessons for the future, insights from the past. *Crit Care*. 2010;14(2):217. doi:10.1186/cc8858
3. Takizawa PA, Honan L, Brissette D, Wu BJ, Wilkins KM. Teamwork in the time of COVID-19. *FASEB Bioadv*. 2020;3(3):175-181. doi:10.1096/fba.2020-00093
4. Hughes AM, Gregory ME, Joseph DL, et al. Saving lives: a meta-analysis of team training in healthcare. *J Appl Psychol*. 2016;101(9):1266-1304. doi:10.1037/apl0000120
5. Saravana-Bawan BB, Fulton C, Riley B, et al. Evaluating best methods for crisis resource management education: didactic teaching or noncontextual active learning. *Simul Healthc*. 2019;14(6):366-371. doi:10.1097/SIH.0000000000000388
6. Smith MB, Macieira TGR, Bumbach MD, et al. The use of simulation to teach nursing students and clinicians palliative care and end-of-life communication: a systematic review. *Am J Hosp Palliat Care*. 2018;35(8):1140-1154. doi:10.1177/1049909118761386
7. FAIR Health. *A Detailed Study of Patients With Long-Haul COVID: An Analysis of Private Healthcare Claims*. Publicado en junio 15, 2021. Consultado en junio 20, 2021. https://s3.amazonaws.com/media2.fairhealth.org/whitepaper/asset/A%20Detailed%20Study%20of%20Patients%20with%20Long-Haul%20COVID--An%20Analysis%20of%20Private%20Healthcare%20Claims--A%20FAIR%20Health%20White%20Paper.pdf
8. DiMaggio CJ, Avraham JB, Lee DC, Frangos SG, Wall SP. The epidemiology of emergency department trauma discharges in the United States. *Acad Emerg Med*. 2017;24(10):1244-1256. doi:10.1111/acem.13223
9. American Psychiatric Association. *Diagnostic and Statistical Manual on Mental Disorders*. 5th ed. The American Psychiatric Association; 2013.
10. Schultebraucks K, Shalev AY, Michopoulos V, et al. A validated predictive algorithm of post-traumatic stress course following emergency department admission after a traumatic stressor. *Nat Med*. 2020;26(7):1084-1088. doi:10.1038/s41591-020-0951-z
11. Volpicelli J, Balaraman G, Hahn J, Wallace H, Bux H. The role of uncontrollable trauma in the development of PTSD and alcohol addiction. *Alcohol Res Health*. 1999;23(4):256-262. PMCID:PMC6760386.
12. Wan W. Burned out by the pandemic, 3 in 10 health-care workers consider leaving the profession. *Washington Post*. Publicado en abril 22, 2021. Consultado en junio 22, 2021. https://www.washingtonpost.com/health/2021/04/22/health-workers-covid-quit/
13. Kisley S, Warren N, McMahon L, Dalais C, Henry I, Siskind D. Occurrence, prevention, and management of the psychological effects of emerging virus outbreaks on healthcare workers: rapid review and meta-analysis. *Br Med J*. 2020;369:m1642. doi:10.1136/bmj.m1642
14. Li Y, Scherer N, Felix L, Kuper H. Prevalence of depression, anxiety and post-traumatic stress disorder in health care workers during the COVID-19 pandemic: a systematic review and meta-analysis. *PLoS One*. 2021;16(3):e0246454. doi:10.1371/journal.pone.0246454

15. Guo WP, Min Q, Gu WW, et al. Prevalence of mental health problems in frontline healthcare workers after the first outbreak of COVID-19 in China: a cross-sectional study. *Health Qual Life Outcomes*. 2021;19:103. doi:10.1186/s12955-021-01743-7

16. Lipari RN, Van Horn SL. *Trends in Substance Use Disorders Among Adults Aged 18 or Older*. Substance Abuse and Mental Health Services Administration (SAMHSA); Publicado en junio 29, 2017. Consultado en junio 29, 2021. https://www.samhsa.gov/data/sites/default/files/report_2790/ShortReport-2790.html

17. Bohigian GM, Croughan JL, Sanders K. Substance abuse and dependence in physicians: an overview of the effects of alcohol and drug abuse. *Mo Med*. 1994;91(5):233-239. PMID:8041352.

18. Monroe T, Kenaga H. Don't ask don't tell: substance abuse and addiction among nurses. *J Clin Nurs*. 2011;20(3-4):504-509. doi:10.1111/j.1365-2702.2010.03518.x

19. Posluns K, Gall TL. Dear mental health practitioners, take care of yourselves: a literature review on self-care. *Int J Adv Couns*. 2020;42(1):1-20. doi:10.1007/s10447-019-09382-w

12

Avanzar: cómo prepararse para la próxima pandemia

Aunque el COVID-19 ha sido un cataclismo que ha provocado un número impensable de muertes y ha creado estragos generalizados, tendremos que decidir cómo seguir adelante. En este capítulo se reexaminan algunos de los puntos más importantes expuestos a lo largo del libro y se ofrecen orientaciones sobre cómo podemos prepararnos mejor para la próxima pandemia.

Evaluación de los daños

La pandemia de COVID-19 no solo introdujo nuevos problemas sociales, también exacerbó los ya existentes que estaban cerca de un punto de ruptura cuando el virus comenzó a propagarse por Estados Unidos (EUA) a finales de 2019 y principios de 2020. Aparte del hecho de que el aislamiento social entre las personas de edad avanzada ha sido identificado como un problema importante,[1] se ha producido un aumento constante de la prevalencia de los trastornos de ansiedad, del estado de ánimo y del consumo de sustancias, que ya eran problemas conocidos.[2] Además, las muertes por suicidio, sobredosis y por desesperación se han acrecentado.[3-5] Incluso parámetros como la esperanza de vida han disminuido en EUA.[6] Más de la mitad de los adultos estadounidenses (51.8%) tenía al menos una de las 10 enfermedades crónicas siguientes: artritis, asma, cáncer, enfermedad pulmonar obstructiva crónica, cardiopatía coronaria, diabetes, hepatitis, hipertensión, derrame cerebral o insuficiencia/falla renal; y 27.2% de los adultos estadounidenses tenía más de una de estas enfermedades, frente a 21.8% en 2001.[7]

Culpar a las afiliaciones políticas, por no hablar de unos pocos políticos individuales, de estos males psicosociales es un error, ya que estos problemas llevan desarrollándose al menos una generación y no pueden resolverse de la noche a la mañana ni siquiera con la solución política más conveniente. Aunque muchos de estos problemas están relacionados con la persistente negativa a pagar el mantenimiento regular de las infraestructuras existentes (médicas o de otro tipo) a nivel federal, estatal y local, el problema general es que los dirigentes de las organizaciones, tanto públicas como privadas, comparten la tendencia a considerar la redundancia como un despilfarro porque es perjudicial para el resultado final y porque se da prioridad a este por sobre todos los demás objetivos. Cuando se trata de cuestiones relacionadas con el campo de la medicina, esto significa, *ipso facto*, que el ahorro monetario suele tener prioridad sobre la preparación para las pandemias, razón por la cual los hospitales no pudieron contar con sus propias reservas de suministros cuando las circunstancias cambiaron radicalmente como ocurrió en marzo y abril de 2020.[8] Como ya se comentó (véase capítulo 5: *Impacto psicosocial y económico de COVID-19: una nación sitiada*), esfuerzos similares para hacer las cadenas de suministro más eficientes en lugar de más adaptables y resistentes a la crisis dejaron los estantes de las tiendas de comestibles vacías.[9] Incluso en la segunda mitad de 2021 todavía había escasez de una amplia variedad de bienes de consumo y componentes de fabricación.[10]

Del mismo modo, muchos problemas sociales son el resultado de amplios cambios estructurales que tienen su origen en la remodelación de la economía estadounidense debido a tendencias a largo plazo como la globalización y la desindustrialización. Las alteraciones en el trazado de las cadenas de suministro y en la fabricación de bienes se remontan a más de 60 años y, de nuevo, no hay ningún villano al que culpar de este proceso. Del mismo modo, no se puede culpar a ningún gurú de la tecnología de la introducción de nuevas tecnologías de la información que han alterado de manera radical la forma en que nos relacionamos entre nosotros y cómo leemos y digerimos la información.

Basta con decir que un examen exhaustivo de todos estos factores va mucho más allá del alcance de este libro, pero creo que es importante al menos tenerlos en cuenta cuando consideremos qué pasos debemos dar hacia adelante para crear estructuras sociales más resistentes y adoptar o fomentar comportamientos y estilos de vida más saludables. Nuestro objetivo no debería ser volver a una base profundamente defectuosa e insostenible, sino un mundo nuevo y mejorado que sea más fuerte y, en última instancia, mejor para todos.

Aplanar la curva

Al momento de escribir este libro (septiembre de 2021) el autor habría esperado que los peores aspectos de la pandemia de COVID-19 se hubieran desvanecido con el tiempo. Es cierto que un mayor número de personas se ha vacunado o ha desarrollado una inmunidad natural tras la infección, el número de casos ha disminuido (en especial en las zonas con altas tasas de vacunación), los estrictos esfuerzos de distanciamiento social se han vuelto innecesarios y el ritmo de vida anterior a la pandemia se está reanudando de manera gradual. Sin embargo, teniendo en cuenta la disparidad de las tasas de vacunación y las políticas sobre el uso de mascarilla en muchas zonas de Estados Unidos, ahora parece probable que COVID-19 siga siendo una enfermedad endémica. Es algo con lo que tendremos que vivir en los próximos años; no hay duda de que el mundo ha cambiado irremediablemente por la pandemia y, siendo optimistas, esperamos que se hayan aprendido algunas lecciones. La principal de ellas es que, con suerte, los responsables políticos, los funcionarios, los investigadores y la mayoría de los ciudadanos normales estarán mucho más atentos a la hora de tomar medidas de precaución cuando surja otro nuevo virus. Como hemos aprendido una y otra vez, mientras más tardemos en responder a una amenaza, peor será.

Hemos disfrutado de un largo periodo de tranquilidad epidemiológica que se sale de la norma de la historia de la humanidad, y parece que la paz está a punto de verse perturbada con mayor regularidad a medida que los hábitats de la fauna silvestre son invadidos cada vez más por los humanos en todo el mundo debido a cambios en el uso de la tierra como la deforestación. Como resultado, será inevitable un mayor contacto entre los seres humanos y los animales salvajes —en particular en las zonas con una gran biodiversidad de mamíferos y aves— y un aumento de los contagios zoonóticos, lo cual de hecho ya está ocurriendo.[11] Desde 1980 han surgido nuevas enfermedades infecciosas a un ritmo de aproximadamente 1 cada 8 meses.[12] Cuando esto se combina con la incapacidad de los sistemas de salud locales para detectar o supervisar los nuevos brotes de enfermedades y la creciente conectividad del mundo globalizado, queda claro que otra pandemia podría estar en el horizonte antes de que nos demos cuenta.

Teniendo en cuenta estos tres factores (aumento de la interfaz entre animales y humanos a través de la invasión, sistemas sanitarios locales deficientes y facilidad de tránsito internacional), un equipo dirigido por Michael Walsh, epidemiólogo de la Escuela de Salud Pública de la University of Sidney, ha descubierto que las zonas con mayor potencial de contagio se encuentran predominantemente en el África subsahariana, así como en el sur y sudeste de Asia.[11] Para evitar que se produzcan efectos indirectos de alto impacto, debemos mejorar los esfuerzos de conservación, desincentivar la destrucción de los ecosistemas existentes e invertir en mejores sistemas de atención sanitaria y vigilancia en estas regiones. Estos son, por supuesto, objetivos a largo plazo y requerirán una coordinación a nivel internacional, pero es la única manera de garantizar que los brotes se reconozcan a tiempo y se contengan antes de que puedan alcanzar niveles epidémicos o pandémicos.

Más allá de este tipo de control, hay que recordar que el uso de mascarillas, el distanciamiento social, la higiene de las manos y otras recomendaciones funcionan para prevenir la transmisión de patógenos aéreos como SARS-CoV-2. En algunos casos, estos métodos pueden ayudar a prevenir la propagación de un patógeno específico, como la influenza. Como se mencionó antes (véase capítulo 7, específicamente la sección *Los deberes éticos individuales*), las medidas preventivas que se tomaron para aplanar la curva de COVID-19 alteraron la temporada de influenza de 2020 a 2021. Durante ese tiempo se registraron menos de 2 000 casos confirmados por laboratorio (en comparación con los cerca de 200 000 de un año promedio).[13] En paralelo, se estima que 600[i] estadounidenses murieron de influenza durante esa temporada de influenza, en comparación con una media estimada de 38 750.[14,15]

Sin embargo, no todos los patógenos siguen la misma vía de transmisión, y diferentes tipos de patógenos requerirán diferentes medidas preventivas en caso de necesidad. Para montar una respuesta eficaz contra estos patógenos, tendremos que apoyarnos en las directivas de salud pública, que dependen de una comunicación mejorada y eficiente para fomentar la confianza entre la población en general.

Restablecer la confianza

Primum non nocere: "primero no hacer daño". Todo médico lleva el juramento hipocrático en lo más profundo de su ser y pretende ejercer su profesión con base en ese principio. El fundamento del tratamiento médico se basa intrínsecamente en la confianza. No tiene ni qué decirse respecto a que la gente tiende a confiar en sus proveedores de servicios médicos y a tomar decisiones de tratamiento basándose en la suposición de que los médicos están ahí para ofrecerles la mejor información disponible que sea objetiva, imparcial y libre de cualquier sesgo influenciado por la afiliación a un partido político u otro grupo. Llevamos generaciones trabajando bajo esta premisa. La pregunta importante que hay que hacerse es: ¿qué ha cambiado durante esta pandemia para que se pierda y se rompa esta confianza.

Una hipótesis a considerar es que las directrices preventivas y de tratamiento para la enfermedad de COVID-19 se plantearon como mandatos y no como sugerencias o recomendaciones, lo cual es antitético a la relación médico-paciente, en la que las recomendaciones no se sienten como exigencias, la información se comparte libremente y los cursos de acción se someten a discusión, lo que en última instancia permite al individuo tomar la decisión final después de escuchar todos los hechos. Los mandatos sobre las mascarillas y las medidas de distanciamiento social parecían violar esta conversación bidireccional y, en su lugar, se percibía que la información se entregaba de forma autoritaria. La razón

---

[i] Como se indica en las notas a pie de página de los Capítulos 1 y 7, los Centers for Disease Control and Prevention (CDC) estiman el número de muertes por influenza cada año y tienden a añadir un relleno significativo a esa cifra, para luego revisarla cuando se dispone de un recuento más preciso más adelante. También es importante recordar que las cifras de la influenza de los CDC también incluyen las muertes por neumonía. En otras palabras, la cifra de 600 muertes es una estimación inflada. En cambio, la cifra de 2 000 se refiere a los casos confirmados por el laboratorio. Sin duda, hubo muchos casos que no se notificaron.

por la que una parte del público le llegó a creer a los expertos oportunistas y a otros que afirmaban que estos mandatos se basaban en ciertos motivos ocultos o en afiliaciones políticas se debatirá durante mucho tiempo y está fuera del alcance de este libro. Sin embargo, lo que está claro es que el público en general no confió en estos lineamientos a pesar de las amplias evidencias de la patología, vía de transmisión y peligros asociados con la enfermedad de COVID-19. Los funcionarios de salud pública deben idear formas más eficaces de transmitir información sobre las medidas de seguridad durante una crisis de salud pública, en especial cuando esta se actualiza con rapidez, como fue el caso en los primeros días de la pandemia e incluso en el otoño de 2021. Los mensajes deficientes pueden dar lugar a que los miembros del público se sientan frustrados y abandonados en la oscuridad, lo que puede erosionar su confianza en las autoridades médicas y obstaculizar de manera significativa una respuesta eficaz.

Por mucho que uno pueda simpatizar con el escepticismo del público, es excepcionalmente peligroso en el momento en que se necesita una acción coordinada. Cuando no podemos confiar en los demás o en los funcionarios, es casi como negarse a creer lo que nos dicen nuestros sentidos, y esto nos deja en una situación traicionera. Y lo que es más importante, montar una respuesta de salud pública a gran escala —en especial en grandes organizaciones, hospitales u otros sistemas complejos— se convierte en algo imposible, ya que este tipo de estrategia (o no estrategia) no puede tener éxito sin un enfoque de todos los interesados.

Cómo restaurar la fe en instituciones como los Centers for Disease Control and Prevention (CDC), que en su día fueron famosos por su imparcialidad, su experiencia médica y su capacidad para resolver problemas logísticos aparentemente insuperables, es una pregunta a la que el autor no puede dar respuesta.[16] Cómo restaurar la confianza en la medicina y la ciencia es una cuestión aún más amplia que también suele parecer demasiado compleja y cargada de minas terrestres políticas. Sin embargo, para los profesionales de la salud mental, los médicos en general e incluso las personas a las que de repente les resulta difícil mantener una conversación sincera con un amigo o un familiar sin que se convierta en una pelea a gritos, lo que cabe decir es que un cierto sentido del estoicismo es vital en estos casos, y que uno debería hacer todo lo posible por dejar su política en la puerta cuando se discuten cuestiones de medicina, análisis de riesgos y cómo debería uno comportarse durante una pandemia. Nuestro objetivo principal debe ser buscar la verdad y presentarla de la mejor manera y con el mayor detalle posible cuando se nos pida que lo hagamos. Tratar de poner un pulgar en la balanza, incluso con las mejores intenciones, acabará erosionando la confianza y socavando cualquier política que creamos que deba aplicarse.

Mejorar nuestros ambientes interiores

No sabemos cómo se propagará la próxima pandemia, pero limpiar de manera regular las superficies no es una mala idea, ya que puede prevenir la propagación de una serie de patógenos comunes que pueden ser virales, bacterianos o fúngicos, y puede disuadir a los vectores (roedores e insectos) de invadir nuestros espacios. Sin embargo, el fregado riguroso de las superficies ha sido en gran medida un ejemplo de lo que podría llamarse teatro de la higiene; es decir, ha sido un acto casi totalmente performativo que hace poco en relación con el objetivo de aplanar la curva y prevenir la enfermedad de COVID-19. A partir de abril de 2021, los CDC estimaban que el riesgo de infectarse con SARS-CoV-2 a través de la transmisión por fómite es inferior a 1 de cada 10 000.[17] Sin embargo, si el objetivo es prevenir la propagación de SARS-CoV-2 o de otro virus que siga una dinámica de transmisión similar, hay medios mucho más productivos para hacerlo. Uno de esos medios es mejorar la calidad del aire en los espacios interiores.

Aunque la calidad del aire interior puede no parecer relevante en un debate sobre pandemias, la salud del ambiente interior desempeña un enorme papel en la determinación de los niveles de salud tanto respiratoria como general, simplemente porque pasamos mucho tiempo en el interior. Como señalan Joseph G. Allen y John D. Macomber en su libro *Healthy Buildings*, la persona media que vive en EUA pasa más de 90% de su vida en interiores. Esto significa que el estadounidense promedio de 40 años ha pasado 36 años de su vida en un entorno interior.[18] Rich Corsi, experto en ingeniería e informática de la Portland State University, ofrece una forma mucho más colorida de digerir este dato: "Los estadounidenses pasan más tiempo dentro de los edificios que algunas especies de ballenas bajo el agua".[18]

El análisis realizado por Allen y Macomber se centra en cómo la exposición a la mala calidad del aire interior, compuesta por diversas partículas, toxinas ambientales y agentes patógenos (moho y hongos) que no son eliminados por sistemas de ventilación adecuados, puede filtrarse en nuestros espacios vitales y afectar de manera negativa al rendimiento cognitivo y hacernos más susceptibles a ciertos tipos de enfermedades crónicas. Principios similares se aplican también a los patógenos virales. Como ya se mencionó (véase capítulo 2: *Transmisión de SARS-CoV-2*), las evidencias indican claramente que SARS-CoV-2 y otros virus respiratorios, incluida la influenza, se propagan con toda seguridad por transmisión de gotas grandes a corta distancia, pero que también pueden propagarse por transmisión aérea cuando se cumplen determinadas condiciones.[19]

Hay algunas evidencias, aunque no muchas, de la transferencia de apartamento a apartamento. Cabe destacar que la descarga de los inodoros ha sido implicada en la aerosolización del patógeno a través de la materia fecal.[20] Dado que muchos lavabos de apartamentos, especialmente en estructuras multifamiliares antiguas, utilizan conductos comunes para la ventilación, ésta podría ser una vía de transmisión poco frecuente, pero posible. En Seúl, Corea del Sur, se informó de un brote que implicaba la transmisión de apartamento a apartamento a través de uno de estos conductos de ventilación natural.[21] De forma similar, los modelos anteriores a la Era COVID han mostrado una cantidad significativa de transferencia de aire entre apartamentos en edificios residenciales de varias unidades (el estudio en cuestión estaba examinando el comportamiento del humo de los cigarrillos entre unidades). La cantidad de aire de un apartamento que se puede rastrear hasta una unidad vecina ha resultado oscilar entre 2.1% dentro de un edificio de condominios más nuevo hasta 35.3% en un dúplex de la década de 1930.[22]

La buena noticia es que ya existe la tecnología para resolver este problema y requerirá la instalación de sensores capaces de controlar la calidad del aire, mejorar la ventilación y potenciar los sistemas de filtración del aire. Es probable que los propietarios de viviendas multifamiliares se muestren reacios a realizar estas mejoras en las unidades de alquiler, a menos que lo exija la legislación y se incentive con reducciones fiscales o medidas que trasladen al menos parte del costo a los contribuyentes, ya que realizar este tipo de mejoras en nuestros ambientes interiores no será barato. Sin embargo, las pérdidas económicas incluso de una temporada media de influenza le cuestan a EUA 11 200 millones de dólares (debido principalmente a la reducción de la productividad y el absentismo). El costo global mensual de la enfermedad de COVID-19 se ha estimado en 1 billón de dólares.[23] Si se tiene en cuenta la pérdida de vidas y la agitación causada por la pandemia, queda claro que el costo de tomar medidas preventivas no solo es la opción más ética, sino también la más prudente desde el punto de vista económico.

Las empresas pueden estar dispuestas a cubrir parte de estos costos, en particular en los edificios de oficinas. Como afirman Allen y Macomber en *Healthy Buildings*, el efecto de la reducción de la calidad del aire interior sobre la función cognitiva y el estado de alerta está bien documentado. De hecho, la mayoría de la gente lo ha experimentado de primera mano, ya que casi todo el mundo ha estado en un espacio mal ventilado al menos una vez en su vida. Uno de los problemas más notables en estos ambientes es que los niveles de dióxido de carbono pueden aumentar de manera considerable. Aunque estos niveles no se acercan ni de lejos a una amenaza para la vida, pueden reducir el funcionamiento ejecutivo y la capacidad de concentración. Las habitaciones mal ventiladas también pueden hacer que los ocupantes se sientan somnolientos. Si antes de la pandemia usted entraba en un avión y de repente sentía la necesidad de dormir mientras esperaba que el avión empezara a rodar hacia la pista, la razón era que muchos aviones no encendían sus sistemas de ventilación hasta que se alejaban de la puerta de embarque. En otras palabras, se pasaba de un entorno relativamente bien ventilado (el aeropuerto) a uno con niveles significativamente más altos de dióxido de carbono (el avión parado). Un fenómeno similar ocurre cuando uno se sienta en cualquier espacio mal ventilado durante largo tiempo.[18] Por consiguiente, si hay contaminantes del aire urbano adicionales en concentraciones suficientemente altas, también pueden contribuir a los tipos de respuestas inflamatorias crónicas y leves que se analizan en el Capítulo 5 (véase *Factores de estrés ambiental y dietético*).[24] Como resultado, solo con hacer mejoras en la calidad del aire que les cuesten a los empresarios una fracción de sus costos totales de servicios públicos, los empresarios pueden esperar ver tanto un aumento de la productividad como una reducción del absentismo, lo que significa un aumento de los ingresos netos finales.[18]

Los estudios que han examinado los efectos de la mejora de la calidad del aire en las escuelas han encontrado resultados similares. Los niños muestran un mejor rendimiento cognitivo en las zonas mejor ventiladas.[25] También informan de menos casos de absentismo por enfermedad.[26] Aunque el gasto de miles de millones de dólares para modernizar todas las aulas de Estados Unidos puede no ser factible, los filtros de aire portátiles que suelen costar unos 700 dólares por unidad parecen más que capaces de reducir hasta 90% los contaminantes del aire y pueden incluso reducir el nivel de partículas de aerosol que contienen virus.[27]

Aunque este tipo de recomendaciones quedan ciertamente fuera de los conocimientos técnicos del autor, parece que la mejora de la calidad del aire interior y de la ventilación puede contribuir a reducir la gravedad de la próxima pandemia o incluso a evitar el tipo de cierres que han caracterizado la Era COVID, al tiempo que se mejora el rendimiento cognitivo de trabajadores y estudiantes. Parece una situación en la que todos ganan.

Mejorar nuestros hábitos

Como se explora en el Capítulo 5 (véase *Factores de estrés ambiental y dietético*), el estrés, el uso excesivo de sustancias y la mala alimentación también pueden contribuir a la inflamación, lo que puede conducir a la desregulación de la respuesta inmune innata y adaptativa. En consecuencia, esto puede significar un peor pronóstico para la enfermedad de COVID-19 u otra.

Las personas pueden minimizar estos riesgos si se adhieren a cambios de estilo de vida saludables, como una dieta que incorpore más productos frescos, cereales integrales y menos alimentos procesados. Además, otros elementos que pueden ayudar son la reducción del consumo de tabaco, alcohol y otras sustancias, así como la incorporación de técnicas de relajación como ejercicios de respiración, yoga y meditación. Estos cambios en el estilo de vida son responsabilidad del individuo, pero las organizaciones pueden desempeñar un papel fundamental en el fomento de rutinas más saludables creando un entorno que disuada a los empleados de trabajar en exceso, ya que existe una clara correlación entre la tensión laboral y el trabajo de horas extras, por un lado, y una dieta poco saludable, la falta de ejercicio, la obesidad, el consumo de tabaco y el consumo excesivo de alcohol, por otro.[28] Todo esto está asociado con la activación constante del sistema nervioso simpático, que se trató en el capítulo 5 (véase *Estrés*), pero también es una simple cuestión de matemáticas. Si usted se ve obligado a trabajar 14 horas al día o se espera que se quede despierto hasta las 03:00 de la mañana trabajando en un proyecto y que esté listo para salir a las 9:00 de la mañana, sencillamente no podrá dormir bien y no tendrá tiempo para hacer ejercicio porque se sentirá agotado. Del mismo modo, si no tiene tiempo para comer una comida saludable, es probable que comerá algo sobre la marcha, que casi con toda seguridad estará muy procesado y cargado de azúcar, grasa y calorías. Además, usted podría desarrollar una deficiencia de vitamina D porque pasa todo el tiempo dentro de casa frente al ordenador en lugar de salir al sol.

Hay informes que indican que cada vez hay más personas que se libran de estas condiciones de trabajo profundamente insalubres,[29] lo cual es un signo positivo, pero, de acuerdo con el autor, los empresarios también deberían tomar medidas para desalentar este tipo de comportamiento insalubre. Por un lado, deberían tomar medidas drásticas contra los directivos que envían correos electrónicos innecesarios, en especial a los empleados cuando no están trabajando. Aunque no se espere una respuesta, el envío de correos electrónicos ocupa una gran cantidad de espacio mental y desencadena lo que se conoce como el efecto Zeigarnik, que en realidad no es más que una descripción de la sensación de frustración y ansiedad que provocan los asuntos pendientes en todos nosotros. Es el pensamiento persistente de que "tal vez debería ponerme a trabajar en esta tarea" lo que puede mantener a algunos empleados despiertos por la noche.

Por otro lado, las organizaciones también pueden crear plataformas o un espacio que permita a las personas formar vínculos y redes de apoyo. Los cambios en el estilo de vida no se hacen con facilidad en solitario, y formar parte de una red más amplia puede ayudar a mantener la motivación o ayudar en un trabajo con mucho estrés. Además, formar parte de un grupo más amplio ayuda a combatir el sentimiento de soledad, aunque se trate de redes virtuales.

Reducir la soledad

Minimizar la soledad también puede ayudar a los individuos a prepararse para la próxima pandemia o cualquier situación estresante. Como se señaló en el capítulo 8 (véase *Soledad*), la soledad está asociada con la depresión y la ansiedad, así como a las enfermedades cardiovasculares, los ictus y los trastornos dolorosos como la fibromialgia.[30-32] Las personas que se sienten solas también pueden ser mucho peores a la hora de afrontar un trauma que las que se perciben a sí mismas como conectadas a una red social.[33,34] Recurrir a la familia y a las redes de apoyo a raíz de la pandemia y después de ella va a ser necesario para evitar una crisis de salud pública, y es factible que no se requiera la expansión de la telemedicina en un grado significativo.

Una forma relativamente fácil de hacerlo es tan simple como llamar a las personas que se inscriben para recibir llamadas telefónicas. Un estudio realizado por el Dr. Maninder Kahlon en la Universidad de Texas y publicado en febrero de 2021 encontró que los clientes de Meals on Wheels Central Texas que recibían llamadas telefónicas con regularidad informaban de niveles más bajos de soledad, ansiedad y depresión que los controles.[35] Este estudio se llevó a cabo en julio y agosto de 2020 para comprender mejor cómo habían respondido los clientes de Meals on Wheels a la reducción del contacto con otras personas. Las personas que recibieron las llamadas eran predominantemente mujeres (79%), vivían solas (56%) y habían visto disminuida la frecuencia de contacto a la que estaban acostumbradas debido a la pandemia de COVID (66%). El desglose racial de los participantes en el estudio fue de 22% de hispanos, 38% de afroamericanos y 43% de blancos, con una edad promedio de 69.4 años. Un total de 107 participantes pudieron completar el estudio de 5 semanas.

El diseño del estudio se planificó de manera que las llamadas telefónicas se programaran a la hora que los participantes lo solicitaran. Estas llamadas debían durar alrededor de 10 minutos, pero se permitía que fueran más largas en función de las preferencias de los participantes. Durante la primera semana del estudio, los participantes recibieron cinco llamadas, y luego se les dio la oportunidad de elegir la frecuencia de las llamadas entre el rango de 2 y 5 por semana, y algo que no fue ninguna sorpresa es que la mayoría optó por cinco llamadas por semana.

Lo interesante de este estudio es que quienes llamaron a los participantes eran solo voluntarios y no médicos o terapeutas acreditados. No tenían prácticamente ninguna formación, más allá de que se les enseñaran técnicas de conversación empática (definidas como "priorizar la escucha y suscitar una conversación con el participante sobre temas de su elección") durante una sesión de 2 h.[35] Los 16 que hacían las llamadas recibieron un pago de 200 dólares al final del estudio.

Lo que es único e importante de este programa es que puede reproducirse e implantarse en otros lugares con un costo muy bajo. Además, emplea una tecnología que la gran mayoría de las personas mayores y discapacitadas son capaces de utilizar. Este estudio también pone de relieve cómo podemos llegar a personas potencialmente vulnerables sin ser intrusivos y vuelve a la cuestión de restablecer la confianza. En pocas palabras, al asociarse con grupos como Meals on Wheels o lugares de culto que prestan servicios vitales a la comunidad, se puede hacer que sus representantes presenten el programa a esos clientes. El mensaje que se lleva a casa de este estudio es que si los participantes se enteran de estos servicios por una fuente de confianza, en lugar de por un extraño, es mucho más probable que estén dispuestos a participar en el programa.

Estas llamadas telefónicas pueden servir de acercamiento para poner manos a la obra en los casos de quienes luchan con problemas de salud mental, pero son reacios a buscar ayuda. El riesgo de vergüenza y el estigma interiorizado son obstáculos que impiden buscar ayuda de los profesionales de la salud mental, pero estas vacilaciones pueden no suceder al recibir una llamada telefónica de un voluntario. Si estas llamadas hacen que el participante se sienta no nada más menos solo, sino también con menor ansiedad o depresión, es posible que se dé cuenta de la utilidad de la terapia conversacional, lo que puede fomentar otros comportamientos de búsqueda de ayuda.

Mejorar la forma de hablar de la salud mental

Como dice la expresión, la gente tiende a llevar su estrés en la manga. Siguiendo con esta metáfora, muchos ven su trabajo estresante como una insignia de honor. Si puedes soportar el estrés, eso legitima tu éxito, justifica tu salario, te hace sentir que eres una persona excepcional que puede hacer lo que otros no pueden. La idea del investigador que se pasa noche tras noche rebuscando entre los datos a la espera de atar cabos y llegar a un descubrimiento brillante, o del académico que rebusca en archivos polvorientos en busca de alguna pepita de sabiduría arcana, tiene algo de glamour.

Como se discute en el capítulo 11 (*Los clínicos y los servicios de salud mental*), esta ética de trabajo es una cualidad admirable en una persona, pero debe equilibrarse con el reconocimiento de que no podemos mantenernos ahí todo el tiempo. Al igual que la erosión ha desgastado las montañas más grandes a lo largo de los milenios, el estrés de estar siempre "activo" también desgasta la fortaleza mental incluso de los soldados, trabajadores y clínicos más experimentados. No solo tenemos que reconocer nuestras propias limitaciones, sino también lo difícil que ha sido esta pandemia para cada uno de nosotros y nuestros colegas, y que las patologías que surgen de estas experiencias traumáticas no provienen de un lugar de debilidad.

Este tipo de pensamiento debe extenderse y aceptarse universalmente. Si bien es exagerado decir que todos los trabajadores estadounidenses necesitan algún tipo de sesión informativa sobre el estrés provocado por los incidentes críticos, es prudente afirmar que necesitamos sentirnos más cómodos hablando de nuestra salud mental sin temor a que se burlen de nosotros o a que nuestras carreras se vean afectadas. La Era COVID ha supuesto una inmensa cantidad de estrés para personas de todas las edades y condiciones sociales. Para los que trabajaban en primera línea, el estrés solía provenir del miedo a interactuar con los enfermos y contraer el virus. Para los que trabajaban en casa, el estrés solía provenir de la ansiedad y el miedo asociados con el aislamiento social. Hablar de estas ansiedades y temores nos ayuda a procesarlos y, en última instancia, puede permitirnos salir de la Era COVID más felices, más sanos y menos estresados.

Conclusión

Tenemos la oportunidad de utilizar las lecciones que aprendimos de la pandemia de COVID-19 para mejorar la forma en que responderemos a la próxima pandemia y para mejorar algunos de los factores sociales, económicos y psicosociales que tienen un impacto negativo en la salud mental de las personas, así como su capacidad para protegerse potencialmente de la enfermedad, pero ninguno de nosotros puede hacerlo solo. Tenemos que ser capaces de pedir ayuda cuando la necesitemos, de trabajar juntos para resolver problemas importantes y de adoptar un espíritu de confianza y cooperación.

Tenemos que reconocer no solo la humanidad compartida, sino el hecho de que solo podemos llegar a ser humanos a través de la cultura y que la comunidad es esencial para la cultura. Este concepto central ha sido celebrado por muchos pensadores individuales, así como en muchas culturas y religiones en todo el mundo, pero es quizá el más sucintamente expresado en la filosofía de la humanidad de los Bantú o "Ubuntu" (para usar la palabra zulú), que se traduce en "Yo soy porque nosotros somos". Es el reconocimiento de que sufrimos cuando la comunidad sufre, de que prosperamos cuando la comunidad prospera. Este nivel de cooperación requerirá no solo un esfuerzo internacional, sino también interdisciplinario. Los profesionales de la medicina y los funcionarios de salud pública a menudo piensan únicamente en términos de salvar vidas y, en consecuencia, pueden no tener en cuenta la importancia de las repercusiones económicas, sociales y psicológicas de determinadas políticas. Por otro lado, quienes se centran en los efectos económicos, sociales o psicosociales sobre aspectos como la salud mental o la independencia financiera pueden desarrollar políticas a través de una lente que no prioriza de manera adecuada la salud pública o el hecho de que los hospitales tienen recursos limitados y no pueden estirarse de manera indefinida hasta su punto de ruptura. En diferentes formas, todas estas son posiciones miopes, por lo que una planificación sobria y un compromiso pueden proporcionar la mejor oportunidad para lograr la respuesta más completa y equilibrada. Mientras nos preparamos para la próxima pandemia, no nada más debemos tomar medidas de precaución como las ya señaladas, sino fomentar el diálogo entre personas de diversas disciplinas académicas y formaciones, en lugar de aislar los conocimientos y crear cámaras de eco entre los profesionales de cada campo.

Volviendo a las palabras de Parmet y Rothstein y su artículo de 2018 sobre la pandemia de influenza de 1918: "Hoy en día, tres de las principales amenazas para la salud pública mundial son de actitud: arrogancia, aislacionismo y desconfianza".[36] Ellos se oponen de manera directa al concepto de Ubuntu señalado antes, y son estas tres amenazas las que debemos resolver si queremos prevenir la próxima pandemia. Si queremos resolver los mayores problemas del mundo, tenemos que abordarlos juntos con humildad, compasión y buena fe.

REFERENCIAS

1. The National Academies of Sciences, Engineering, and Medicine. *Social Isolation and Loneliness in Older Adults: Opportunities for the Health Care System*. The National Academies Press; 2020.
2. *Household Pulse Survey*. Centers for Disease Control and Prevention website. Consultado en abril 6, 2021. https://www.cdc.gov/nchs/covid19/pulse/mental-health.htm
3. *Suicide*. National Institute of Mental Health website. Consultado en abril 5, 2021. https://www.nimh.nih.gov/health/statistics/suicide.shtml
4. Hedegaard H, Miniño AM, Warner M. *Drug Overdose Deaths in the United States, 1999-2019*. NCHS Data Brief No. 394, December 2020. Consultado en abril 5, 2021. https://www.cdc.gov/nchs/products/databriefs/db394.htm
5. Bower B. 'Deaths of despair' are rising. It's time to define despair. *Science News*. Publicado en noviembre 2, 2020. Consultado en junio 29, 2021. https://www.sciencenews.org/article/deaths-of-despair-depression-mental-health-covid-19-pandemic

6. Carroll L. U.S. life expectancy declining due to more deaths in middle age. *Reuters*. Publicado en noviembre 26, 2019. Consultado en junio 29, 2021. https://www.reuters.com/article/us-health-life-expectancy/u-s-life-expectancy-declining-due-to-more-deaths-in-middle-age-idUSKBN1Y02C7

7. Boersma P, Black LI, Ward BW. Prevalence of multiple chronic conditions among US adults, 2018. *Prev Chronic Dis*. 2020;17:e106. doi:10.5888/pcd17.200130

8. Lagu T, Werner R, Artenstein AW. Why don't hospitals have enough masks. Because coronavirus broke the market. *Washington Post*. Publicado en mayo 21, 2020. Consultado en junio 29, 2021. https://www.washingtonpost.com/outlook/2020/05/21/why-dont-hospitals-have-enough-masks-because-coronavirus-broke-market/

9. Shih WC. Global supply chains in a post-pandemic world: companies need to make their networks more resilient. Here's how. *Harv Bus Rev*. Publicado en septiembre-octubre 2020. Consultado en febrero 18, 2021. https://hbr.org/2020/09/global-supply-chains-in-a-post-pandemic-world

10. Goodman PS, Bradsher K. The world is still short of everything. Get used to it. *New York Times*. Publicado en agosto 30, 2021. Consultado en septiembre 12, 2021. https://www.nytimes.com/2021/08/30/business/supply-chain-shortages.html

11. Walsh MG, Sawleshwarkar S, Hossain S, Mor SM. Whence the next pandemic? The intersecting global geography of the animal-human interface, poor health systems and air transit centrality reveals conduits of high-impact spillover. *One Health*. 2020;11:100177. doi:10.1016/j.onehlt.2020.100177

12. Karesh WB, Cook RA, Bennett EL, Newcomb J. Wildlife trade and global disease emergence. *Emerg Infect Dis*. 2005;11(7):1000-1002. doi:10.3201/eid1107.050194

13. Dunn L. After year with virtually no flu, scientists worry the next season could be a bad one. *NBC News*. Publicado en mayo 9, 2021. Consultado en junio 19, 2021. https://www.nbcnews.com/health/health-news/after-year-virtually-no-flu-scientists-worry-next-season-could-n1266534

14. McCarthy N. How many Americans die from the flu each year? [Infographic]. *Forbes*. Publicado en octubre 7, 2020. Consultado en junio 19, 2021. https://www.forbes.com/sites/niallmccarthy/2020/10/07/how-many-americans-die-from-the-flu-each-year-infographic/?sh=7ba6ee5913ea

15. Faust JS. Comparing COVID-19 deaths to flu deaths is like comparing apples to oranges. *Scientific American*. Publicado en abril 28, 2020. Consultado en junio 19, 2021. https://blogs.scientificamerican.com/observations/comparing-covid-19-deaths-to-flu-deaths-is-like-comparing-apples-to-oranges/

16. Interlandi J. Can the C.D.C. be fixed? *New York Times*. Publicado en junio 16, 2021. Consultado en junio 20, 2021. https://www.nytimes.com/2021/06/16/magazine/cdc-covid-response.html

17. *Science Brief: SARS-CoV-2 and Surface (Fomite) Transmission for Indoor Community Environments*. CDC website. Actualizado en abril 5, 2021. Consultado en mayo 18, 2021. https://www.cdc.gov/coronavirus/2019-ncov/more/science-and-research/surface-transmission.html

18. Allen JG, Macomber JD. *Healthy Buildings: How Indoor Spaces Drive Performance and Productivity*. Harvard University Press; 2020.

19. Tellier R, Li Y, Cowling BJ, Tang JW. Recognition of aerosol transmission of infectious agents: a commentary. *BMC Infect Dis*. 2019;19(101):1-9. doi:10.1186/s12879-019-3707-y

20. Tang S, Mao Y, Jones RM, et al. Aerosol transmission of SARS-CoV-2? Evidence, prevention and control. *Environ Int*. 2020;144:106039. doi:10.1016/j.envint.2020.106039

21. Hwang SE, Chang JH, Oh B, Heo J. Possible aerosol transmission of COVID-19 associated with an outbreak in an apartment in Seoul, South Korea, 2020. *Int J Infect Dis*. 2021;104:73-76. doi:10.1016/j.ijid.2020.12.035

22. Bohac DL, Hewett MJ, Hammond SK, Grimsrud DT. Secondhand smoke transfer and reduction by air sealing and ventilation in multiunit buildings: PET and nicotine verification. *Indoor Air*. 2011;21(1):36-44. doi:10.1111/j.1600-0668.2010.00680.x

23. Saey TH. Cleaning indoor air may prevent COVID-19's spread. But it's harder than it looks. *Science News*. Publicado en mayo 18, 2021. Consultado en mayo 18, 2021. https://www.sciencenews.org/article/coronavirus-covid-air-spread-indoor-clean-ventilation-filtration

24. Schmidt S. Brain fog: does air pollution make us less productive? *Environ Health Perspect*. 2019;127(5):52001. doi:10.1289/EHP4869

25. Marcotte DE. Something in the air? Air quality and children's educational outcomes. *Econ Educ Rev*. 2017;56:141-151. doi:10.1016/j.econedurev.2016.12.003

26. Mendell MJ, Eliseeva EA, Davies MM, et al. Association of classroom ventilation with reduced illness absence: a prospective study in California elementary schools. *Indoor Air*. 2013;23(6):515-528. doi:10.1111/ina.12042

27. Gilraine M. The importance of clean air in classrooms—during the pandemic and beyond. *Brookings*. Consultado en junio 29, 2021. Publicado en octubre 28, 2020. https://www.brookings.edu/blog/brown-center-chalkboard/2020/10/28/the-importance-of-clean-air-in-classrooms-during-the-pandemic-and-beyond/

28. Siegrist J, Rödel A. Work stress and health risk behavior. *Scand J Work Environ Health*. 2006;32(6):473-481. doi:10.5271/sjweh.1052

29. Youn S. America's workers are exhausted and burned out—and some employers are taking notice. *Washington Post*. Publicado en junio 29, 2021. Consultado en junio 29, 2021. https://www.washingtonpost.com/business/2021/06/28/employee-burnout-corporate-america/

30. Banerjee D, Rai M. Social isolation in COVID-19: the impact of loneliness. *Int J Soc Psychiatry*. 2020;66(6):525-527. doi:10.1177/0020764020922269

31. Valtorta NK, Kanaan M, Gilbody S, Ronzi S, Hanratty B. Loneliness and social isolation as risk factors for coronary disease and stroke: systematic review and meta-analysis of longitudinal observational studies. *Heart*. 2016;102(13):1009-1016. doi:10.1136/heartjnl-2015-308790

32. Wolf LD, Davis MC. Loneliness, daily pain, and perceptions of interpersonal events in adults with fibromyalgia. *Health Psychol*. 2014;33(9):929-937.

33. Feder A, Ahmad S, Lee EJ, et al. Coping and PTSD symptoms in Pakistani earthquake survivors: purpose in life, religious coping and social support. *J Affect Disord*. 2013;147(1-3):156-163. doi:10.1016/j.jad.2012.10.027

34. Lee JS. Perceived social support functions as a resilience in buffering the impact of trauma exposure on PTSD symptoms via intrusive rumination and entrapment in firefighters. *PLoS One*. 2019;14(8):e0220454. doi:10.1371/journal.pone.0220454

35. Kahlon MK, Aksan N, Aubrey R, et al. Effect of layperson-delivered, empathy-focused program of telephone calls on loneliness, depression, and anxiety among adults during the COVID-19 pandemic. *JAMA Psychiatry*. 2021;78:616-622. doi:10.1001/jamapsychiatry.2021.0113

36. Parmet WE, Rothstein MA. The 1918 influenza pandemic: lessons learned and not—introduction to the special section. *Am J Public Health*. 2018;108(11):1435-1436. doi:10.2105/AJPH.2018.304695

APÉNDICE

Hasta el 15 de septiembre de 2021, se habían confirmado más de 225 millones de casos de COVID-19 en todo el mundo. Se estima que hasta entonces habían muerto 4.65 millones de personas. Las tasas de vacunación iban en aumento de forma constante. A nivel mundial, se había vacunado —al menos de manera parcial— 42.4% de las personas, mientras que 30.25% contaba con la vacunación completa. Este apéndice muestra cómo ha afectado la pandemia a los distintos países utilizando los datos más recientes con que se contaba al 15 de septiembre de 2021 en Our World in Data (https://ourworldindata.org/coronavirus), que se convirtió en un recurso fenomenal desde los primeros días de la pandemia. También se proporciona aquí la prevalencia estimada de la variante Delta en los países en los que se dispone de esa información, ya que ha surgido como una señal preocupante de que el SARS-CoV-2 puede ser más proteico de lo que temíamos. La información sobre los estados individuales procede de la página COVID-19 del *New York Times* (https://www.nytimes.com/interactive/2021/us/covid-cases.html), cuya última fecha de consulta fue el 15 de septiembre de 2021.

Casos por cada 100 000	Total de víctimas mortales	Fallecimientos por cada 100 000	Al menos una dosis (%)	Vacunación completa (%)	Prevalencia estimada de la variante Delta (%)
2 867.554	4.65 millones	59.041	42.4	30.25	N/A
387.042	7 171	18.002	0.02	1.08	N/A
5 514.606	2 553	88.864	31.36	24.69	N/A
449.447	5 614	12.583	13.03	9.36	N/A
19 519.353	130	168.059	66.71	54.08	N/A
150.432	1 358	4.002	4.45	2.82	6.67
2 333.685	48	48.618	44.24	36.17	N/A

Casos por cada 100 000	Total de víctimas mortales	Fallecimientos por cada 100 000	Al menos una dosis (%)	Vacunación completa (%)	Prevalencia estimada de la variante Delta (%)
11 467.501	113 816	249.565	63.06	40.53	37.25
8 416.18	5 034	169.602	7.25	4.06	N/A
N/A	N/A	N/A	75.03	68.26	100
304.573	1 116	4.328	55.17	34.33	100
7 887.463	10 849	119.97	62.16	58.77	100
4 532.04	6 167	60.323	44.31	30.81	N/A
4 938.349	463	116.65	26.64	16.61	N/A
15 667.608	1 388	79.392	66.24	62.95	95.83
922.675	27 007	16.24	12.71	8.45	100
2 103.869	52	18.074	42.28	33.54	N/A
5 364.801	3 941	41.735	17.92	14.75	N/A
10 420.144	25 477	219.019	73.11	71.16	100
4 437.228	383	94.588	43.53	20.06	N/A
172.275	146	1.173	1.23	0.34	N/A
N/A	N/A	N/A	69.86	68.51	N/A
332.863	3	0.385	72.72	61.3	N/A
4 188.411	18 603	157.214	34.88	25.09	N/A
6 831.004	10 099	309.457	19.43	13.06	N/A
6 909.78	2 337	97.487	14.82	9.11	99.18
9 822.651	587 797	274.68	67.17	35.26	44.58
1 003.551	21	4.756	53.54	32.2	N/A
6 891.732	19 744	286.284	15.79	18.12	97.86
64.934	171	0.796	0.77	0.48	N/A
115.777	38	0.31	N/A	N/A	N/A
594.756	2 058	12.144	67.8	57.61	41.05

(continúa)

(Continuación)

Casos por cada 100 000	Total de víctimas mortales	Fallecimientos por cada 100 000	Al menos una dosis (%)	Vacunación completa (%)	Prevalencia estimada de la variante Delta (%)
309.32	1 357	4.984	1.34	0.3	N/A
4 106.196	27 315	71.753	74.73	68.66	97.56
6 530.332	323	57.483	48.5	16.91	N/A
229.858	100	2.032	2.09	0.2	N/A
29.672	174	1.029	0.47	0.11	N/A
8 561.321	37 253	193.901	75.56	72.5	27.91
6.611	4 636	0.321	75.82	67.15	100
9 622.388	125 713	245.218	47.79	30.71	20
461.475	147	16.546	19.67	17.96	N/A
242.195	183	3.235	3.52	1.96	N/A
9 665.905	5 851	113.854	61.19	33.61	70.91
215.224	534	1.974	4.41	1.01	N/A
9 433.816	8 456	207.171	43.19	40.49	98.59
6 724.631	6 449	56.983	62.13	38.04	N/A
13 118.62	534	60.135	66.15	60.51	N/A
15 700.44	30 416	283.611	56.11	54.65	99.17
60.853	1 068	1.156	0.09	0.03	N/A
6 098.272	2 616	45	76.3	74.09	99.95
1 187.092	157	15.666	3.85	2.6	N/A
3 649.615	8	11.085	31.77	28.35	N/A
3 230.749	4 020	36.7	54.08	43.54	N/A
2 824.601	32 448	181.39	59.81	53.78	36.67
281.945	16 895	16.205	7.16	4.73	N/A
1 529.508	3 043	46.682	59.23	48.32	N/A

Casos por cada 100 000	Total de víctimas mortales	Fallecimientos por cada 100 000	Al menos una dosis (%)	Vacunación completa (%)	Prevalencia estimada de la variante Delta (%)
724.054	131	9.035	14.33	10.97	N/A
184.953	40	1.111	N/A	N/A	N/A
11 119.705	1 313	99.08	56.06	43.43	94.81
3 845.547	1 186	101.163	15.41	14.76	N/A
276.034	5 001	4.243	1.98	0.85	N/A
5 453.988	539	59.697	63.13	37.9	N/A
2 420.625	1 052	18.961	73.57	56.83	99.74
10 371.514	116 454	172.36	73.35	63.26	96.77
1 180.563	173	7.592	3.7	2.73	N/A
395.989	328	13.189	7.23	6.67	98.55
14 700.235	8 287	208.228	22.97	15.58	N/A
4 889.427	92 776	110.579	66.11	61.86	100
390.374	1 098	3.46	2.73	1.28	94.55
5 981.777	14 268	137.579	60.75	56.61	90.08
2 341.282	35	30.969	25.23	17.37	N/A
2 826.081	12 795	70.11	21.19	10.05	65.15
222.897	368	2.727	7.01	3.18	N/A
299.232	127	6.301	1.39	0.15	N/A
3 572.436	692	87.559	42.64	22.15	N/A
184.297	596	5.164	0.32	0.12	N/A
3 514.272	9 370	93.113	29.29	16.79	N/A
8 468.313	30 102	312.451	60.69	57.64	N/A
3 293.045	33	9.611	81.75	78.43	100
2 391.025	443 497	31.828	41.03	12.99	95.88
1 510.417	139 415	50.447	26.87	15.4	100

(*continúa*)

(Continuación)

Casos por cada 100000	Total de víctimas mortales	Fallecimientos por cada 100000	Al menos una dosis (%)	Vacunación completa (%)	Prevalencia estimada de la variante Delta (%)
6281	115167	135.445	26.98	14.24	N/A
4758.135	21596	52.444	8.95	4.99	N/A
7399.54	5155	103.454	75.06	71.32	99.49
13592.872	7438	84.621	68.88	63.29	98.18
7641.887	130027	215.393	72.76	64.51	100
2589.137	1736	58.383	16.34	5.94	N/A
1310.887	16919	13.422	64.7	52.39	97.37
7882.377	10568	102.912	35.03	30.42	N/A
4850.971	15031	79.132	37.52	31.3	N/A
444.443	4928	8.962	4.13	1.51	100
1.648	0	0	18.8	5.23	N/A
8155.015	2833	146.577	36.11	19.09	N/A
9492.803	2434	56.231	61.64	21.33	98.46
2674.996	2576	38.863	11.3	8.15	N/A
239.614	16	0.217	35.92	25.21	N/A
7916.081	2621	140.391	47.32	42.51	N/A
9080.725	8210	121.286	21.61	17.35	100
666.723	403	18.666	3.32	1.49	N/A
110.555	245	4.73	2.02	0.53	N/A
4690.209	4457	64.051	17.27	1.73	N/A
8861.818	60	156.846	61.6	54.74	N/A
11519.364	4721	175.511	63.52	58.71	100
12112.839	834	131.377	65.68	5.96	80.93
150.904	958	3.37	0.74	0.3	N/A

Casos por cada 100 000	Total de víctimas mortales	Fallecimientos por cada 100 000	Al menos una dosis (%)	Vacunación completa (%)	Prevalencia estimada de la variante Delta (%)
311.339	2 244	11.421	3.69	2.35	97.87
6 136.893	21 587	65.862	66.06	53.86	98.94
15 280.895	227	41.757	71.66	59.54	100
71.879	543	2.604	1.36	0.41	98.33
7 160.042	449	87.258	81.11	80.95	N/A
6.709	0	0	38	32	N/A
733.847	760	15.916	5.97	0.45	N/A
1 082.276	45	3.534	65.03	59.94	N/A
2 709.129	267 969	206.519	46.96	30.59	99.42
0.86	0	0	38	33	N/A
6 876.225	6 548	162.723	14.24	18.35	N/A
8 309.717	33	83.502	66.93	57.72	N/A
7 830.788	1 056	31.719	67.5	63.59	N/A
19 604.936	1 813	288.671	35.55	31.52	89.83
2 432.331	13 683	36.64	53.25	43.88	N/A
464.757	1 895	5.892	5.11	2.37	100
796.495	16 693	30.458	8.13	3.28	N/A
4 886.478	3 437	132.839	8.62	5.02	N/A
N/A	N/A	N/A	70.01	66.69	N/A
2 626.77	10 984	37.014	19.8	17.67	97.44
11 713.504	18 469	107.546	70.16	63.46	99.84
81.923	27	0.555	60.44	30.99	100
194.334	202	3.014	7.11	3.86	N/A
23.604	201	0.8	1.61	0.35	N/A
94.634	2 637	1.247	1.9	0.8	93.41

(continúa)

(Continuación)

Casos por cada 100 000	Total de víctimas mortales	Fallecimientos por cada 100 000	Al menos una dosis (%)	Vacunación completa (%)	Prevalencia estimada de la variante Delta (%)
N/A	N/A	N/A	N/A	N/A	N/A
8 848.151	6 307	302.834	36.57	30.55	N/A
3 265.516	829	15.168	72.81	63.55	100
5 805.115	4 090	78.302	49.63	27.64	N/A
538.548	26 938	11.962	23.45	10.16	100
11.005	0	0	97	83	N/A
7 175.675	3 837	73.467	22.69	9.36	N/A
10 554.336	7 141	162.978	65.57	47.52	N/A
203.334	204	2.237	1.13	0.35	N/A
6 363.073	16 114	223.197	33.78	25.38	N/A
6 481.81	198 840	596.054	36.61	26.59	34.02
2 046.038	35 529	31.995	16.84	15.62	N/A
7 657.896	75 433	199.574	51.76	50.65	99.23
10 396.42	17 872	175.768	86.95	81.54	100
8 015.461	604	20.611	80.54	75.7	74.14
5 889.771	35 132	183.67	27.83	27.26	100
4 847.322	190 793	130.759	31.64	27.35	98.77
704.756	1 180	8.888	13.72	7.54	76.6
2 820.005	8	14.94	46.32	40.93	N/A
5 407.238	132	71.583	19.93	15.06	N/A
2 265.681	13	11.683	17.54	11.36	N/A
1.499	0	0	48.48	22.75	N/A
15 874.743	90	264.628	71.53	71.53	N/A
1 288.032	42	18.803	20.19	5.4	N/A

Casos por cada 100 000	Total de víctimas mortales	Fallecimientos por cada 100 000	Al menos una dosis (%)	Vacunación completa (%)	Prevalencia estimada de la variante Delta (%)
1 544.478	8 610	24.363	64.76	48.52	N/A
427.493	1 837	10.683	6.86	3.29	N/A
12 210.629	7 601	111.704	43.82	41.84	N/A
20 819.937	106	107.168	75.54	71.68	N/A
78.439	121	1.486	2.22	0.49	N/A
1 240.206	58	0.984	78.78	75.97	100
7 310.713	12 562	230.043	44.09	40.51	100
13 366.524	4 473	215.18	50.21	45.43	99.83
2.841	0	0	9.6	3.05	N/A
113.5	1 032	6.308	1.37	0.71	N/A
4 770.884	85 302	142.071	18.38	12.45	99.48
541.834	2 380	4.639	67.4	40.37	98.75
103.283	121	1.063	0.48	0.1	N/A
10 521.989	85 548	183.009	79.67	75.76	97.27
2 283.807	11 567	53.807	63.05	49.65	98.99
84.506	2 873	6.397	1.44	0.76	N/A
5 852.842	773	130.619	36.17	26.43	16
11 236.763	14 729	144.968	69.27	61.23	99.94
9 363.898	10 974	125.914	59.63	52.24	99.75
163.085	2 090	11.436	1.1	1.1	N/A
67.483	839	3.517	47.97	4.45	N/A
179.33	125	1.282	22.24	13.11	N/A
2.223	50	0.081	0.57	0.57	N/A
2 010.758	14 621	20.902	39.03	17.67	83.54
1 392.615	98	7.292	29.71	16.09	N/A

(continúa)

(Continuación)

Casos por cada 100 000	Total de víctimas mortales	Fallecimientos por cada 100 000	Al menos una dosis (%)	Vacunación completa (%)	Prevalencia estimada de la variante Delta (%)
282.452	208	2.453	4.89	2.8	100
N/A	N/A	N/A	38.53	25.55	N/A
3 374.938	1386	98.762	39.1	31.98	4.08
5 826.238	24 274	203.372	38.33	25.57	N/A
7 890.899	60 393	71.015	61.12	48.12	99.85
N/A	N/A	N/A	N/A	N/A	N/A
N/A	N/A	N/A	51.71	37.95	N/A
258.081	3103	6.585	2.19	0.78	94.23
5 577.624	57 913	133.235	13.87	11.41	N/A
7 307.866	2 066	20.678	89.88	78.8	N/A
10 727.519	134 774	197.595	71.05	64.67	100
12 425.139	663 929	199.429	62.43	53.31	100
11 105.054	6 044	173.421	77.81	73.18	N/A
487.453	1 164	3.43	28.84	8.5	N/A
1.272	1	0.318	12.51	3.59	N/A
3 325.123	0	0	N/A	N/A	N/A
1 215.376	4 214	14.68	23.77	14.88	N/A
646.901	15 936	16.233	25.19	5.73	N/A
27.884	1 608	5.274	1.01	0.05	N/A
1 099.587	3 635	19.212	1.87	1.56	100
840.283	4 550	30.148	19.04	12.77	100

Estado	Total de casos confirmados	Casos por cada 100000	Total de víctimas mortales	Fallecidos por cada 100000	Al menos una dosis (%)	Vacunación completa (%)
Alabama	754242	15383	12718	259	51	40
Alaska	96567	25345	449	61	56	48
Arizona	1053487	14474	19304	265	58	50
Arkansas	477191	15813	7334	243	55	44
California	4608094	11662	67422	171	70	57
Carolina del Norte	1310185	12492	15322	146	58	48
Carolina del Sur	806597	15666	11349	220	54	45
Colorado	645719	11213	7498	130	65	58
Connecticut	381331	10696	8446	237	75	67
Dakota del Norte	123136	16158	1608	211	50	43
Dakota del Sur	138292	15632	2092	236	58	50
Delaware	125798	12919	1902	195	65	56
Florida	3442090	16026	49251	229	66	55
Georgia	1474572	13828	23242	218	53	43
Guam	13741	8156	171	101	73	63
Hawái	70504	4980	657	46	76	56
Idaho	237056	13265	2508	140	46	40
Illinois	1582811	12491	27008	213	67	52
Indiana	916901	13620	14940	222	51	47
Iowa	421168	13349	6337	201	57	53
Islas Marianas del Norte	258	479	2	4	66	62

(*continúa*)

(Continuación)

Estado	Total de casos confirmados	Casos por cada 100 000	Total de víctimas mortales	Fallecidos por cada 100 000	Al menos una dosis (%)	Vacunación completa (%)
Islas Vírgenes de EUA	6 298	5 928	66	62	50	42
Kansas	391 113	13 425	5 794	199	59	50
Kentucky	638 168	14 284	8 167	183	59	50
Luisiana	719 424	15 475	13 241	285	51	43
Maine	81 177	6 039	969	72	73	67
Maryland	512 966	8 485	10 205	169	69	63
Massachusetts	783 750	11 371	18 393	267	76	67
Michigan	1 093 419	10 949	21 841	219	56	51
Minnesota	673 867	11 949	8 008	142	63	57
Mississippi	466 145	15 663	9 061	304	49	41
Missouri	806 899	13 147	11 690	190	54	46
Montana	136 304	12 753	1 847	173	54	47
Nebraska	254 850	13 175	2 613	135	58	53
Nevada	406 212	13 188	6 763	220	59	49
Nueva Jersey	1 121 089	12 622	27 101	305	71	63
Nuevo Hampshire	112 747	8 292	1 448	106	68	61
Nuevo México	242 399	11 560	4 633	221	71	61
Ohio	1 311 518	11 220	21 265	182	53	49
Oklahoma	585 721	14 802	8 208	207	55	46
Oregón	303 532	7 197	3 495	83	65	59
Pennsylvania	1 354 451	10 580	28 651	224	71	56
Puerto Rico	211 075	6 232	3 044	90	73	63
Rhode Island	167 245	15 787	2 808	265	73	66

Estado	Total de casos confirmados	Casos por cada 100 000	Total de víctimas mortales	Fallecidos por cada 100 000	Al menos una dosis (%)	Vacunación completa (%)
Samoa Americana	0	0	0	0	66	54
Tennessee	1 133 200	16 594	14 020	205	51	44
Texas	3 857 592	13 304	60 790	210	59	49
Utah	485 554	15 145	2 753	86	58	49
Vermont	30 376	4 868	291	47	77	69
Virginia	814 738	9 545	12 118	142	67	59
Virginia Occidental	213 179	11 895	3 261	182	48	40
Washington	612 176	8 039	7 095	93	70	62
Washington, DC	58 440	8 281	1 167	165	69	59
Wisconsin	760 485	13 061	8 646	148	60	55
Wyoming	82 463	14 248	918	159	47	40

Índice alfabético de materias

Nota: los números de página seguidos de *f* indican figuras, *t* tablas y *r* recuadros.

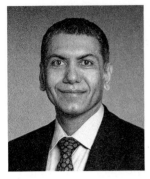

El Dr. Samoon Ahmad es profesor clínico de Psiquiatría en la NYU Grossman School of Medicine. Se graduó en la Allama Iqbal College de Lahore (Pakistán), donde se formó en Medicina Interna, Cirugía General y Cardiología; también hizo una formación psiquiátrica en el Bellevue Hospital/NYU Medical Center, donde fue jefe de residentes en su último año. Al terminar, se convirtió en adjunto en Bellevue y se incorporó al cuerpo docente de la NYU School of Medicine. El Dr. Ahmad supervisa y orienta a los alumnos y da conferencias en todo el mundo sobre diversos temas, tales como antipsicóticos, obesidad, trastornos metabólicos y marihuana medicinal. Es diplomado de la American Board of Psychiatry and Neurology, miembro distinguido de la American Psychiatric Association y miembro asociado internacional del Royal College of Psychiatrist.

Durante su mandato, el Dr. Ahmad ha servido como director de la División de Educación Médica Continua (CME, *Continuing Medical Education*), en la junta de gobernadores de la Bellevue Psychiatric Society, y en varios comités, incluyendo Grand Rounds, CME Advisory, CME Task Force, Educational Steering, Bellevue Collaboration Council, y Bellevue Psychiatry's Oversight Committee. Desarrolló la Conferencia de Sistemas Integrados del Departamento de Psiquiatría del Bellevue Hospital, basada en la conferencia de morbilidad y mortalidad en medicina, para coordinar mejor los servicios y el tratamiento en el departamento. Fue reconocido por sus 25 años de servicio distinguido en Bellevue y fue nombrado Médico del Año en Psiquiatría de Bellevue (2014) por su continua búsqueda de la excelencia clínica, liderazgo y dedicación en la institución.

La investigación del Dr. Ahmad se ha centrado principalmente en la prevalencia de las anomalías metabólicas en pacientes con enfermedad mental crónica, en específico lo relativo a la asociación de los medicamentos psiquiátricos, la dieta, la actividad física y la obesidad. De igual manera, ha realizado otras investigaciones sobre el papel de la fe, la religión y la resiliencia en las catástrofes. Su documental *"The Wrath of God: A Faith Based Survival Paradigm"*, sobre las consecuencias del terremoto de Pakistán, fue galardonado con "The Frank Ochberg Award for Media and Trauma" (Premio Frank Ochberg dedicado al rubro de medios de comunicación y trauma), entregado por la International Society for Traumatic Stress Studies.

El Dr. Ahmad está especializado en el tratamiento psicofarmacológico de los trastornos psicóticos y del estado de ánimo, así como los derivados de la ansiedad y el consumo de sustancias. Es fundador del Integrative Center for Wellness en la ciudad de Nueva York. Es autor, colaborador y editor consultor de varios libros de texto de medicina, su publicación más reciente es *Medical Marijuana: A Clinical Handbook*, donde intervino como coautor. Vive en la ciudad de Nueva York con su esposa y su hijo y disfruta de la fotografía, los viajes, los coches clásicos y los discos de vinilo en su tiempo libre.